[제2판]

아동간호학

조윤득 · 김미영 · 강은희 공저

공동체

PREFACE

우리는 바야흐로 다양화되어 가고 있는 세계 속에서 살아가고 있다. 이 가운데 변화하지 않는 것이 있다면 생명의 존엄성, 약자보호, 아동이 건강하게 잘 살아갈 수 있는 사회풍토를 만들어가야 한다는 가치들일 것이다. 특히 우리 사회의 출산율은 세계에서도 가장 낮은 수준을 차지할 만큼 급격한 감소추세를 보이고 있다. 매년 합계 출산율은 하향 기록을 갱신하고 있는 것을 보더라도 향후 우리나라의 미래상에 적잖이 위기감을 느끼지 않을 수 없다.

이러한 저출산시대에 태어나는 우리 아이들을 건강하고 무탈하게 키워가는 일은 비단 그 가정만의 책임이 아닐 것이며, 의료현장의 몫만은 아닐 것이다. 아동이 자라가는 가정, 어린이집, 유치원, 학교 등 아동이 있는 모든 사회의 장에서 아동에 대한 건강에 관심을 가져야 하는 것은 자명한 일이다. 따라서 일상생활 현장 전반에 걸쳐 아동간호의 비중이 점점 더 늘어가는 것을 실감하지 않을 수 없다.

아동을 위한 간호는 아동이 건강하게 본연의 성장속도에 맞추어 발달해 갈 수 있도록 아동을 관찰하고 보살피기 위한 기초적인 의학지식과 그에 대한 대응방법 등의 지식이 요구 된다. 특히 아동보육에 참여하는 종사자들이 더욱 전문화되기 위해서는 아동간호에 대한 지식을 습득하고 생활에 활용할 수 있는 수준까지 끌어올려야 할 것이다.

이 책은 전문의료인이 아니라 주로 아동보육 현장에 있거나 아동보육을 공부하는 선생님, 학생을 주요 학습대상으로 하였다. 그러기 위해 본 서는 아동보육에 필요한 전반적인 내용을 담으려고 노력하였다. 아동발달과 관련하여 아동의 건강관리 차원에서 알아야 할 의학적인 기초지식과 간호, 아동에게서 잘 나타나는 주요 질환 및 간호, 응급사고에 대한 처치법 등 아동보육 현장에서 흔히 볼 수 있는 질환 및 사고에 대하여 보육 현장에서 신속하고 적절한 대처가 가능하도록 기본적인 간호와 처치에 대한 전반적인 내용으로 구성하였다. 하지만 본

서의 내용이 이러한 저자들의 노력에도 불구하고 보육 현장에서 생겨나는 다양한 사례에 맞추기에는 아직까지 많은 노력이 필요하다. 저자들은 향후 더 보완, 수정된 자료수집을 통하여 본 서의 내용들을 수정해 나갈 것이다.

끝으로 이 책이 출간되기까지 도와주신 도서출판 공동체 김동훈 사장님과 공동체 가족 여러분들에게 감사의 말씀드린다.

2015년 8월

저자 일동

CONTENTS

CHAPTER 01

아동의 성장과 발달

CHAPTER 02

연령별 성장과 발달

CHAPTER 04 아동의 일상생활 관리

CHAPTER 05 예방접종과 주요 전염병

CONTENTS

08 CHAPTER

아동에서 유발되는 질환 I

CONTENTS

CHAPTER 09

아동에서 유발되는 질환 Ⅱ

CONTENTS

01 CHAPTER

아동의 성장과 발달

CHAPTER 01 아동의 성장과 발달

1. 성장 · 발달의 이론

1) 성장 · 발달의 의의

성장과 발달은 보통 하나의 단위로서 일컬어지며 한 개인의 일생 동안 일어나는 수많은 변화들의 총체이다. 생명체의 변화과정은 모두가 진보적인 방향으로 나아가는 것은 아니며, 질병 또는 사고로 인한 일시적인 변화나 성숙기 이후에 발생되는 노쇠현상과 같은 소극적 · 퇴보적 변화를 포함한다. 모든 과정들은 상호관계를 가지고 동시에 이루어지며, 모든 과정들은 유기적이어서 하나의 성장과 발달을 따로 나누어 생각할 수 없다. 이를 정의하면 넓은 의미로는 유기체가 생활하는 동안에 일어나는 모든 변화, 즉 신체적 · 지적 · 정서적 · 사회적 · 종교적 변화 및 성격의 변화를 총칭하며, 협의의 의미로는 수정란이 성인이 되기까지의 생활과정인 진보적 · 적응적 변화과정을 의미한다. 성장과 발달을 간단하게 말하면, 성장은 양적인 변화를, 발달은 질적인 변화를 의미한다.

성장과 발달에 관한 이론은 학자에 따라 약간의 차이가 있는데 이를 학자별로 정의하여 보면 다음과 같다.

(1) Hurlock

성장과 발달을 크기의 변화, 비율의 변화, 낡은 특징의 소실, 새로운 특징의 습득으로 보고, 이들이 상호작용해서 일어나는 과정을 발달이라고 하였다.

① 크기의 변화란 신체적 크기의 증가, 즉 체중, 두위, 키 등의 신체적 측정치의 변화 또는 신체 내부기관의 증대를 의미한다.
② 비율의 변화란 예를 들어, 태어날 때의 체중에서 성장함에 따라 1년 후에는 체중의 세 배 이상으로 비율의 변화가 나타나게 되는 것을 의미한다.
③ 낡은 특징의 소실이란 신체적 · 정신적 특징은 발달이 진행됨에 따라 필요없는 기능에 있어 소실이 나타나는데, 각 월령에 따라 정상적일 수 있는 반응도 성장과 발달이 진행되어 가면서 일부 소실된다.
④ 새로운 특징의 획득이란 발달함에 따라 새로운 신체적 · 정신적 특징을 획득하게 되는데, 이러한 새로운 정신적 특징은 계속적으로 발달하며 학습요인이 가장 많은 자극요인이 된다.

(2) Koffa

성장과 발달을 양적 증대, 기능의 유능화, 구조의 정밀화로 보았다.
① 양적 증대란 신체적 성장과 신장 · 체중 · 흉위 · 신체 내부기관의 증대 및 언어발달로 인한 어휘 수의 증가 등을 의미한다.
② 기능의 유능화란 월령이 증가함에 따라 점차 운동기능이 유능화되어 가는 것을 의미한다.
③ 구조의 정밀화란 성장과 발달이 양적으로만 이루어지는 것이 아니라 신체적 · 정서적 · 사회적 구조가 보다 발달된 단계로 정밀화되어 가며, 이와 함께 인지구조도 경험의 진전과 함께 정밀화되어 감을 의미한다.

(3) Hollingworth

발달은 양과 형의 변화 그리고 복잡한 구조의 변화를 말한다.

분화
초기에 가졌던 단순한 것에서 좀 더 조직적으로 변경되는 일련의 과정

많은 학자들의 정의를 통해 발달이란 양적 증대뿐 아니라 질적 변화를 포함하고 있음을 알 수 있다. 따라서 발달이란 보다 높은 단계로 구조화되어 가는 과정이며 분화의 과정을 이루어 가는 과정이다.

성장과 발달을 이해한다는 것은 발달의 연속적인 단계에 대해 학습하고, 각 발달단계에서 일어나는 핵심적인 문제에 대한 이해를 가지며, 이에 필요한 여러 가지 환경적인 요소에 대해 이해하고, 신체적 · 정신적 변화에 대한 인식을 갖는다는 것을 의미한다.

2) 성장과 발달

(1) 성장(growth)

크기의 증가를 유발하는 세포 증식을 통한 행위의 생물학적 생리기준으로 외적인 자극이 꼭 필요하지 않으며, 다양한 조직과 조직체를 이루는 세포의 분화다. 따라서 성장이라는 것은 외형적인 변화를 의미한다. 즉, 신체의 전체나 일부가 자라는 것을 의미한다.

(2) 발달(development)

비교적 외적인 환경의 영향을 많이 받는 것으로서 정신적 · 정서적 · 사회적 · 종교적 변화를 뜻하는 것이며 성장보다 광범위한 개념을 의미한다.

① 생의 주기 동안에 일어나는 성장(완벽한 기능을 하도록 자라는 것)으로 학습의 결과로부터 일어나는 사회적 · 심리적 · 신체적 · 영적인 변화를 의미한다.

② 기능적으로 증진되는 것을 의미한다.

③ 눈에 보이지 않으며 계량적 측정에 어려움이 있다.

④ 외적인 영향을 많이 받는다.

발달연령	내 용
태아기 (임신~출생)	자궁 내 40주 동안 태아의 신체와 조직이 구성되고 발달되는 시기 빠른 성장률을 보이며, 발달과정상의 결정적 시기
신생아기 (출생~4주)	출생 후 30일 이내로 물체와 얼굴을 구별하는 시기
영아기 (4주~12개월)	신체적 움직임, 인지, 사회적 발달이 이루어지는 시기 초기 1개월은 자궁 밖 환경에 대한 신체적 적응과 부모와의 심리적 적응이 중요
유아기 (1~3세)	운동능력의 향상과 언어가 발달 자기주장이 강해지고, 대소변 가리기가 가능해지는 시기
학령전기 (3~6세)	미세운동 발달 도덕성이 발달하고 또래관계가 형성
학령기 (6~12세)	운동능력의 향상으로 다양한 게임이나 경기에 참여하고, 또래집단이 중요시되며 우정이 발달하는 시기
청소년기 (12~19세)	급속한 신체적 성장을 보이며, 자아정체를 인식하는 시기 독립적인 성인으로서의 삶을 위한 준비시기

3) 성숙과 학습

성장과 발달의 주된 원리는 성숙과 학습이라 할 수 있다.

(1) 성숙

유전적 내재성으로부터 주로 일어나는 행동의 변화를 말하는 것으로, 비교적 훈련이나 경험과는 관계없이 계통적 · 규칙적으로 진행되어 가는 성장과정을 말한다. 나이를 먹어감에 따라 이루어지는 질적인 변화, 좀 더 복잡한 구조의 기능을 수행할 수 있는 능력을 습득하는 것을 의미한다.

(2) 학습

일반적으로 경험의 결과에 의한 행동을 의미한다.

성숙은 학습에 있어 필수적이며 미성숙한 단계에서 실시된 훈련은 성숙한 단계에서 실시한 훈련에 비해서 그 효과가 작고 일정한 성숙수준에 도달했을 때 효과적이다.

2. 성장 · 발달의 원리

성장과 발달의 원리는 학자들에 따라 다양하게 기술되고 있는데, 요약해 보면 다음과 같다.

① 성장은 여러 측면이 상호 관련된 복합성을 띠고 있다

가끔 어머니의 사랑 결핍으로 정상적 성장을 하지 못하는 아동을 보게 되는데, 충분한 영향을 제공하여도 부적절한 발달이 이루어지는 것을 볼 수 있다. 이 같은 경우 정서적 요인이 신체적 성장 · 발달에도 영향을 미침을 알 수 있다. 하나의 성장이 다음 성장에 영향을 미쳐 이후 성장에도 영향을 미칠 수 있다.

② 성장은 양적 증대의 과정이며 발달은 질적 변화의 과정이다

발달이란 점진적인 변화의 과정으로 성숙과 학습을 통한 개인의 능력의 변화와 확장을 꾀한다.

성장이란 분화된 세포와 조직의 상호작용이며 끊임없이 변화하는 내적 · 외적인 환경에 적응하는 양적 성장의 과정이다.

발달은 성숙에 도달한다.

③ 성장 · 발달은 규칙적이고 일정한 질서를 가지며, 신체적인 발달과 신경근육 기능의 성숙도를 반영하며 방향성을 가진다

같은 백인이라 하더라도 스칸디나비나인의 경우 이탈리아인에 비해 키가 크며, 같은 황인종이라 하더라도 한국인과 기타 동양인과도 외모나 신체적 특징에서 차이를 보인다.

- 두미법칙 – 영아의 머리는 제일 먼저 발달하고 가장 크고 복잡하며, 아랫부분은 작고 단순하며 가장 나중에 형성된다.
- 근저–원저의 법칙 – 신체의 발달은 몸의 중앙에서 먼저 발달하고, 이후 말초 부위의 발달이 이루어진다.

• 좌우 양측의 법칙 – 신체의 발달은 좌우 양측으로 동시에 이루어진다.

그림 1–1

성장 · 발달의 특징

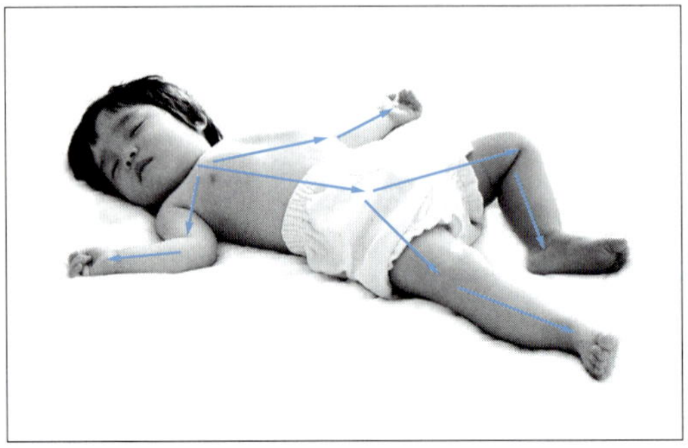

④ **성장과 발달은 연속적인 경향을 띤다**

성장과 발달이 이루어지는 아동들에게 있어 모든 차원에서 예측 가능한 성장과 발달의 순서가 있다.

예 기기 시작한 후 → 앉게 되고 → 서게 되는 것

⑤ **성장과 발달에는 위기가 있다**

당뇨병 산모의 경우 모체의 고혈당과 뇌하수체 성장호르몬의 증가로 거대아를 분만할 수 있으며, 태아의 발육에 영향을 미치게 된다.

이러한 민감기에는 특정 환경과의 상호작용으로 성장과정 동안 결정적인 영향을 받을 수 있음을 의미한다. 태내 초기 3개월은 태아의 신체적 성장에서 가장 민감한 시기이다. 성장과 분화가 가속화되는 시기로 이 시기 동안에 특정한 기관과 시스템이 환경에 가장 취약한 상태이다. 예를 들면, 임신 초기 풍진에 이환될 경우 태아에게 심각한 영향을 끼치지만, 임신 중기나 후기 이후에는 거의 영향을 미치지 않는다. 영유아기 갑상선의 이상은 이후 뇌의 성장과 발달에 영향을 미칠 수 있다. 그러나 아동기에 똑같이 갑상선에 이상이 발생할 경우 단지 신체적 성장의 감소만이 나타날 뿐이다.

⑥ **성장의 속도는 율동적이다**

연령에 따라 신체의 성장과 발달은 급격한 발달과 느린 양상의 반복을 보여준다.

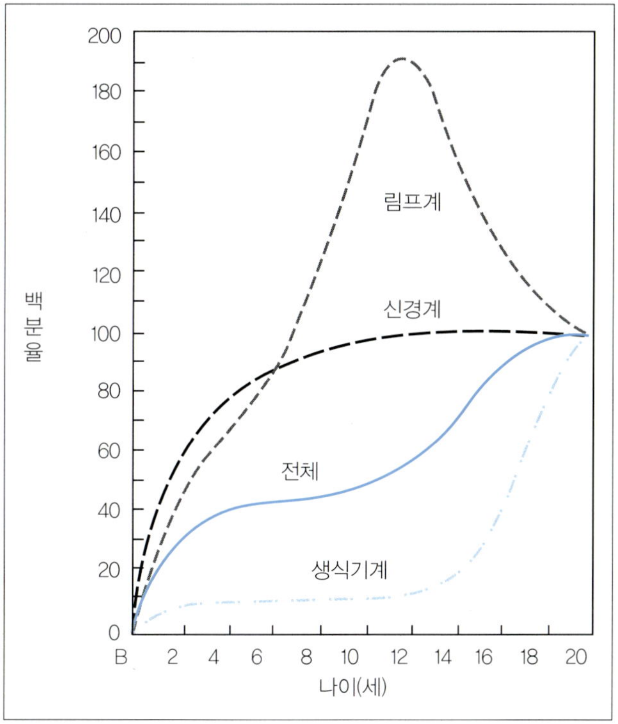

그림 1-2
신체기관별 성장곡선

3. 신체적 성장과 발달

아동의 신체적 성장과 발달은 생물학적 성장과 운동근육, 감각의 발달로 구분할 수 있다. 성장과 발달은 아동 개인의 성장률을 가진다.

1) 신체적 성장비율

신체적 성장과 발달을 통해 아동기에 이르는 동안 신체비율은 현격한 차이를 보인다. 태아기 동안 가장 빠른 성장을 보이는 머리는 임신 2개월 전체 신체길이의 50%에 달하지만, 이후 몸통의 성장이 나타나며 아동기에는 하지의 성장이 현저하다. 출생 시 하지는 전체 신체길이의 1/3에 체중의 15%이지만, 성인이 되면 전체 신장의 1/2에 체중의 30%를 이룬다.

얼굴의 변화는 아동기에 특징적인 변화이다. 영아기와 초기 아동기 얼굴은 두개골에 비해 작다. 뇌는 출생 시 성인의 25% 수준이며, 1세 말경에는 50%가 되며, 5년 후에는 뇌의 90% 이상이 성장하고, 15세 전후 98%의 성장이 이루어진다. 영아와 아동기 두개골은 체중에 비해 커서 낙상 등의 사고 시 가장 상해를 입기 싶다.

2) 신경계의 성숙

신경계는 출생 후 빠르게 성장하는 다른 신체조직과는 다르게 출생 전 빠른 성장을 보인다. 태아기에는 두 번의 빠른 뇌세포 성장시기가 있다. 임신 15~20주와 임신 30주에 빠른 성장을 보여 1세까지 연장된다. 영아기의 빠른 성장은 초기 아동기까지 이어지며 아동 후기와 사춘기를 겪으면서 완만한 성장을 보인다.

3) 호흡기

태아의 폐는 자궁 외 호흡이 일어날 때까지 물질대사 외에는 아무런 기능이 없다. 신생아와 영아기에는 공기는 통과하지만 가스교환이 일어나지 않는 사강의 양이 크다. 이로 인해 신체가 요구하는 것보다 유입되는 공기의 양이 많으며 배출되는 공기의 양도 많다. 이것이 영유아가 호흡이 빠른 이유이다. 이후 급격한 성장을 보여 성인기가 되면 영아기의 20배에 달하는 폐포 면적과 무게를 가지며, 호흡이 안정화된다.

영유아는 기도가 작아 호흡기의 폐쇄가 흔히 일어날 수 있어 이 시기 주의를 요한다.

4) 심장과 순환기계

태아기 동안 태반을 통해 산화된 혈액이 공급되며, 출생 후 신생아가 태반에서 분리되면 첫 호흡이 시작되며 심장에 변화가 나타난다. 정상 심장 박동 수의 범위는 넓으며, 성장기 동안 점차 심장 박동 수의 범위가 좁아지며 안정된다.

5) 소화기계

(1) 치아

유치는 20개로 일정한 순서에 따라 나지만 모두 동일하지는 않다. 영구치는 총 32개를 갖는다.

(2) 소화기관

신생아 시기 주된 소화는 삼키는 운동을 통해 이루어지며, 출생 후 3개월은 삼키는 운동이 반사작용이지만, 이후 수의적으로 조절하게 된다. 타액은 2~3개월 분비되는 양이 증가하며, 점차적으로 효소와 면역학적 성분이 분비되며 타액은 성인과 유사해진다.

6) 비뇨기계

영아 신체크기에 적절한 기능적 수준을 가지고 있으며, 사구체 여과율도 나이가 들어감에 따라 증가한다. 미숙아의 경우 소변 농축 능력의 저하를 보일 수 있다.

7) 내분비계

신체에 호르몬을 분비하는 내분비샘은 출생 시 다른 신체기관에 비해 덜 발달되어 있으나, 영아기와 아동기를 거치며 발달이 이루어진다.

8) 혈액계

신생아의 적혈구는 거대적혈구로 성인의 적혈구와 차이가 있으며, 평균 수명이 120일인 성인의 3분의 2 수준이다. 태아기 골수를 통한 조혈은 임신 4개월 말경 시작되어 출생 직후에는 조혈기능이 비교적 저하된다. 이는 생리적 만삭아보다 미숙아에서 흔하며 생리적 빈혈이라 한다. 출생 2개월경 조혈기능은 서서히 증진된다.

4. 성장 · 발달의 영향요인

1) 유전적 요인

① 인종

인종 특유의 유전성을 의미하며 피부 및 기질, 모발 골격 등이 인종에 따라 차이가 있다. 예를 들면, 황인종은 백인종에 비해 키가 작은 것이 보편적이다.

② 국적

인종은 같아도 그 나라만이 갖는 특성에는 약간의 차이가 있다. 한국인 신생아의 크기는 미국인 신생아의 평균에 비해 크다.

③ 유전

부모의 신체적 특징은 자녀에게 상당 부분 유전된다. 부모가 키가 클 경우 자녀들의 키가 큰 경우를 볼 수 있다.

④ 연령

신체의 성장 · 발달은 일생을 두고 일정한 속도로 이루어지는 것이 아니라 각각의 연령에 따라 차이를 보인다. 특히 영유아기와 사춘기에 급격한 발달을 보인다.

⑤ 성별

남아에 비해 여아는 일찍 성숙이 이루어져서, 평균적으로 2년 정도 앞선 지적 · 생리적 발달을 보여준다. 일반적으로 남아는 신체적으로 공격적이고 일반적으로 거칠게 뛰노는 놀이에 더욱 적극적으로 참여한다. 그러나 이러한 공격성은 연령이 증가함에 따라 감소한다. 여아의 경우 언어적으로 공격적이다.

⑥ 염색체 이상

염색체 이상의 경우 상염색체 이상과 성염색체 이상으로 나누어 생각해 볼 수 있다.

상염색체의 경우	파타우 증후군(patau syndrome)
	에드워드 증후군(edwards syndrome)
	다운 증후군(down syndrome)
성염색체의 경우	클라인펠터 증후군(47, XXY)(klinefelter syndrome)
	터너 증후군(45, XO)(turner syndrome)

⑦ 선천성 대사 이상

상염색체 열성유전으로 phenylketon뇨증의 경우 phenylalanine을 tyrosine으로 전환시키는 효소 결핍의 결과이다.

2) 환경적 요인

환경은 개체의 성장과 발달에 광범위한 영향을 미친다.

(1) 출생 전 환경

모체와 태아의 순환작용은 완전히 분리는 되어 있으나 자궁 내 환경은 태아에게 많은 영향을 미친다. 이로 인해 모체의 여러 가지 요인이 태아에게 영향을 미치게 된다.

① 모체의 영양결핍

태아는 모체를 통해 영양공급을 받게 된다. 태아기의 영양결핍은 난자의 착상 시부터 출생까지의 성장과정에 영향을 미치는데, 공급된 영양소를 통해 신체의 조직을 형성하게 된다. 그러므로 모체가 부적당한 영양을 공급받게 될 경우 태아 성장·발달의 지연요인이 되며 정상발달을 방해하게 된다.

② 모체의 정서적 긴장

긴장하게 될 경우 자율신경계의 교감신경을 자극하고 이에 따라 acetylcholine이 혈액에 분비되며, 내분비계에서는 adrenaline이 분비된다. 이 같은 화학물질이 태반을 통해 태아의 혈액순환에 영향을 미치게 된다.

③ 모체의 내분비 장애

모체가 당뇨병, 갑상선 기능저하증, 뇌하수체 기능저하증 등의 합병증이 있을 때 태아의 발육에 미치는 영향은 상당히 크다.

④ 모체의 방사선 조사

임신 중 자궁에 radium이나 방사선을 장시간 받게 될 경우 조산, 유산, 사산, 기형아를 초래할 수 있다.

⑤ 전염성 질환에 노출

모체가 임신 초기 풍진에 걸렸을 경우 태아에게 심각한 영향을 끼치며, 그 외 매독 등의 감염도 영향을 끼친다. 특히 매독균은 태내에서 전염되는 것으로 태아가 매독균을 가지게 되면 유산되기 쉬우며, 선청성 매독아로 기형아 위험률이 증가한다.

⑥ 혈액부적합증

모아 간의 혈액부적합으로 인해 부적당한 항원이 태반을 통해 모체에게 전달될 경우 항원항체 반응을 통해 태아 적혈구의 응집용혈을 초래하여 유산, 사산, 조산을 유발하거나 용혈성 황달 등의 증상을 갖게 된다. 주로 Rh 부적합증, ABO 부적합증에서 흔히 볼 수 있다.

⑦ 흡연

산모의 흡연은 태아에게 영향을 미쳐서 신생아의 정상 체중보다 약 160g 정도 작은 미숙아 출생률이 높다.

(2) 출생 후 환경

① 영양

영아기와 사춘기의 중간시기에는 성장이 고르지 않은데, 식사의 양과 질적인 차이는 성장 · 발달에 영향을 미친다. 영양 실조나 감소는 이후 질병발생의 원인이 된다. 태아기와 영아기, 사춘기는 급속한 성장이 이루어지며 단백질과 열량의 수요가 증가한다. 느린 성장시기 동안 신진대사율이 강조되었을 때는 단백질과 열량요구량이 감소하게 된다.

② 운동 및 자극요인

신생아에게 적절한 신체적 자극은 신체적 성장에 자극이 되지만 과할 경우 오히려 저해하게 된다.

③ 질병

선천성 기형이나 기타 내분비, 갑상선 질환 등을 갖고 있는 경우 호르몬의 불균형으로 인해 성장 · 발달이 지연된다. 장기간 지속되거나 특히 발달의 민감기에 발생하는 장애나 질병상태(선천성 심장기형, 만성감염)는 성장에 영구적인 손상을 가져올 수 있다.

④ 문화적 영향

아동은 출생 후 문화적으로 허용된 양육형태에 따라 돌보아진다. 지시된 음식물을 섭취하고, 옷을 입고, 규정된 건강보호를 받는다. 이 과정에서 아동은 특정한 문화에 의해 발달적 · 행동적 특성이 결정된다.

⑤ 기후

기후변화는 영아의 건강에 영향을 미쳐 봄과 초여름 체중의 증가는 감소하나 늦여름과 가을 최고조에 이른다. 이러한 차이는 아동의 활동수준에 기후가 영향을 미치기 때문인 것으로 보인다.

3) 심리적 요인

① 인간관계

정서적 · 지적 · 성격 발달에서 의미 있는 타인과의 관계는 중요하다. 영아기에는 음식, 따뜻함, 편안함을 주는 어머니가 매우 중요하고, 아동기에는 감각을 자극하고, 능력을 확장시켜 양육하는 부모나, 교사, 기타 가족구성원들과의 대인관계가 성장 · 발달에 영향을 미친다. 아동의 경우 성장함에 따라 보다 많은 사람들에게 인정받고자 하며, 양육자에게 만족을 주는 행위들을 통해서 자신들의 행동에 동기를 부여한다.

영아기 어머니로부터 형성된 신뢰는 다른 중요한 사람으로 확대되며, 사회적으로 승인된 행동을 배우게 된다. 이 경험한 사랑과 신뢰는 건강한 발달의 기본이 되는데, 사랑받지 못한 경우 성장과 발달에 지체를 초래하여 체중 증가가 없거나, 웃음, 포옹과 같은 성인으로부터의 사회적 제안에 응답하지 않게 될 것이다.

② 의미 있는 타인

아동은 성장하면서 보다 많은 사람들, 학령기의 경우 선생님, 또래에게서 인정을 받고자 한다. 아동의 생활에서 애완동물 등도 중요한 역할을 하여 애완동물을 키우면서 책임감, 성취감, 자신감을 갖게 될 수 있다.

③ 사랑과 애정

아동뿐 아니라 모든 인간의 기본적인 욕구로 사랑받는 것 속에서 안전감을 느끼게 된다. 조건 없는 사랑 속에서 안전감과 긍정적인 자아개념을 형성하게 된다.

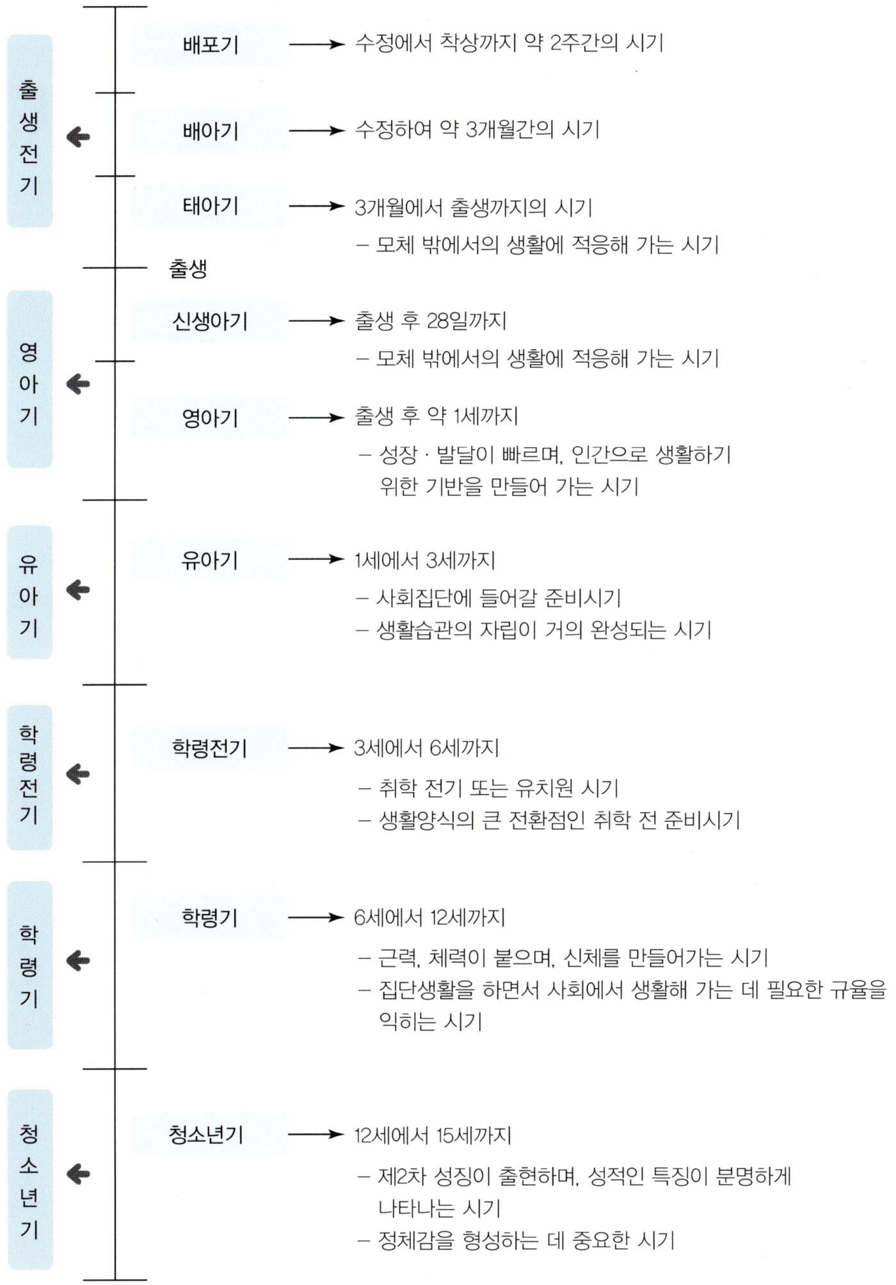

그림 1–3
라이프사이클로 본 아동기

02 CHAPTER

연령별 성장과 발달

1. 태아기
2. 신생아기
3. 영아기
4. 유아기
5. 학령전기 아동
6. 학령기 아동

CHAPTER 02 연령별 성장과 발달

1. 태아기

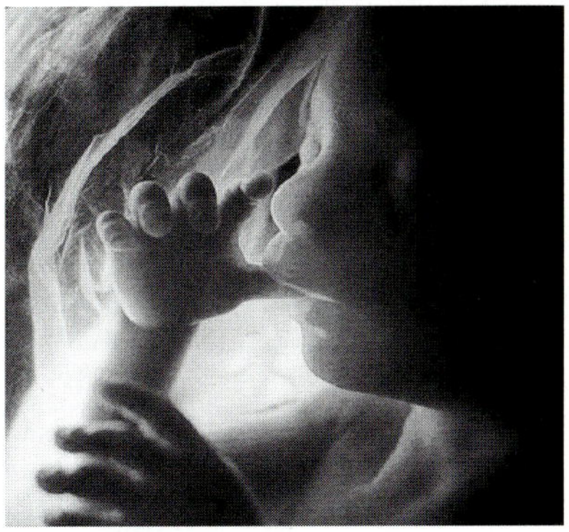

난자(ovum)와 정자(sperum)가 수정(fertilization)된 그 순간부터 시작하여 출산하기까지의 약 40주를 의미한다.

1) 개 념

이 시기의 발달은 개체 내의 원리와 환경 내의 원리에 의해서 좌우되며, 배포기(2주간), 배아기(8주간), 태아기(8~40주)로 구분할 수 있다.

2) 신체의 성장과 발달

(1) 수정

① 정자의 발달과정

1cc 안에 2~3천만 개의 정자가 포함되어 있으며, 이때 기형정자의 수가 15~20% 이하여야 한다.

남자 고환(testis)의 세정관 벽에 있는 배아상피세포에서 발생하여 2회의 성숙분열을 통하여 두부, 경부, 미부의 3부분으로 형성되어 있으며, 1회 사정 시 정액 2.6cc에 약 3~5억 마리를 배출한다. 정자에는 두 가지 종류가 있으며, Y 염색체를 가진 남성정자와 X 염색체를 가진 여성정자이다.

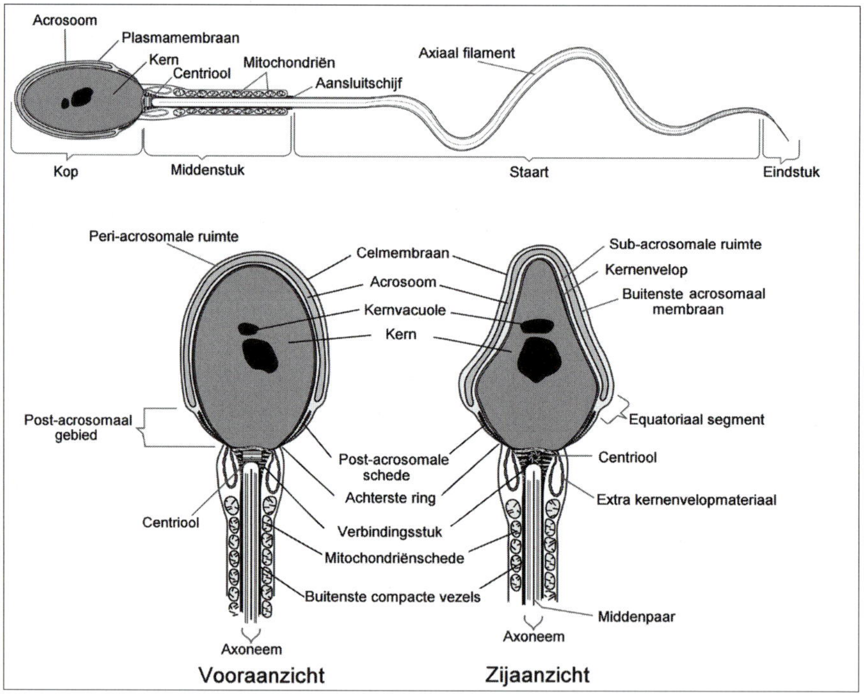

그림 2-1
정자

정자의 생존기간은 최대 72시간이다.

정액의 95%는 정장액이다. 정장액은 고환 안의 곡정세관상피에서 분비되는 소량의 액체와 부속 생식기(부고환, 정관, 정낭선, 전립선, 요도구선)에서 분비되는 혼합물로 이루어져 있다. 정장액은 정자의 운반을 보장하며 정자의 영양분을 보유하고 있다. 또 정자의 신진대사에너지를 제공하여 정자의 생존과 수정을 촉진한다. 정장액의 성분은 복잡하다. 혈장과 같은 내용의 성분 외에 단백질, 효소, 전립선 호르몬, 완충염류, 칼륨, 나트륨, 칼슘, 마그네슘, 미량 원소 등 많은 종류의 이온이 포함되어 있다. 정장액은 주로 날마다 섭취하는 음식물로부터 체내의 정상적인 신진대사에 의해 끊임없이 제공되고 보충된다. 이 정자가 수정능력을 갖는 기간은 사정 후 3일 이내이다.

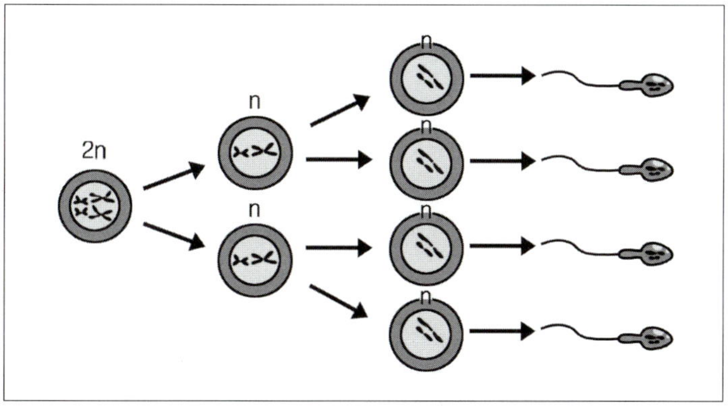

그림 2–2
정자의 발달과정

② 난자의 발달과정

난소(ovary) 피질부의 성숙난포에서의 난자배출을 배란(ovulation)이라고 한다. 난자는 2개의 난소에서 출생 시부터 약 60~80만 개 이상의 원시난포가 있으나 점차 성장하여 소아기에 이르면 대부분 소실되어 일부는 발육난포가 되고 이후 사춘기에 이르게 되면 약 3만 개가 남게 된다.

배란 후 난자의 생존기간은 12~24시간이다.

난자는 월경주기 12~16일 혹은 예정 월경일 직전 14일경에 각 난소에서 격월제로 하나씩 배출되게 된다.

때로는 좌우 양측 난소에서 각각 배출되는 경우도 있다.

배란된 난자는 깔때기 모양의 난관체에 의해 난관으로 들어간다. 만일 난관에 정자가 없으면 난자는 자궁 안에서 흡수되고, 최근의 성교로 살아남은 정자가 있으면 난관에서 수정이 일어난다.

그림 2-3
난소와 난포

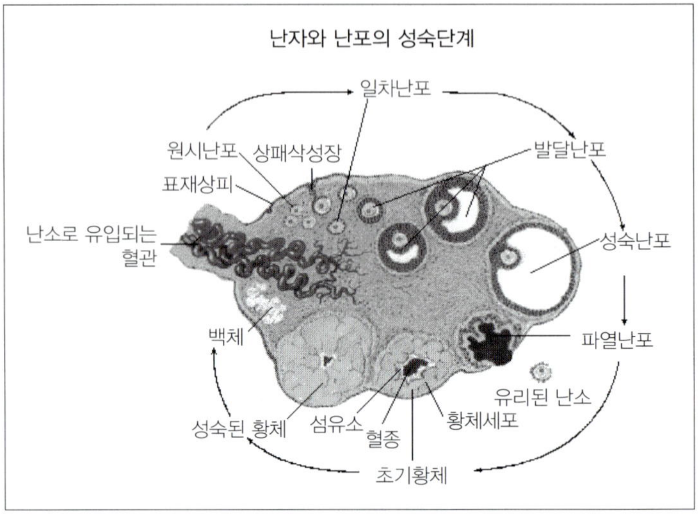

그림 2-4
난자의 발달과정

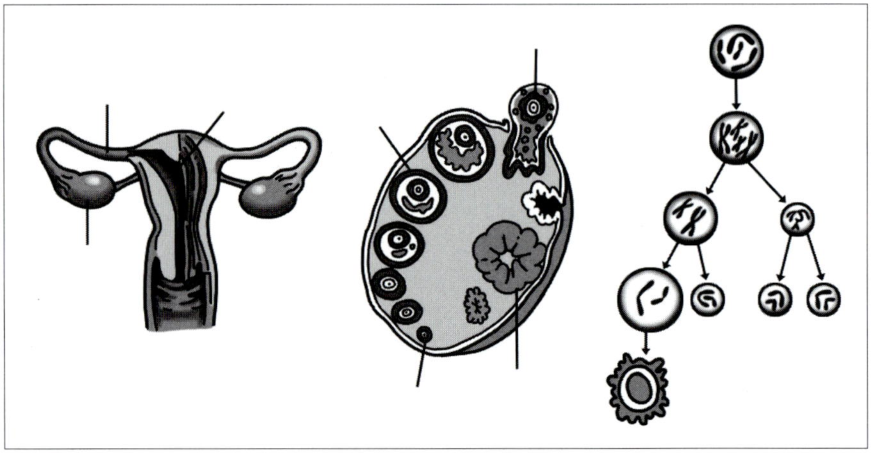

수정 이후 자궁강 내에 착상이 이루어지기까지는 대략 7일 정도가 소요된다.

③ 수정의 과정

수정(fertilization)은 성숙난자와 성숙정자의 결합을 의미하며 난관의 외 1/3 부위인 팽대부에서 일어난다.

정자가 난자에 접근할 때 정자머리의 선체부분이 녹아 용해효소를 분비하는데, 이 효소는 방선관을 형성하는 세포들로부터 멀리 떨어져 분리하는 역할을 하며 정자가 투명막을 통과하는 것을 촉진하다.

수정은 염색체들을 배수로 회복시키며 이것을 접합자라고 한다. 그리고 미래 개체의 성이 이 순간에 결정된다. 정상적인 정자는 22개의 염색체와 하나의 성염색체를 포함하고 있으며 정자와 난자가 만나는 순간 두 배수체가 된다. 수정과정에서 진입된 정자의 성염색체가 Y면 남성, X면 여성으로 성이 결정되어, 수정란은 22쌍의 일반염색체와 1쌍의 성염색체를 가지게 된다. 염색체 안에는 유전인자가 성장 · 발달을 결정하게 된다.

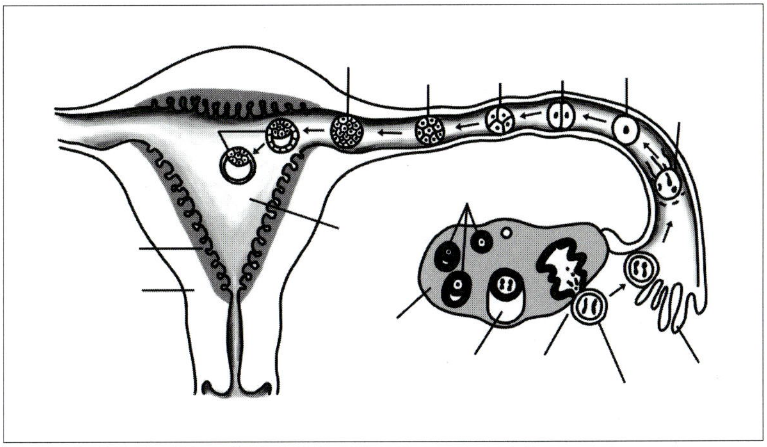

그림 2–5
수정과 착상

✚ 임신이 가능한 기간은 언제일까요?

임신이 가능하기 위해서는 생체 내의 호르몬 및 자궁이 배아가 착상되기 알맞는 시기여야 한다. 호르몬의 변화에 따라 여성 생리주기가 결정된다. 일반적으로 생리주기는 28일이며, 생리주기가 길 경우는 32일이다. 28일 생리주기인 경우는 생리기간이 약 6일, 32일 생리주기인 경우는 약 7일이 된다.

성관계 시 임신이 가능한 기간은 28일 생리주기인 경우 생리를 시작한 날부터 9일에서 17일 사이며, 32일 생리주기인 경우는 생리를 시작한 날부터 14일에서 22일 사이이다.

1	2	3	4	5	6	7	8	9	10	11	12	13	배란	15	16	17	18	19	20	21	22	23	24	25	26	27	28	1	2	3	4	5
○	○	○	◦	◦	·	·	·	임신가능시기									·	·	·	·	·	·	·	·	·	·	·	○	○	○	◦	◦

28일 주기

1	2	3	4	5	6	7	8	9	10	11	12	13	14	15	16	17	18	배란	20	21	22	23	24	25	26	27	28	29	30	31	32	1
○	○	○	◦	◦	◦	·	·	·	·	·	·	·	임신가능시기									·	·	·	·	·	·	·	·	·	·	◦

32일 주기

이것은 임신을 하기 위한 부부에게 권장되는 시기이다.

(2) 배포기

수정이 이루어진 후부터 수정란의 착상이 완료되는 시기로서 약 2주간을 의미하며 세포의 분열과 핵분열이 급진적으로 이루어진다.

① 핵분열 작용

수정란은 핵분열과 세포분열을 통해 세포 수를 증가시키는데, 이를 분할이라고 한다. 수정란의 염색체는 처음 핵을 두 개로 분할하는데, 이를 1차 핵분열이라고 한다. 이후 반복되어 세포 수를 증가시켜 세포의 덩어리를 형성하게 되고 이를 상실배라고 한다. 이러한 과정은 수정란이 난관을 통과하는 도중에 이루어지게 된다.

② 배포

상실배는 급격히 분열되어 그 수를 증가하고 이와 함께 세포분열은 내세포층과 외세포층을 형성하게 된다.

③ 착상

수정란이 발육을 하면서 난관 내에서 자궁강 내로 하강하여 배포의 상태로서 자궁내막에 착상하는데, 수정란이 난관을 통과하는 데 대략 3일이 소요되고, 이후 자궁강 내에 착상하기까지 대략 4일이 소요되어 약 7일이 걸린다.

(3) 배아기

수정에 의해 2개의 성세포가 하나의 세포로 접합되어 수정란이 형성되고 이것은 세포분열을 계속하여 세포가 증식되고 세포의 집단인 상실배가 된다. 상실배는 배포를 형성하고 착상하여 배아가 되는데 동시에 세포의 분열도 층상으로 되어 내배엽, 중배엽, 외배엽을 구분할 수 있다.

배아를 형성하는 곳은 양막강 밑의 외배엽과 난황낭 윗벽의 내배엽이 접하는 부분이며, 특히 이를 배아판이라 한다. 즉, 배아판은 외배엽과 내배엽에서 발전한다. 수정 3주가 경과하면 배아판은 방패모양이 되고, 그 표면에 신경장관을 형성한다.

제대의 형성은 분할강 내의 간층세포가 배아의 부근에 많이 집결되어 신체의 줄기를 이루는 것에 의하며, 제대는 배아를 융모막에 연결한다.

① 외배엽

외층세포에서 신경계통, 감각기관, 피부의 상피조직, 머리칼, 표피수체, 분비선(한선, 점액선)을 이룬다.

② 중배엽

중간세포층에서 근육, 골격, 연골, 인대, 결합조직, 순환계, 비뇨기, 생식기 등을 이룬다.

③ **내배엽**

소화기관, 호흡기관, 췌장, 간, 방광, 요도, 갑상선, 흉선 등을 이룬다.

수정으로부터 임신 8주까지는 세포분열이 빠른 기간이다. 인간의 발생에 있어서 가장 중요한 시기로 이때 모든 중요한 기관이 만들어지며, 바이러스, 약물, 방사선, 감염 등 환경적 요인에 의해 해를 입을 수 있다.

그림 2-6
태아 발달기에 따른 기형발생의 위험기
(Moore, K. L. : The developing human clinically oriented embryology, ed., 2. philadelphia, W. B. Saunders Co.)

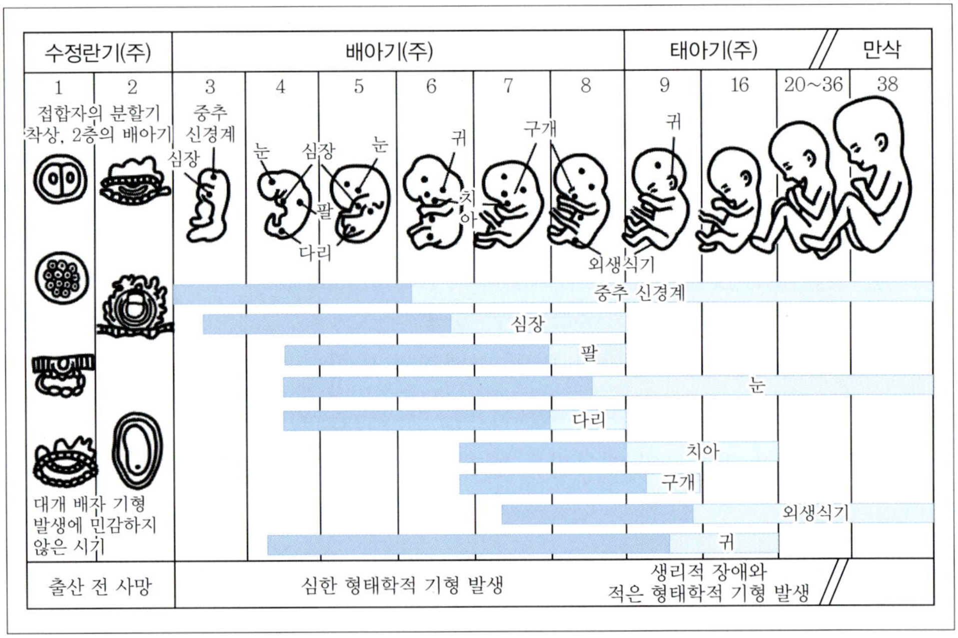

(4) 태아기

태아기는 수정 9주부터 출산까지를 의미하며 배아기에 발달한 신체 각 부위 기관들이 더욱 발달되고 그 기능이 시작된다.

임신 3개월

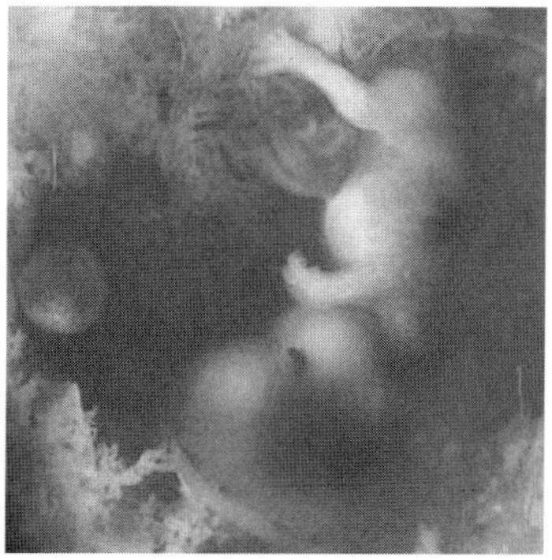

- 최종 월경일로부터 임신 12주 혹은 배란일로부터 계산해서 10주 말이 되면 태아 두둔길이는 6~7cm가 되며, 자궁은 치골결합 직상방에서 촉지된다.
- 뼈에서 화골점이 나타나며, 손가락과 발가락의 구별이 가능해지고, 손톱과 발톱이 형성되면서 모발의 흔적이 나타난다.
- 외음부는 남녀의 성감별이 가능하다.

임신 4개월

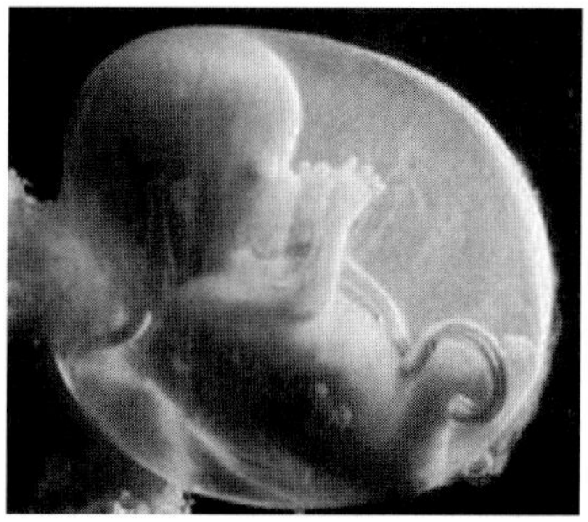

- 최종 월경일로부터 임신 16주 말쯤 되면 두둔길이는 12cm가 되고, 무게는 약 110gm 정도가 된다. 외음부를 주의 깊게 관찰하면 태아의 성을 구별할 수 있다.
- 등이 완성되며 손과 발이 움직인다. 얼굴에는 솜털이 보송보송하게 생기며 이때에는 얼굴이 빨갛게 된다. 이제 뱃속에서 4개월 된 아기에게 무슨 감정이 있을까 싶겠지만 유쾌·불쾌, 불안, 노여움 등의 감정이 이때부터 생긴다고 한다. 그러므로 엄마가 항상 마음을 즐겁게 가지려고 노력을 해야 한다.
- 아기의 감정은 엄마의 감정대로 따라간다는 사실을 명심한다.

임신 5개월

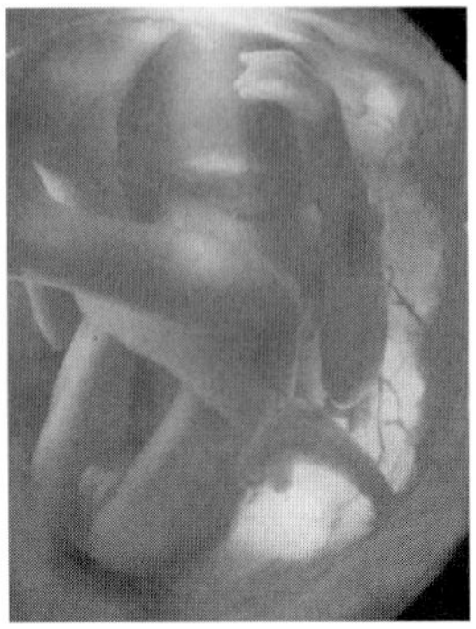

- 임신 5개월 말이 되면 태아의 신장은 약 16~18.5cm 정도이며, 무게는 300gm 정도가 되며, 피부는 투명도가 줄어들고 솜털 같은 체모가 온몸을 덮는다. 또 두피에서는 모발을 관찰할 수 있다.

임신 6개월

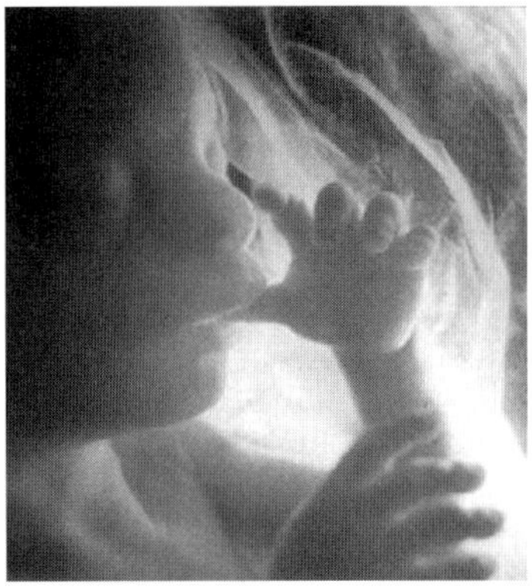

- 임신 24주가 되면 태아의 신장은 23cm이고, 체중은 650gm 정도가 되며, 피부는 특징적인 주름이 잡혀지고 피하에 지방조직이 축척된다. 태아의 머리는 이 시기까지는 제법 큰 편이며 눈썹과 속눈썹을 알아볼 수 있다. 이때 태어난 태아는 스스로 호흡하려 하지만 태어남과 동시에 거의 사망한다. 아직 자궁 밖 생활이 불가능하여 보육기 내에서의 생존율도 희박하다.

임신 7개월

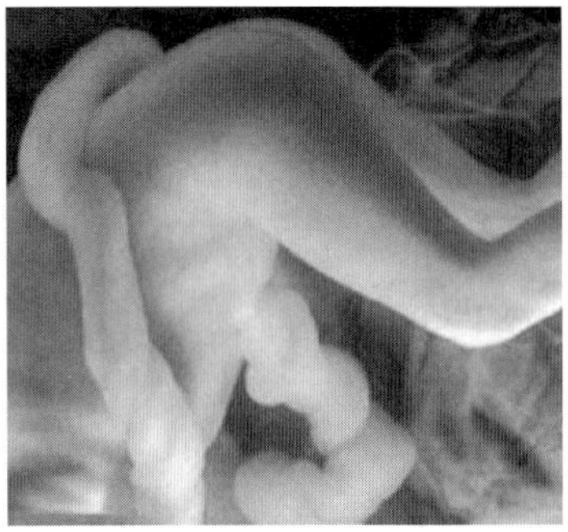

- 임신 28주가 되면 신장은 약 27cm가 되며, 태아의 무게는 약 1,100gm 정도가 된다. 얇은 피부는 붉은 색깔을 나타내고 태아는 기름막으로 덮히게 된다. 태아의 눈에 있는 동공막이 사라진 지 얼마 안 된 시기이다. 이 시기에 태어나면 제법 활발하게 사

지를 움직이며 약하게 울기도 한다. 전문적인 처치가 시행될 경우 생존이 가능하며 이 시기를 생존 가능 시기라고 한다.

임신 8개월

• 임신 32주가 되면 신장은 약 31cm 정도, 몸무게 1,800gm 정도가 된다. 피부표면은 아직 붉은빛을 띠고 주름이 져 있다. 이 시기에 태어난 아기는 적절한 조치만 취하면 대부분 생존할 수 있다.

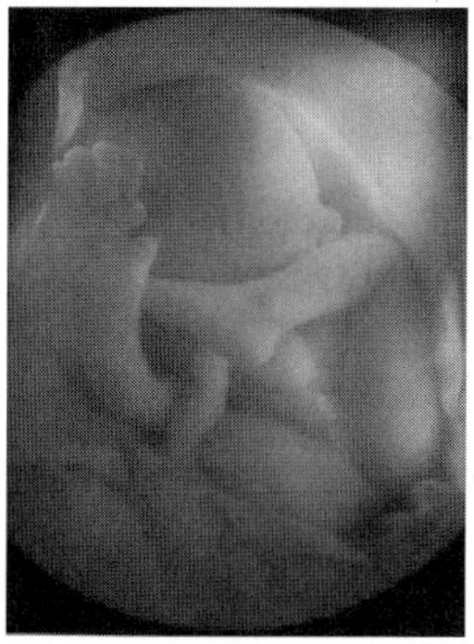

임신 9개월

• 임신 36주 말이면 신장은 평균 35cm 정도, 몸무게는 2,600gm 정도 나간다. 피하지방이 축척되어 태아는 그 전에 나타났던 얼굴 주름이 소실된다. 이 시기에 태어난 아기는 적절한 조치만 취하면 대부분 생존한다.

임신 10개월

• 임신 40주가 되면 태아는 완전히 발육한 상태로 신장은 약 40cm 정도이며, 체중은 3,400gm 정도가 된다. 성숙한 태아는 담홍색의 피부로 솜털은 대부분 소실되고, 태지로 덮힌 외층도 탈락되어 투명했던 양수는 뿌옇게 된다. 태아는 주름이 없고 부드럽다.

3) 운동발달

태아는 초기 자발적 운동은 대부분 반사적이고 수동적으로 나타나며, 자궁의 영향을 받는다. 태아는 회전을 하기도 하고, 뒤집기, 발길질 또는 다리나 손을 뻗기도 한다. 모체가 운동을 느끼기 시작하는 시기는 5개월로 태아운동이 강하고 급격하게 증가한다.

이 시기 모체는 처음 태동을 느끼게 된다. 임신 중기와 말기로 갈수록 좁아진 자궁 공간으로 인해 태동은 감소한다. 그러나 모체가 심하게 과로 시에는 산소 공급량의 저하로 인하여 태아의 운동은 격심하고 빈번해질 수 있다. 일반적으로 자궁 내에서 태아의 운동이 활발하였던 경우 태아는 출생 시 운동기능을 획득하는 데 빠르고, 운동량이 적었던 태아의 경우 출생 후 운동기능의 획득이 늦어진다.

✚ 태아의 월령별 발달 특징

태생 2개월 : 양수 속에 떠 있으며 접촉하면 반응하고 운동을 시작한다. Wheeler에 의하면, 태아가 5cm 정도 신장이 증가하면 신경계통과 근육조직 등이 발달하여 전체 반응을 할 수 있다고 하였다. 2개월 말이 되면 손과 발을 움직일 수 있게 되며 목과 몸통을 돌릴 수도 있다.

태생 3개월 : 사지에 자극을 주면 대체로 반응하며, 특히 발에 자극을 주면 발가락을 펴기도 하고 오므리기도 하는 발바닥 반사를 일으킨다. 또한 손바닥을 자극하면 약하게 쥐는데 이 반응이 후에 파악반사로 발달한다.

태생 4~5개월 : 개별화하는 운동발달을 보이기 시작한다. 17주가 되면 모체 자신이 태아의 움직임을 느낄 수 있게 되며 근육의 현저한 발달로 인해 반사작용이 가능하고 따라서 눈의 개폐운동, 입의 운동이 활발해져서 젖을 빨 수 있는 흡인반사가 나타난다.

태생 6개월 : 몸의 전체 부분의 움직임이 더욱 분화된다. 호흡운동을 할 수 있다.

태생 7~8개월 : 운동은 아직 미약하며 근육의 장력도 나쁘다. 호흡이 약하고 불규칙하며 울지 못하거나 또는 약하게 운다. 흡인과 연하가 가능하며 빛과 소리에 약한 반응을 보인다.

태생 8~9개월 : 운동이 지속적이며 근육의 장력도 나쁘지 않아 모로반사도 보인다. 빛과 소리에 강하게 반응하며 엎드린 자세에서 머리를 돌릴 수 있고, 수면상태와 깨어 있는 상태의 구별이 가능하다.

태생 9~10개월 : 운동이 활발하고 지속적이며 근육의 장력도 좋다. 태아의 운동발달 경향은 출생과 더불어 접하게 되는 자궁 내 액체환경과는 다른 외부환경에 적응하기 위한 대비를 하는 과정이다.

4) 건강지도

(1) 모체의 영양

모체의 영양과 태아의 건강은 서로 밀접한 관련이 있다. 그래서 수정 후 2주부터 태아의 혈액순환계통의 발달과 더불어 모체의 영양과 산소가 태아에게 운반되기 시작한다. 수정란에서 배아기, 태아기가 되면 태아의 월령 증가와 함께 태반이 완성되어 모체의 혈액은 태반의 여과작용을 통하여 제대로 운반되어 태아에게 영양과 대사물질을 교환하여 준다.

모체와 태아의 순환작용은 서로 분리되어 있어 모체의 영양은 직접적인 것보다 간접적인 것이라고 볼 수 있다.

임신 중 단백질, 철분, 칼슘, 비타민 등의 섭취는 모체와 태아의 건강에 절대 필요한 요소이다. 그래서 임신 중 이러한 영양소가 부족하거나 부조화한 경우 임신합병증, 특히 임신중독증, 빈혈, 분만 지연, 출혈, 유즙분비의 지연, 태아의 유산 · 조산 · 사산 · 선천성 기형 · 신생아의 체중 감소 등 모체와 태아 모두에게 영양을 미친다.

① 열량

임신 중 열량의 초과공급은 불필요한 체중 증가를 초래하며, 모체에게 합병증을 유발하고 태아의 건강에도 영향을 미친다. 임신 중 적정 열량은 1일 2,100~2,300Kcal를 섭취하도록 한다. 적절한 체중 증가는 임신 14주까지는 1~2kg 정도, 임신 15~26주까지는 4.5~5kg 정도, 임신 27주 이후 4.5~5kg 정도가 적당하다. 임신으로 인한 체중 증가는 정상 모체의 경우 약 11.5~16kg의 증가를 허용한다.

② 단백질

모체가 단백질의 섭취량이 부족하면(30g/1일) 빈혈과 임신중독증의 원인이 될 수 있다. 때문에 태아는 체조직의 성장이 지연되고, 유산, 조산, 사산을 초래한다. 단백질 필요량은 임신 초기 1일 75g, 후반기에는 1일 85g이 필요하며, 이때 동물성 단백질과 식물성 단백질의 비율은 3:1의 비율로 섭취하는 것이 좋다.

③ 무기질

철분은 대개 임신 20주 이후 복용을 시작하고 계속해서 복용하다가 분만 이후에 빈혈의 정도를 보고 더 복용할 것인지 복용시기를 결정하지만 빈혈이 분만으로 생기면 보통 분만 후 3개월 정도는 더 복용하는 것이 좋다.

철분 철분은 모체 및 태아의 hemoglobin 조성에 필요한 물질이다. 특히 태아는 마지막 10주 동안 다량의 철분을 간에 저장하여 이후 5~6개월 동안 사용하게 된다. 모체의 하루 철분 필요량은 15mg인데, 부족하게 되면 모체와 태아에게 빈혈을 유발하므로 철분 섭취 시 비타민과 아미노산을 동시에 취함으로써 체내 흡수를 증진하도록 한다.

칼슘 태아의 치아 형성과 뼈의 석회화를 위해 무엇보다 칼슘이 필요하다. 임신 6주면 치아형성이 시작되고, 임신 12주면 뼈조직의 석회화가 시작되어 임신 초기부터 태아의 뼈 성장에 중요하다. 1일 필요량은 1.5g 정도이다.

비타민 비타민은 태아의 성장 · 발달에 뚜렷한 영향을 미친다는 보고는 없지만 부족할 경우 선천성 기형을 초래한다고 한다.

(2) 모체의 장애

① 태아 사망

모체가 급성 전염병, 매독, 결핵, 심장질환, 중독, 대출혈, 비타민 결핍, 내분비 장애 등 모체가 중증의 전신질환 상태일 경우 태아는 사망한다. 그 외 모체의 자궁 위치 이상이나 자궁기형 등 성기질환이나 강한 외적 자극, 수술, 마취, 방사선 등도 태아 사망의 원인이 될 수 있다.

② 태아의 선천성 기형

주로 상염색체의 이상으로 인한 선천성 기형, 이를 위해 선천성 기형에 대한 조기 진단이 필요하다.

태아의 선천성 기형은 자연유산이나 신생아 조기 사망의 흔한 원인이 된다. 이와 같은 기형은 신체의 어느 부분에나 올 수 있으며 이 때문에 정상적인 발달에 지장을 주며, 문제가 될 수 있다.

유전적인 요인

태아의 약 6%가 자궁 내에서 유산되거나 사망하는데 임신 12주 내에 사망한 태아의 약 50%에서 염색체 이상이 발견된다. 대부분 선천성 기형아를 동반하는데 신경관 결손, 심장질환, 횡경막 탈장, 복벽결손, 뇌실 내 이상을 초래한다. 초음파 검사상 기형아가 있는 경우 약 10~30%에서 염색체 이상을 초래하며 재발률은 2~3%이며 대표적인 예로는 염색체 21, 18, 13번에 이상이 있거나 터너 증후군이 있다.

㉠ 상염색체 이상

- 파타우 증후군(patau syndrome)

13번 염색체가 3개 존재하는 13번 삼염색체(trisomy 13)가 원인이다. 다발성 기형, 입술 및 구개 파열, 소안구증, 다지증, 눈의 결손, 정신지체, 조기 사망 등이 나타난다.

- 구개열이란 연구개 및 경구개의 갈라짐
- 구순열이란 구순열 -윗입술이 갈라지는 것, 토끼입술을 닮았다고 토순이라고도 함

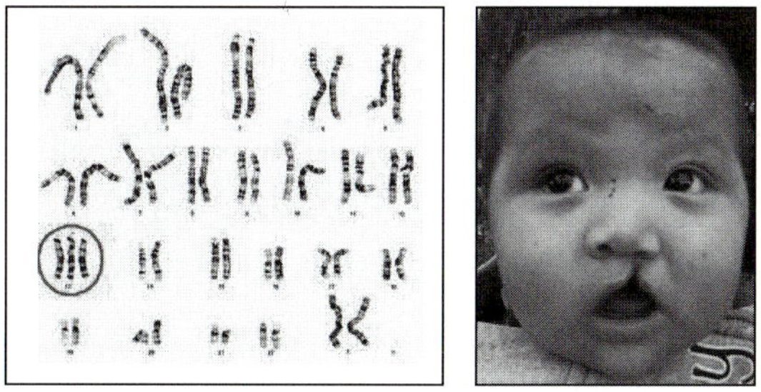

그림 2-7

파타우 증후군 염색체의 핵형(왼쪽)과 전형적인 얼굴(오른쪽)

- 에드워드 증후군(edwards syndrome)

다운 증후군과 같이 염색체가 한 개 더 있어서 정상적으로 2개 존재해야 하는 18번 염색체가 3개 존재하는 18번 상염색체가 원인이다. 18번 상염색체는 다운 증후군과 마찬가지로 어머니의 나이와 밀접한 연관이 있으며, 산모의 나이가 많아질수록 발생빈도가 높아진다. 귀의 기형 및 2, 3번째 손가락의 합지증, 성장부진 및 조기 사망을 경험한다.

상염색체

성염색체를 제외한 22쌍의 염색체

에드워드 증후군의 외형상의 특징은 좁고 작은 머리, 후두골 돌출, 소구증, 구순열 및 구개열, 소하악증, 특징적인 손발 모양 등이다.

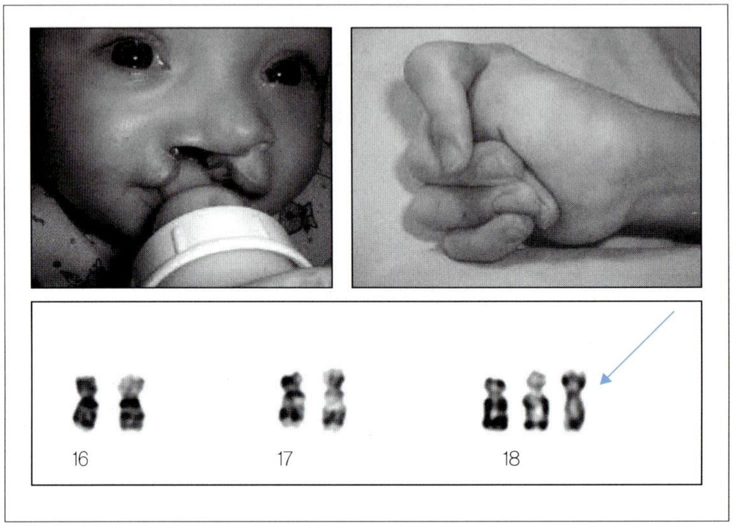

그림 2-8

에드워드 증후군 염색체의 핵형(아래쪽), 환아의 전형적인 얼굴(왼쪽), 그리고 특이한 손발의 모습(오른쪽)

● 다운 증후군(down syndrome)

평평한 뒷머리, 안내각상의 주름, 작은 귀와 코, 혀를 내민 입이 특징적이다. 근육 이완증이 나타나고 손가락이 짧고 뭉뚱하며, 정신지체를 나타낸다.

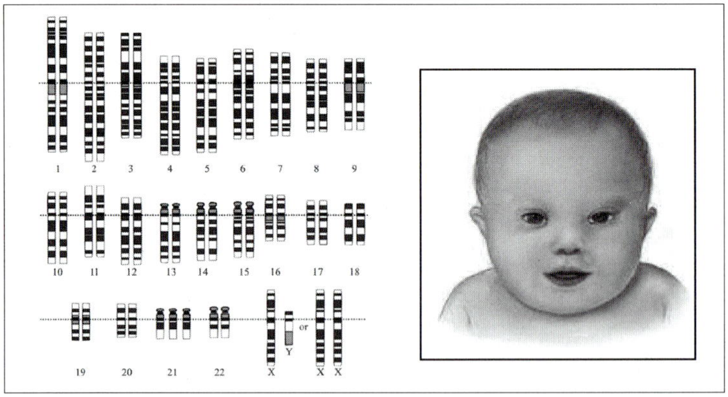

그림 2-9

다운 증후군 염색체의 핵형(왼쪽)과 환아의 전형적인 얼굴(오른쪽)

㉡ 성염색체 이상

남성의 정자는 X 염색체 아니면 Y 염색체이며 여성의 난자는 둘 다 X 염색체인데, 오늘날 남성인가 또는 여성인가 하는 성의 결정은 성염색체뿐만 아니라 성기의 형태, 성선의 구조 등에 따라서 구별하고 있다. 예를 들어, 의학적으로 완전한 남성이라고 정의할 수 있는 경우는 성기의 형태는 남성, 성선의 구조는 고환, 성염색체의 조합은 XY이다. 그러나 이러한 성염색체만으로 성을 결정하기가 곤란한 경우가 있다. 정자의 염색체와 난자의 염색체가 만나서 새로운 생명을 만들어 갈 때 서로의 염색체는 붙었다가 나뉘는 과정을 거치게 된다. 여기서 염색체가 1개 더 추가되는 경우가 있고, 또한 1개가 빠지는 경우도 있는데, 이러한 염색체의 분배오류가 성염색체의 이상이라는 결과를 초래하게 되며, 가장 대표적인 성염색체 수적 이상에는 터너 증후군(turner syndrome)과 클라인펠터 증후군(klinefelter syndrome)이 있다.

성선 : 생식샘

〈표 2-1〉 염색체의 분배오류에 따른 유전병

X 염색체가 없는 경우		X 염색체가 있는 경우	
46, XX ↓ 정상(여성)	45, XO ↓ 터너 증후군 (오직 1개의 X-염색체)	46, XY ↓ 정상(남성)	47, XXY ↓ 클라인펠터 증후군 (X-염색체 1개 추가)

● 클라인펠터 증후군(klinefelter's syndrome 47, XXY)

이 증후군은 출생 시와 소아기에는 뚜렷한 증상이 나타나지 않기 때문에 진단이 어렵고, 실제로 대부분은 사춘기 이후에나 진단이 가능하다. 외형적인 특징으로는 키가 크고(과다성장 증세), 긴 팔과 긴 다리를 가졌으며, 15~30%는 여성형 유방을 가지고 있다. Y 염색체를 가졌으므로 체형과 성기는 외관상으로 남성이나 체모나 음모의 발달이 늦고, 고환이나 음경, 전립선의 크기가 작으며 대부분의 경우는 정자를 생산하지 못하며(무정자증) 불임이다.

● 터너 증후군(turner's syndrome 45, XO)

성장속도가 3세 이후부터 둔화하여 사춘기가 되어도 조금씩밖에 자라지 않으며 치료하지 않을 경우에 최종 신장은 140cm 정도에 불과하다. 사춘기에 들어서도 성적인 발달이 보이지 않는 것은 터너 증후군의 주요한 증상으로서, 난소가 발달하지 않아 여성호르몬을 제대로 분비할 수 없기 때문에 유방이 발달하지 않고 월경을 보이지 않는다. 성인 여성은 외관상 소녀 같이 보이고 성기의 형태와 체형은 여성형이지만, 난소가 없으며 완전한 기능을 갖추지 못한 작고 가느다란 조직만이 관찰되고 있다. 또한 두껍고 짧은 목과 방패형 가슴, 유두의 형성부전과 넓은 간격의 유두, 몸의 중심에서 밖으로 향해 있는 팔꿈치, 손톱의 발육부전 등을 들 수 있다.

임신 중의 모체 감염 – 풍진, 톡소플라즈마증, 단순포진, 선천성 매독

- **풍진** : 임신 1기 및 2기 초반에 전파되어질 경우 선천성 풍진증후군에 걸리게 된다.
  눈의 결함 : 백내장, 소안구증, 망막염
  CNS(Central Nerve System) : 소뇌증, 경련, 심한 정신 지연
  선천성 심장병 : 동맥관 개존증
  자궁 내 발육지연
- **톡소플라즈마증** : 만약 임부가 감염이 되면 이 병원체는 태반을 통과하여 태아의 몸속으로 들어가 태아의 뇌에 치명적인 장애를 일으킨다. 임신 초기에는 유산의 가능성이 높고 중기 이후에는 감염되면 만성으로 진행되어 아기가 태어날 때 수두증이나 소두증과 같은 기형을 초래하기 쉽다.
- **단순포진** : 일반적으로 임부에게 노출되는 단순포진은 단순포진 바이러스 2형으로 사춘기 이후에 발생되며, 생식기의 접촉(성교)으로 감염된다. 이 단순포진 바이러스가 임신에 미치는 영향으로는 자연유산, 조산 및 자궁 내 성장 지연이며, 최근 연구결과에 의하면, 임부의 분만방법에 관계없이 임신 중 이미 태반을 통과하여 태아에게 영향을 미치는 것으로 보고되고 있다.
- **선천성 매독** : 매독균은 임신 5개월 이후에 태반을 통과하여 선천성 매독 증후군을 초래하거나 간혹 태아가 산도를 통과할 때 산모의 매독 병변 부위와의 직접적인 접촉으로 감염된다. 임신 초기에 산전관리를 받을 때 성병검사를 실시함으로써 조기예방이 가능하다. 그러나 조기치료의 기회를 놓침으로써 태아가 감염되어 자궁 내 태아 사망까지도 발생할 수 있다.

톡소플라즈마증은 선천적으로 태반을 통해서 감염이 될 수가 있다. 임산부의 면역은 자궁 내 감염을 보호할 수 있으므로 선천성 톡소플라즈마는 임산부가 임신 중에 감염되어야만 발생할 수 있다.

기타 요인

㉠ 다량의 방사선 조사 임신 중 방사선에 대한 노출은 시기, 양에 따라 태아에게 좋지 못한 영향을 줄 수 있다. 특히 임신 8~15주 사이는 태아의 각 기관이 만들어지는 시기로 방사선에 가장 민감한 반응을 한다. 이 기간에는 소량의 방사선에 노출되더라도 출생 후 아기는 백혈병이나 기타 악성 종양 및 지능 발육에 영향을 받을 수 있다. 다량의 노출은 소뇌, 이분척추, 사지기형, 발육지연과 같은 심각한 장애의 가능성이 더욱 높아진다.

㉡ 기계적인 요인 모체 자궁 내의 태아의 위치에 의해 내반첨족, 외반족 등의 기형 초래

㉢ 약물 및 화학약품 다수의 약물이 태반을 통해 태아에게 전달될 가능성이 매우 높다.

㉣ 영양 임신 중 영양부족은 장기간에 걸쳐 태아 및 신생아에게 영향을 미친다. 체중이 작거나 성장과정에서도 취약한 면을 나타내는 것으로 보고되고 있다. 특히 임신 중 충분한 양의 엽산(folic acid)이나 비타민 B의 섭취는 아주 중요하다. 엽산이 많이 들어 있는 식품으로는 초록색 잎 채소, 오렌지, 오렌지주스, 브로콜리 등이다. 엽산이 부족했을 때 발생될 수 있는 문제는 무뇌증 혹은 이분척추와 같은 신경관의 결함을 초래할 수 있다.

(3) 태아의 성장지연

① 모체 측 요인

사회 · 경제적 요인 • 사회 · 경제적 요건이 좋지 않을 경우 가능성이 높아진다.

산과적 요인 • 다태임신이나 임신중독증

내과적 요인	• 고혈압, 당뇨병
영양장애	• 영양장애 모체의 엽산부족은 태아의 신경계 손상위험을 증가시킨다. 태아는 혈액을 만드는데 필요한 철분을 모체를 통해 흡수하므로 충분한 모체의 철분공급이 이루어지지 않을 경우 영양을 미친다.
흡연	• 최근 연구결과에 따르면, 여성의 직접흡연뿐만 아니라 남편이나 주변 사람에 의한 간접흡연 역시 그와 유사한 해를 미친다고 밝혀졌다. 흡연 시 발생하는 니코틴과 일산화탄소는 말초혈관을 수축시켜 혈압의 상승을 초래하고 이에 따른 모체의 심박동수 증가, 심박출량 변화에 의해 태아에게 전달되는 혈류량을 감소시킨다.
알코올의 복용	• 임부가 마신 알코올은 태반을 통과하여 태아조직에 급속히 흡수된다. 특히 만성적인 알코올 중독 임부의 아이는 태아 알코올 증후군을 가지고 태어난다. 얼굴 모양에 있어 광대뼈 형성 부전을 나타내며, 소악증, 좁은 안검렬이 특징적이다. 그 외 정신지체와 운동지연, 청각장애 등이 초래될 수 있다. 그러나 외형상의 문제가 없다 할지라도 심하게 보채거나, 과다행동이 나타날 수 있고, 인지, 행동 및 심리사회적 문제를 보일 수 있다. 이를 '태아 알코올 효과'라고 부른다.

✚ 다태임신

둘 이상의 태아를 임신하는 다태임신은 일반 임신에 비해 위험성이 증가한다. 다태임신은 자연유산, 심한 입덧, 태아 기형, 태아 성장 지연, 양수과다증, 임신성 당뇨병, 신우 신장염, 태아간 수혈 증후군, 전치태반, 태반 조기 박리, 태아 위치 이상, 탯줄 탈출증 등 단태아 임신보다 더 많은 문제가 발생할 수 있다.

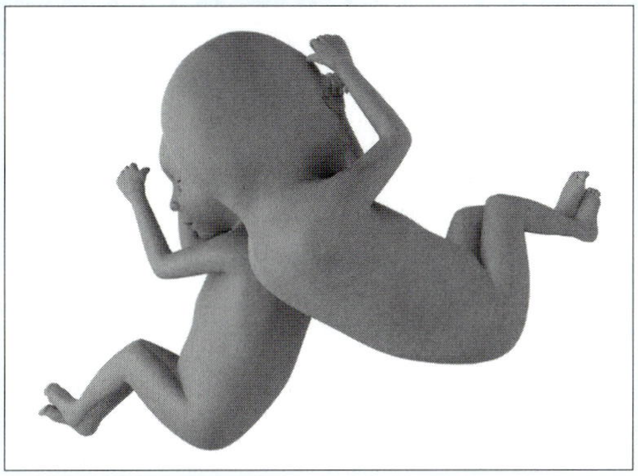

② 태아 측 요인

태아적아구증

- Rh 또는 그 밖의 적혈구 항원에 대한 동종면역에 의해 일어나는 태아 후기 또는 신생아의 용혈성 빈혈을 의미한다.
- 정상 순환에서 첫 번째 임신 시 동종면역의 과정은 Rh양성인 태아에게 영향을 주지 않는데, 그 이유는 Rh항원에 대한 초기 감작이 진통 시작 전에는 거의 일어나지 않기 때문이다. 그러나 태반이 분리되는 동안에 태아의 혈액이 모체의 순환으로 들어갈 위험성이 증가되어 모체의 항체 생산이 자극된다.
- 그 결과 다음 번 임신 시에 Rh양성인 태아를 임신하면 이전에 Rh양성 혈액세포에 대해 형성된 모체의 항체가 태아의 순환으로 들어와서 태아의 적혈구를 공격하고 파괴한다.

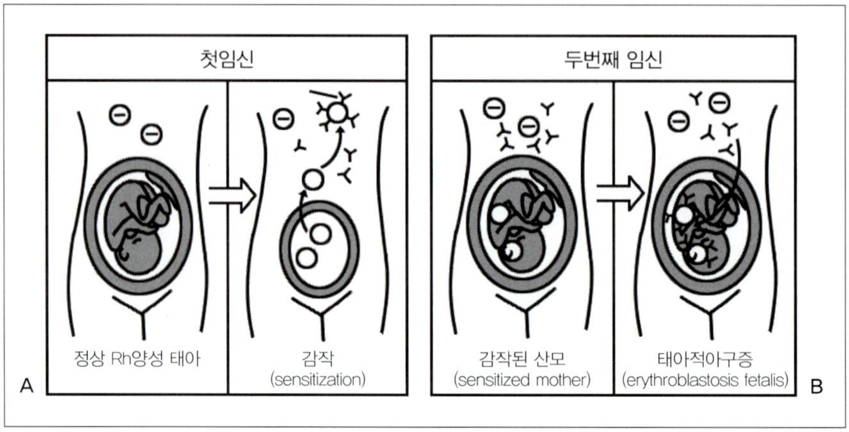

그림 2-10
Rh항원에 대한 모체의 감작과정

ABO 부적합증 • 모체가 O형일 때 태아는 A 또는 B형이어서 생기는 신생아 용혈성 빈혈이다. O형 모체의 항 A, B 항체가 태아의 혈액으로 유출되어 발생한다.

감염 • 감염의 경우 임신 후기보다 초기에 발생할 경우 더욱 태아의 상태는 나쁘며, 임신월령에 비해 작거나 장기 형성 부전이 발생한다.

③ 태반 측 요인

태반의 기능부전 • 모체와 태아 사이의 혈액순환 불량으로 모체의 영양이나 호르몬이 전달되는데 장애를 받는다(중증 당뇨, 임신중독, 태반 조기박리 등).

adrenaline
척추동물의 부신수질에서 분비되는 호르몬. 교감신경을 자극하여 심장이나 혈관의 수축력을 높이고, 인슐린과 길항작용을 하여 혈당량을 조절

(4) 모체의 정서

acethylcholine
신경의 말단에서 분비되며, 신경의 자극을 근육에 전달하는 화학물질

모체와 태아의 신경 · 내분비계통 사이는 직접적 관계는 없으나 모체의 정서 상태는 태아의 성장 · 발달에 간접적인 영향을 미친다. 모체의 정서 변화는 자율신경계통의 교감신경계와 부교감신경계를 자극하고, 이에 따라 부교감신경 말단에서는 acethylcholine이라는 화학적 매개물질이 분비되고, 교감신경 말단에서는

adrenaline이 분비되어 내분비계를 자극한다.

일반적으로 모체의 불안도가 높은 경우 태동은 증가하고, 모체가 장기간 정서적 압박감 상태에 있을 경우 출산 후까지 영향을 미친다.

특히 모체의 정서상태는 모체가 자신의 임신에 대한 긍정적 태도를 가지는지 여부가 큰 영향을 미친다.

2. 신생아기

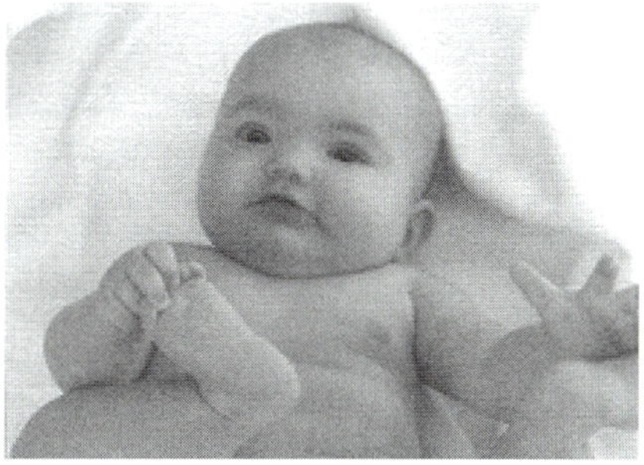

1) 개 념

신생아기는 출생 직후부터 1개월까지를 의미하며, 산모의 자궁에 의존한 생활에서 새로운 환경으로의 적응을 의미한다.

2) 신체적 성장과 발달

(1) 신체계측

① 키와 체중

출생 시 머리는 크고, 몸통은 길며, 하지는 비교적 짧고, 팔은 다리보다 길다. 평균 신장 50~52cm, 체중은 약 3.4kg으로 남자가 여자보다 약간 우세하다. 생후

3~4일이 되면 생리적 체중 감소가 있으며 출생 시 체중의 10%까지 소실된다. 그러나 이는 생후 8~9일째가 되면 회복이 이루어진다.

그림 2-11
머리와 신체 성장의 비율

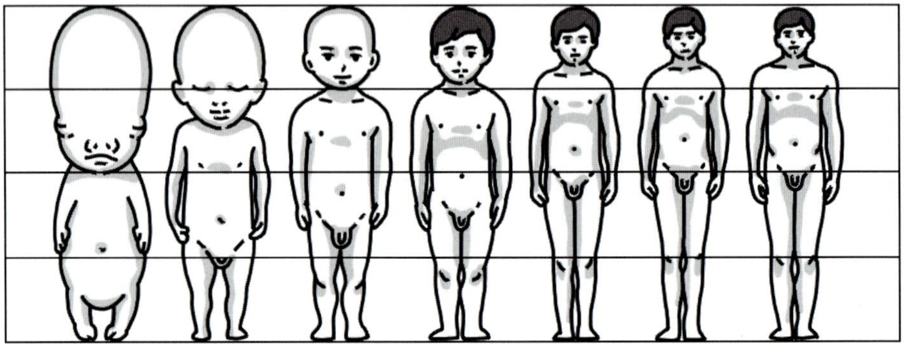

이들의 체중과 키는 월령에 따라 급격한 변화가 나타나는데, 성장의 비율을 살펴보면 다음과 같다.

〈표 2-2〉
한국 아동의 체중 및 신장 증가 배수

연 령	출생 시	4개월	1세	3세	5세	10세	15세
체중(kg)	3.3	6.6	10	12	16	30	50
배수	1	2	3	4	5	9	15
신장(cm)	50		75		100	125	150
배수	1		1.5		2	2.5	3

② 머리

머리의 성장은 뇌의 성장과 밀접한 관련이 있는데, 신생아는 두개골 상호 간의 봉합이 불충분하므로 두부정중선 전후에 2개의 부드러운 부위가 있다. 대천문은 가로세로 2×2.5cm로 다이아몬드형으로 생후 16개월 내지 18개월이 되면 폐쇄가 되며, 소천문은 이보다 작으며 생후 6주에서 8주 사이에 폐쇄된다.

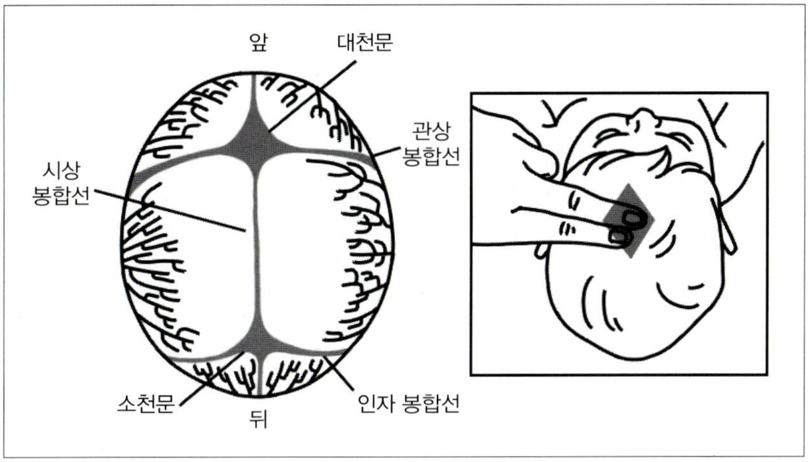

그림 2-12

천문과 봉합선의 위치와 명칭

봉합선

머리는 6개의 뼈로 연결되어 있는데 이들 뼈를 연결하는 선

천문의 폐쇄시기는 임상적으로 중요한데 수두증이나 뇌막염의 경우 늦게 폐쇄된다.

(2) 뇌와 신경계

주요 감각 · 운동신경은 태생 전반기에 출현하며, 이들 신경의 myeline 합성은 태생기 4개월부터 시작하여 태아기와 신생아기에 가장 활발한 합성이 이루어진다. 정상적으로 진행하기 위해서는 좋은 영양이 공급되어야 한다. 운동 · 감각신경의 발달은 중추신경계의 뇌간, 후뇌원피질, 신피질에 의해 조절된다. 신생아기에는 뇌간의 수준에서 기능이 이루어진다. 이러한 정상 발육의 모습을 숙지하는 것은 신경계나 뇌장애의 조기 발견에 도움이 된다.

신생아기에 나타나는 정상 신경반사를 살펴보면 다음과 같다.

① 모로반사(moro reflex)

급격히 가해진 자극으로 인하여 근육이 수축하면서 아기는 등을 벌리고 무엇을 포옹할 것 같은 모양으로 손바닥과 손가락을 펴면서 양팔을 벌리는 반사. 생후 3~4개월이면 완전히 소실. 출생 시 뇌손상 또는 두개 내 이상이 있으면 나타나지 않는다.

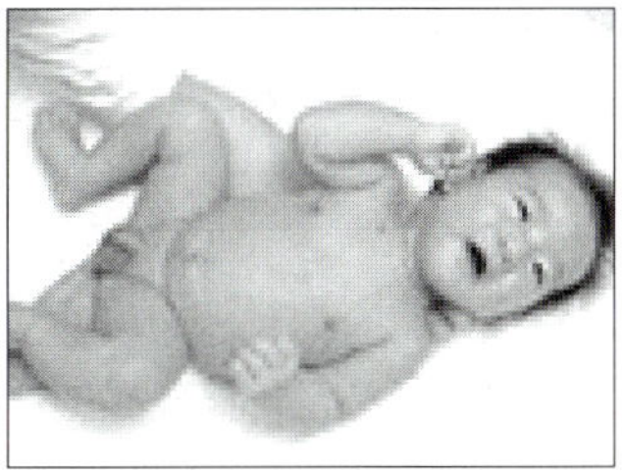

그림 2-13

모로반사

② **두경직 반사(tonic neck reflex)**

안정상태에 있는 신생아의 머리를 한쪽으로 돌리면 돌린 쪽 굴근의 긴장이 사라져서 팔과 다리를 펴고 반대쪽의 굴근은 긴장을 유지하여 구부린 상태. 이 반사는 완전하지 않으며 신생아 말기에 잘 나타난다. 대개 3~4개월경에 소실되지만 영아기 후기에도 이 반사가 계속 나타날 경우 운동장애가 있음을 말한다.

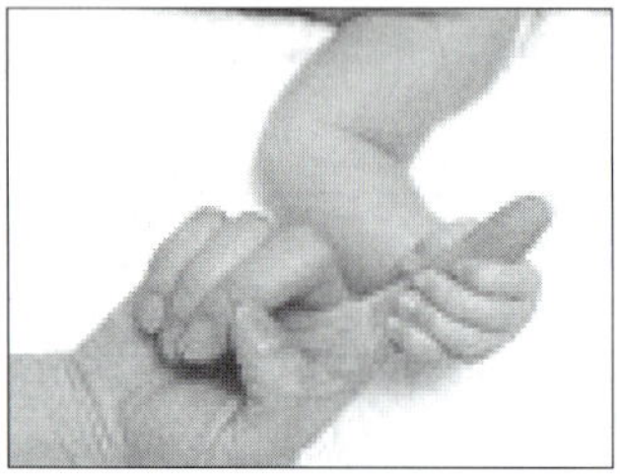

그림 2-14
파악반사

③ **파악반사(grasp reflex)**

손에 잡힌 것을 꽉 쥐어서 놓지 않는 반사. 쥐는 힘은 매우 강하다. 3~4개월이면 완전 소실된다.

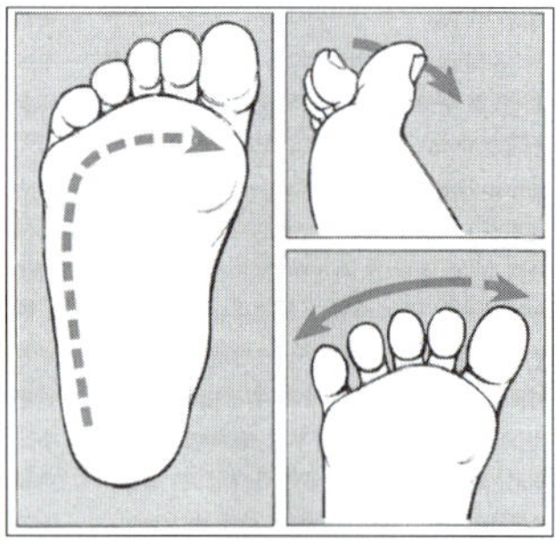

그림 2-15
바빈스키반사

④ **바빈스키반사(babinski reflex)**

발바닥 외면을 후방에서 전방쪽으로 가볍게 자극을 가하면 발가락을 부채모양으로 꽉 펴거나 구부리는 반사. 이 반사는 10~16개월에 소실된다.

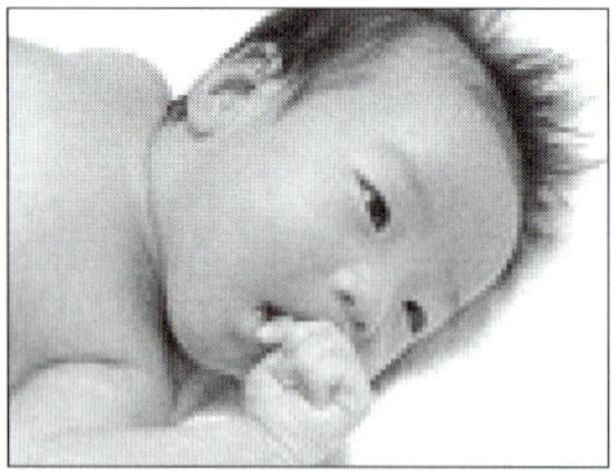

그림 2-16
루팅반사

⑤ **루팅반사(rooting reflex)**

입 부근에 부드러운 자극을 주면 자극 있는 쪽으로 입을 벌리는 반사

⑥ **빨기반사(sucking reflex)**

입에 닿는 것은 무엇이든지 빠는 반사

⑦ **삼킴반사(swallowing reflex)**

구강단계에서 혀가 음식물을 구강 뒤로 밀어내어 인두단계에서 후두개가 덮치면서 음식물이 인두에서 후두로 넘어가는 반사

(3) 호흡기계

자궁 내 생활에서 자궁 외 생활로의 전환에 있어서 가장 큰 변화를 갖는 것은 호흡기이다. 자궁 내에서 간혹 호흡운동이 있는 것 외에는 호흡억제 기전에 의해서 호흡이 억제되어 있다. 호흡의 시작을 돕는 자극은 주로 화학적 자극과 온도변화에 기인한다. 온도 자극은 따뜻한 자궁 내 환경에서 찬 외부로 나옴으로 나타나는 오한이다. 또한 접촉 자극도 호흡중추를 자극하여 호흡을 자극한다.

딸꾹질, 재채기

신생아가 가지고 있는 대표적인 특징이라고 할 수 있는데, 대개 딸꾹질은 서둘러 젖을 먹일 때 잘 한다. 따뜻한 설탕물 또는 끓여서 식힌 물을 먹이면 가라앉는 경우가 많다. 재채기도 마찬가지로 조금만 바람을 쏘여도 함

코 • 코의 연골이 대단히 부드럽고 비강이 좁다.

인두 • 연골이 몹시 연하고 성인에 비해 후두부가 상위에 있다. 폐와 기관지의 용적 비율이 성인은 200:1인데, 신생아의 경우 20:1이다.

폐 • 태생 5~6개월까지 폐는 관상모양을 하고 있으며 폐포, 폐포관의 공기 접촉면은 두꺼운 입방상피세포로 덮여져 있다. 또한 모세혈관도 폐포 표면에 있지 않아서 공기가 들어가도 gas 교환은 불가능하다. 성숙한 태아가 되면 gas 교환의 준비구조를 형성한다. 폐기능이 완전해지는 것은 출생 후 2~3일 이후부터이다. 폐 액체에 포함되어 있는 중요한 화학성분은 폐포의 표면을 덮고 있는 폐포 상피에서 만들어지는 계면활성제로서 폐포에서 수분의 표면장력을 감소시킴으로써 폐확장을 쉽게 할 뿐만 아니라 호기 시 폐포가 폐쇄되어 무기폐(atelectasis)로 되는 것을 예방한다.

흉부 • 출생 시 가슴의 모양은 원통형이었다가 점차 황직경이 넓은 타원형으로 변해간다. 흉벽은 성인에 비해 얇고 탄력성이 크며 상대적으로 기관지가 커서 호흡음의 진동이 잘 들릴 수가 있다.

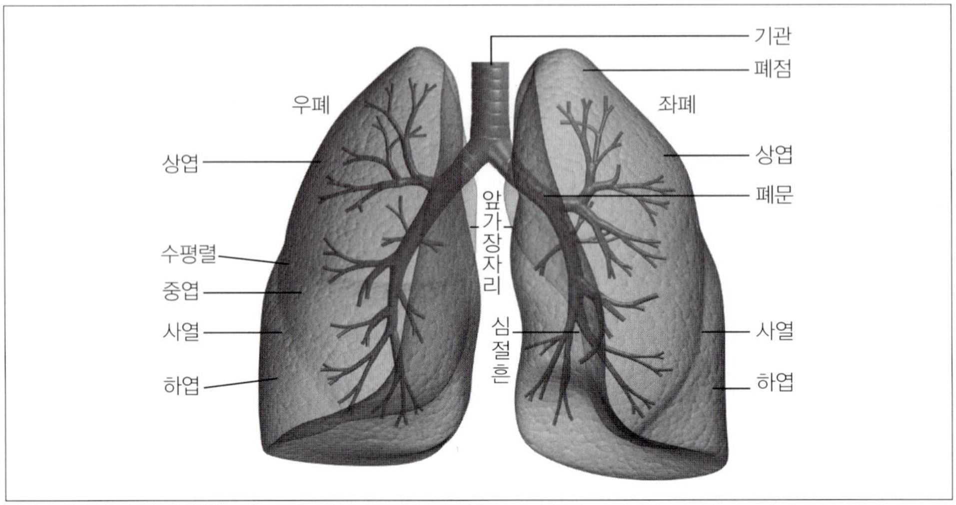

그림 2-17
폐의 구조

(4) 순환기계

출생 후 혈액을 폐로 흐르게 하는 순환변동이 발생하며, 이러한 변화는 점차적으로 폐, 심장, 대혈관의 압력 차이에 의해 유발된다. 태아 순환에서 출생 후 순환으로 바뀌면서 난원공, 동맥관, 정맥관과 같은 단락의 기능적 폐쇄가 나타난다.

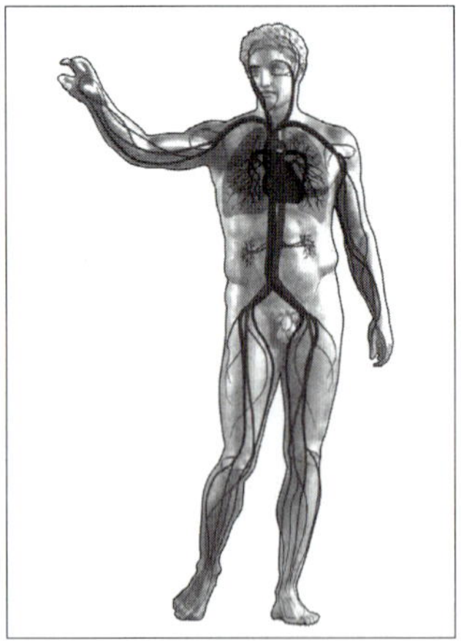

그림 2-18
심장의 순환과정

심장 출생 시 심장의 무게는 25gm이다가 성인이 되면 약 250gm이 되며 좌측에 위치한다. 성인의 순환시간이 12초인 데 비하여 신생아의 순환시간은 5초 이내이며, 출생 시 심박수는 140회/분 정도 이루어진다.

혈압은 수축기압은 60~80mmHg로 낮지만 성장할수록 높아져서 성인의 120/80mmHg 수준을 유지하게 된다.

혈액 출생 직후 평균 혈량은 300ml 정도이며 출생 시 태반으로부터의 이동량에 따라 최고 100ml 정도의 변화를 보인다. 일반적으로 출생 시 체중의 약 10~12%, 85.95ml/kg이며, 생후 1개월이 지나면 약 75ml/kg으로 저하되기 시작하며 생리적 황달이 나타난다. 출생 시 산소포화도는 호흡개시와 더불어 급격히 상승하여 출생 후 30분~3시간 내에 90%로 상승한다.

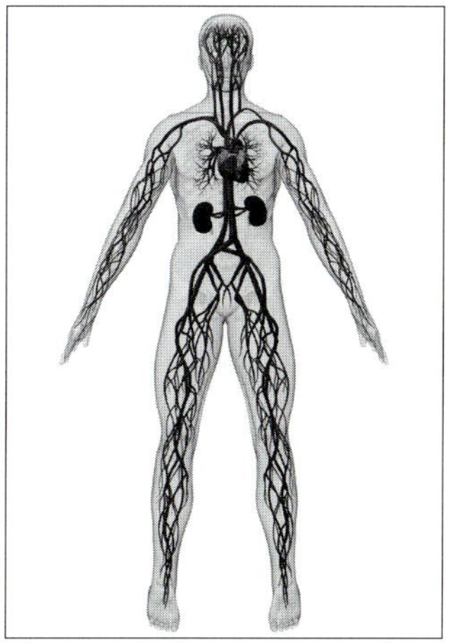

그림 2-19
전신 혈액순환

(5) 소화기계

신생아의 소화, 흡수, 대사 능력은 적절하나 일부 기능에서 제한을 보인다.

① 위

조직학적 구조는 미완성이며, 특히 위의 대만 부위 종근층의 발달이 미숙하다. 신생아는 분문괄약근의 발육부전과 위점막에 혈관이 많고 과민성이 있으므로 구토나 역류를 하기 쉽다. 위의 내용물은 2~4시간이면 완전히 배출되며 단백질, 탄수화물, 단당류의 흡수는 잘 되지만 지방의 흡수는 생후 몇 주 동안 약간의 감소가 나타난다. 그러나 유지방은 지방함량이 높으나 라파제와 같은 효소를 포함하고 있어 소화 흡수가 용이하다.

② 장

신생아 신장의 약 7배로 약 2~4m이며, 장의 흡수면적이 비교적 넓고 분비선도 잘 발달하여 소화를 잘 시킬 수 있으나 장의 근육은 약하여 장이 팽창되기 쉽다. 타액선의 분비는 2~3개월부터 활발히 분비된다.

생후 얼마 안 되어 배설하는 변을 태변이라고 하며 암록색, 흑색이고, 여기에는 상피세포, 태아의 솜털, 태지, cholesterin, 지방산, 담즙색소 등이 있으며 무취, 알카리성을 띤다. 이행변은 생후 4일부터 2주까지 나타나는데, 약간 묽고 점액성이며 녹색에서 황색 등의 색깔을 가지며 2주 후부터 정상변을 보게 된다.

③ 간

Q. 신생아의 간이 큰 이유는?

신생아의 간은 135~150g으로 성인에 비해 비교적 크고, 태생기에는 제정맥으로부터 산소량이 많은 혈액을 공급받았으나 출생 후에는 문맥계 순환으로 전환되어 순환량의 변동이 크다.

(6) 비뇨기계

잠복고환 상태가 오래 지속될 경우 "불임"이 발생할 수 있다.

태생 4개월에 이미 태아의 방광 내에서 요가 증명되고, 또 양수 내에서 요가 발견되지만 신장의 작용은 태아기에는 태반이 맡고 있어서 신장에서의 소변 배설은 극히 소량으로 생산된다. 신생아의 사구체 여과율은 성인에 비해 약 1/4 정도에 불과하다. 배뇨량은 출생 후 1일째는 15cc이나 생후 10일경이 되면 100~300cc로 증가한다.

그림 2-20

비뇨기계의 구조

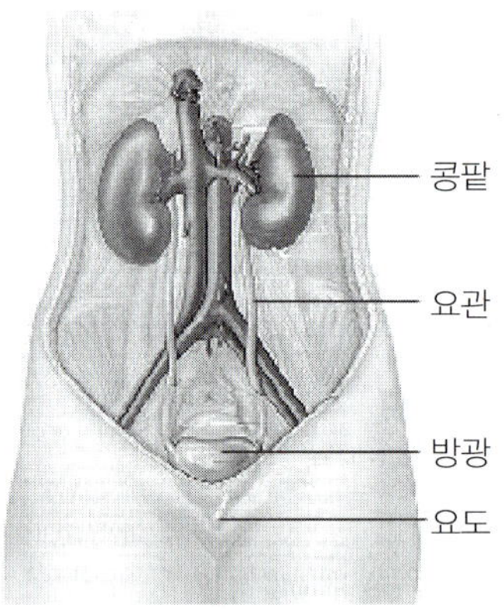

비뇨기계

세포의 파괴로 인하여 요산(uric acid)의 배설이 많으며 이로 인하여 신생아의 기저귀가 황적색으로 물들 수 있으며 때로는 세뇨관 내에 요산의 침전을 볼 수 있다. 신생아는 수분을 많이 주는 경우 과수분증을 초래하기 쉬우며, 반면에 소변을 농축하는 기능이 발달되어 있지 않아 수분을 저장하기 힘들어 탈수가 쉽게 초래된다.

(7) 생식기계

고환은 음낭에서 발견되나 대부분 외부 서해륜에 있으며 생후 2주가 되면 음낭으로 내려온다. 발기조직은 존재하며 포피가 귀두를 덮고 있다.

신생아의 난소는 작으며 상피조직에 싸인 피질은 원시난포가 많이 존재하며 수질에는 결합조직 다수의 혈관분지, 임파관 및 신경 등으로 이루어져 있으나 생후 2년째가 되어야 난소의 구조가 완성된다. 대음순은 소음순에 비해 발육이 좋지 않아 소음순이 현저하게 노출되어 있고, 점액성 분비물이 있으며, 혈성 분비물이 있을 수 있는데 이는 모체의 호르몬의 영향, 즉 신생아의 estrogen 소실로 인하여 초래된다.

(8) 내분비계

신생아의 내분비계는 적절히 발달되어 있지만 그 기능은 미숙하다. 전엽은 미분화 상태이지만 후엽은 거의 완전히 분화가 이루어져 있으며, 출생 시 갑상선의 기능은 성인에서 볼 수 있는 조직상을 나타내어 발육이 양호하나 간혹 생후 1주일 동안 부갑상선의 기능저하로 인해 인(phosphorus) 수치가 높아지고 칼슘(calcium) 수치는 낮아진다.

갑상선
갑상연골 아래 보호되어 있는 내분비 기관으로 대사에 관여

뇌하수체 전엽에서 분비되는 모체의 프로락틴의 작용으로 신생아가 젖이 분비되는 수가 있으며 이를 마유라한다. 이런 현상은 저절로 소실되므로 추가적인 치료는 요하지 않는다. 신생아에서는 흉선이 비대하여 호흡곤란, 호흡성 천명을 초래할 수 있다. 그러나 신생아의 면역기전을 발전시키는 데 중요한 역할을 한다.

prolactine
뇌하수체에서 생성되며, 젖샘에서 젖이 분비되도록 촉진하며 여성호르몬인 프로게스테론을 분비하는 황체를 유지

(9) 근골격계

근육의 수적 증가보다는 크기의 증가가 나타난다.

대부분 아직 연골이며 압력을 잘 받고 구부러지기 쉬우나 골절은 잘 발생하지 않는다. 근육은 거의 완성되어 있으며 성인에 비해 많은 수분을 함유하고 있다. 골격계와는 달리 근육계는 출생 시 거의 형성되어 있으며, 이후 근육조직의 크기는 증식보다는 비후가 나타난다.

(10) 피부

출생 시 피부구조는 모두 있으나 기능은 미숙하다. 신생아의 피부는 1mm(성인 2mm) 정도로 얇고 혈관 운동신경이 불안정하고 말초혈액 순환이 완만하기 때문에 홍조를 띠게 되고 피부에 얼룩덜룩한 빨간 점이 잘 나타난다. 이는 신생아의 혈관운동신경이 불안정하고 말초혈액 순환이 완만하기 때문에 신생아의 피부색은 여러 가지로 변화하는 것을 볼 수 있다. 피하지방은 잘 발달되어 피부는 부드럽고 신체는 풍만하며 솜털과 태지로 덮혀 있다.

생후 2~4주 사이에 피부낙설이 시작되고 피지선이 발달되어 분비가 왕성하나 한선의 기능이 미숙하여 체온조절은 어렵다. 신생아는 성인에 피해 피하지방조직의 축적이 적고 몸 크기에 비해 체표면적이 커서 열의 소실이 많다. 유색인종 신생아에게는 둔부와 요부의 아래쪽에 암청색의 반점이 있는데, 이는 진피 내지 피하의 melanin 색소 침전이며 이것을 몽고반점이라고 부른다. 몽고반점은 생후 1주일경부터 더욱 뚜렷해져서 3~6세 이후에는 자연소실된다.

(11) 생리적인 특징

① 체온

신생아의 체온유지는 생존을 위해 가장 중요한 부분 중의 하나이다. 신생아의 체온은 어른보다 0.5~1℃가 높은 36.7~37.5℃ 정도이며, 체온조절기능이 발달되어 있지 않아 온도 변화에 민감하다. 따라서 갓 태어난 아기는 방안 공기가 조금이라도 높으면 금방 체온이 올라가고, 반대로 조금만 추워져도 곧 떨어지므로 온도 조절에 신경을 써주어야 한다. 이는 신생아의 열생산 능력은 적절하나 여러 요인에 의해 열소실이 촉진된 결과이다. 신생아는 성인에 비해 몸크기에 비해 넓은 체표면적으로 단위 체중당 정상 대사율은 성인의 2배에 달하기 때문이며, 피하지방층이 얇아 열을 보유하지 못한 결과이다.

② 호흡과 맥박

아기의 호흡은 복식호흡으로, 막 태어났을 때는 호흡조절기능이 미숙해 몸을 움직인다던가 운다던가 하면 호흡수가 빨라지는 등 불규칙하다. 그러나 2~3일이 지나면 1분에 40~50회 정도로 안정된다. 맥박도 어른에 비해 2배 가까이 빠른 1분에 120회/분 정도이다.

③ 수면

갓 태어난 아기는 하루 20시간 이상 잠을 잔다. 2~3시간 정도 자고 나서 젖을 먹고 다시 자는 것을 밤낮의 구별 없이 반복하며, 밤낮이 뒤바뀌는 경우도 흔하다. 그러나 낮에 자고 밤에 자지않는다고 해서 크게 문제될 것은 없으며, 대부분의 신생아들은 백일을 전후해 수면습관이 안정되어 밤낮을 구분하게 된다.

(12) 운동

신생아의 운동적 반응은 영양과 건강을 유지하게 하며 해로운 자극으로부터 보호해 주며 새로운 외부환경에 적응하도록 도와준다.

3) 지적 성장과 발달

신생아의 지적 기능의 발달은 주로 지각기능이 분화, 발달하는 과정으로 점차적으로 발달이 이루어지고 체계화되어 가는 과정으로 보며, 신생아의 지각은 주로 감각기관을 통해서 대상을 인지하고 반응한다. 이러한 점 때문에 신생아에게서 감각기관의 발달이 매우 중요하다.

(1) 감각기관의 발달

① 시각

눈의 구조, 신경근육의 기능은 출생 직후에는 구조적으로 미숙하여 일정 기간 물체에 집중하거나, 협응하는 능력이 한정되어 있다. 물체를 움직이면 눈을 물체의 움직임에 따라 고정하거나 물체를 따라서 보며 다음과 같이 구성된다.

- 공막을 통해 눈의 형태 유지와 내부 보호
- 각막을 통한 수정체 보호
- 맥락막은 암실작용
- 망막에 시세포가 분포하고 물체의 상이 맺힌다.
- 수정체는 빛을 굴절시켜 망막에 상이 맺힌다.
- 모양체가 수정체의 두께를 조절하여 원근을 조절
- 홍채는 빛에 양을 조절

출생 후 2일이 되면 동공반사가 이루어진다. 출생 직후에는 사시경향이 있으나 점차적으로 눈의 협응작용이 잘 이루어지며 출생 후 7~8주가 되면 협응과 집중작용이 완전해진다. 생후 15일이 되면 색채 식별이 가능하며 흰색, 황색, 녹색, 적색, 청색의 순으로 반응한다. 밝은색이나 어두운색보다는 중간색(노랑, 초록, 분홍) 선호경향이 있다.

신생아는 눈물이 잘 나오지 않으나, 눈과 코를 자극받았을 때는 눈물이 나오기 시작하며 생후 2개월부터 눈물샘 발달이 이루어진다.

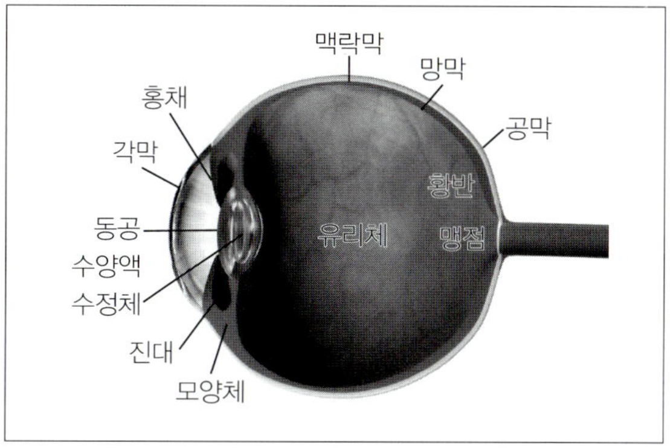

그림 2-21
눈의 구조

② **청각**

출생 직후에는 귓속에 양수 등 점액질이 있기 때문에 청각기관은 양호하나 반응이 잘 나타나지는 않는다. 양수가 제거되고 잔설이 중이에서 없어지면 청력은 출생 후 수일 내에 예민해진다. 생후 4주가 되면 어머니의 음성을 식별한다. 이 과정에서 놀람반응 등이 나타난다.

또한 고주파음과 저주파음 사이에 대한 신생아의 반응에 차이가 있어 심장박동, 메트로놈, 자장가와 같은 저주파음은 신생아의 활동과 울음을 저하시키고, 고주파음은 민감한 반응을 유발한다.

③ **미각**

맛에 의한 차이는 생후 2주일이 지나야 느낄 수 있다.

용액을 빨려고 하는 과정에서 만족스러움을 느끼며, 초기에 미뢰는 혀의 끝부분에 분포되어 있다.

④ **후각**

출생 직후에는 미각과 같이 발달이 완전치는 못하나 그 후 차차 발달하게 된다. 자극적인 냄새에는 반응하며, 젖 냄새는 맡을 수 있다. 모유 영양아는 모유 냄새를 맡을 수 있을 뿐만 아니라, 자신의 어머니와 다른 여성의 냄새를 구별할 수 있으며 이러한 어머니 냄새는 애착과정에 영향을 미친다는 보고가 있다.

⑤ **촉각**

출생 시 신생아는 온도감각과 통각의 발달이 잘 이루어져 있다.

통각은 출생 직후에는 발달되어 있지 않다가 3일 후부터는 빠르게 발달한다. 하체보다 머리 부분에 더욱 민감하다. 등을 부드럽게 두드리거나 배를 문지르면 얌전해지고 고통스러운 자극에는 불쾌감을 나타내거나 불편해 한다.

(2) 언어

신생아의 언어는 반사적인 소리와 매우 유치한 몸짓으로 자신의 의사를 전달한다. 이 시기의 울음은 출생 직후부터 점차 분화, 발달되어 가며, 생후 3주일만 지나면 신생아의 울음과 몸짓을 이해하게 된다.

4) 정서적 성장과 발달

이 시기의 정서는 미분화한 일반적인 흥분상태이다. 신생아의 정서적 반응은 동일한 환경이라도 개인차가 심하며 부모와의 신뢰관계를 통해 사랑을 배우고 보호자를 신뢰하게 된다. 생후 3주가 지나면 울음과 몸짓의 구별이 가능해진다. 신생아는 아프거나 배고픔, 덥거나 추울 때, 기저귀가 젖었을 때, 잡음, 광선, 의복이나 침구의 불편감으로 인해 욕구충족이 되지 못할 때 불쾌한 정서를 울음으로 표현한다. 이같은 불쾌정서를 유발하는 자극에 지속적으로 노출되면 이후에도 부정적 정서 표출 등의 나쁜 영향을 미친다.

5) 사회적 성장과 발달

출생 초기에는 신생아의 생리적 요구에 의하여 사회적 행동이 형성, 발달하게 된다. 이 시기 신생아의 사회적 행동은 출생 직후부터 아기와 접촉하는 일체의 것에 의해 발달하게 된다. 따라서 접촉하는 것이 무엇이고 어떠한가에 따라 앞으로의 사회적 행동이 결정되게 된다.

6) 신생아 간호

(1) 출생 시 신생아 사정

엄마의 자궁에서 나와 자궁 외의 생활을 시작하는 신생아가 자궁 외 생활에서 잘 적응할 수 있는지의 여부에 대한 사정이 우선 필요하다. 이를 위해 심박동수와 호흡에 대한 노력 여부, 근력, 자극에 대한 반응 여부, 피부색의 다섯 가지 항목에 대해 0에서 2점을 주어 신생아의 상태를 평가한다. 이는 앞으로의 자궁 외 생활에 신생아가 잘 적응할 수 있는지의 여부를 판단하는 귀중한 자료가 된다.

0~2점 : 심한 기능 저하를 의미

3~6점 : 중등도의 장애

7~10점 : 양호한 상태를 의미

〈표 2-3〉

출생 시 사정(apgar scoring system)

증상/ 점수	0	1	2
심박동수	0	<100	>100
호흡시의 노력 여부	없음	느리거나 불규칙	노력 없이 호흡
자극에 대한 반응	반응 없음	약간 찡그림	자극에 대한 반응 활발
근력	늘어져 있음	사지를 약간 굴곡	활발
피부색	청색	사지에 청색	분홍비치

(2) 신생아 목욕간호

신생아의 목욕간호는 신체의 청결뿐 아니라 신생아의 안정 및 각성상태, 근육운동 등의 행동과 건강을 관찰하는 좋은 기회를 제공한다.

신생아는 출생 직후 피부 표면의 산도가 약 5로 약산성을 띠는데, 이런 상태는 살균효과가 있다. 그러므로 일반적 목욕을 시킬 때 알카리성 피부를 사용하기보다는 온수만을 이용하는 것이 효과적이다. 비누나 오일, 로션 등의 사용으로 인한 피부 산성막 변화로 박테리아 성장환경을 제공할 수 있으므로 주의한다.

초기에는 주 2~3회 온수만으로 목욕을 시켜, 피부 통합성을 유지하고 제대가 완전히 건조하여 탈락될 수 있도록 한다. 신생아에게 매일 목욕시키는 것은 권장되지 않는다.

목욕의 순서는 머리에서 발쪽 방향으로 목욕수건을 사용하여 깨끗한 면으로 피부 표면을 닦아주고, 눈은 안쪽에서 바깥쪽 방향으로 주의 깊게 닦은 다음 얼굴을 닦는다. 머리를 감는 중에는 몸의 나머지 부분을 포로 싸두어서 증발에 의한 체온소실에 주의한다. 목욕 시 피부가 겹치는 부위나 회음부 주위 목욕 시에는 좀 더 주의를 요한다.

(3) 신생아 간호 시 발생할 수 있는 문제

① 아기를 너무 덥게 하는 행위

너무 더운 환경을 만들어 줄 경우 질병에 의한 발열인지 여부 판단에 어려움이 있다.

신생아에게 요구되는 주요 간호는 체온유지이다. 신생아의 경우 열손실 방법을 이해하여 효과적인 체온유지 간호가 필요하다. 신생아는 양수에 젖은 상태로 출생한 후 양수가 증발하면서 열이 소실되므로 재빨리 몸을 건조시키고, 정상 체온을 유지하는 간호가 필요하다. 그러나 엄마의 산후조리를 위해 방을 뜨겁게 하면서 아이도 수건 등으로 둘둘 싸놓으면 건강했던 아이도 더워서 땀띠가 많이 생기게 되고 심한 경우 열이 나게 된다. 그러므로 방안은 너무 덥게 하지 말고, 온도는 24℃, 습도는 50~60%로 유지하는 것이 좋다.

② 아기의 젖을 짜는 행위

신생아의 젖은 남녀에 상관없이 태어나면서 약간 부풀어 오를 수 있고 생후 며칠간은 더 커지는 현상을 보이는데, 이는 지극히 정상적인 것이다. 그러나 오히려 짜다가 염증이 생길 수도 있고 나중에 젖 분비 장애를 가져올 수도 있다. 그러므로 신생아의 젖은 만지지 말고, 짜내지도 말며, 염증이 발생하면 신속히 치료를 받도록 한다.

③ 배꼽을 싸는 행위

배꼽을 보호한다는 이유로 거즈로 배꼽을 덮어놓는 경우가 많다. 그러나 배꼽은 박테리아 성장의 좋은 배지가 되므로 잘 말려야 염증이 덜 생기며, 젖을 짜넣거나 거즈로 덮어놓으면 세균이 잘 자랄 수 있는 환경을 제공하는 격이 되므로 신생아 제대가 건조가 되지 않는 경우 질산은이나 알코올을 사용하여 건조해 주는 것이 필요하다. 제대 간호를 위해 배꼽 부위 기저귀에 의한 자극과 배설물에 의한 오염을 방지한다. 배꼽은 소독액의 종류나 간호방법, 분만유형 등에 차이가 있으나 대략 10~14일 내에 건조 탈락된다. 배꼽 부위는 치유하는데 몇 주가 걸리는 것을 인지하고, 이 기간 동안 깨끗하고 건조하게 유지시키며 홍반이나 악취, 농성 분비물을 주의 깊게 관찰한다.

제대가 잘 건조되지 않을 경우 염증 발생 또는 육아종이 자랄 수 있다.

④ 신생아의 놀람에 대한 간호

신생아는 아직 뇌신경이 미숙해 조그마한 소리에도 놀라는 경우가 많이 있는데, 대부분 성장하면서 문제없이 좋아진다. 그런데 단순히 아기가 자주 놀란다고 해서 약을 먹이는 것은 신생아의 발달에 도움이 되지 못하고 부담을 줄 수 있으므로 임의로 약을 먹이지 않는 것이 좋다. 또 아기가 놀라는 정도가 심할 경우에는 전문의의 진찰을 받고 뇌파검사 등을 해서 근본적인 원인을 찾아내 치료를 해야 한다.

신생아는 신경계 발달이 미숙하여 놀라는 경우가 많이 있다.

⑤ 일반적인 건강문제 간호

㉠ 신생아 중독성 홍반

벌레에 물린 것 같은 피부염 또는 신생아 발진으로 알려져 있으며, 주로 출생 2일 이내에 나타난다. 특별한 원인은 없으며 홍반 부위는 단단하고 1~3mm 정도의 구진과 홍반성 농포를 나타내는 것이 보통이며, 특별히 다른 증상이 나타나는 것도 아니므로 크게 걱정할 필요는 없다. 신생아의 30~70% 정도에서 발견될 정도로 흔한 질병으로 증세는 태열과 비슷하며, 한번 나타나면 일주일 정도 계속되다가 자연적으로 없어진다.

간호 자연적으로 치유가 되므로 크게 걱정할 필요는 없지만 아기의 몸이 더우면 상태가 더 심해지므로 시원하게 해주는 것이 좋다.

구강칸디다증은 혀의 patch를 제거하려고 할 때 잘 제거되지 않아 응고된 우유와 구별된다.

영아를 돌볼 때는 손씻기에 주의해야 한다.

ⓛ 구강칸디다증

혀나 구개, 뺨의 안쪽 면에 하얗게 달라붙는 것이 특징으로, 수유 직후라면 응고된 우유와 구분하기 어렵다. 이러한 증상은 주로 신생아에서는 급성으로 나타나고, 영유아에서는 만성으로 나타난다. 이러한 증상은 양육자가 손씻기를 소홀히 하거나, 항생제 치료의 결과로 구강 내 균교대현상의 결과 나타나게 된다.

ⓒ 헤르페스

신생아에게 가장 심각한 바이러스성 감염 중의 하나로 붉은색을 띠는 수포나 농포가 나타나고, 병변의 군집이 일반적이다. 궤양과 가피 형성이 급속히 나타난다.

간호 감염의 확산을 막는 것이 중요하다. 수유 후에 물로 입을 잘 헹구어주고, 사용한 젖꼭지와 젖병은 씻은 후 소독하여 사용한다.

7) 신생아기의 영양

항체 = 면역글로블린

(1) 모유영양

① 모유

산모의 젖을 말한다. 초유, 이행유, 성숙유로 분류된다. 초유는 분만 뒤 1주일 동안에 분비되는데, 수일간의 이행유를 거쳐 성숙유로 된다. 초유는 진하고 점조한 엷은 노란색의 젖이며, 성숙유에 비해 단백질 양, 특히 락토알부민 · 글로불린이 많고 젖당과 지방이 적다. 특히 각종 면역항체가 함유되어 있어서 신생아의 경우 항체 획득에 중요한 의미를 가진다.

모유가 부족한 경우 영아는 1회 수유시간이 길고, 떼어내면 울고, 수유 1~2시간에 배고파하고 변의 횟수와 양이 감소한다.

② 모유의 분비

임신 중에 유선이 잘 발달되는 것은 주로 태반에서 분비되는 estrogen, progesteron의 영향이지만, 이들 호르몬은 유즙 분비를 억제하기 때문에 임신 중 모유가 분비되는 것은 억제한다.

그러나 태반이 만출하고 나면 estrogen, progesteron의 급격한 저하가 나타나고, 뇌하수체 전엽에서 prolactine의 분비가 시작되어 모유의 분비가 촉진된다.

③ 모유분비를 촉진하는 방법

모유분비량은 주로 유선의 분비능력과 영아의 모유요구량에 좌우되며, 수유부의 심리적 · 정신적 상태도 크게 영향을 미친다. 유즙분비를 촉진하기 위해서는 영아가 빨리 자극을 주어 유선을 비우게 하며, 반대로 유즙을 유선 내에 오래 머물게 하면 분비는 나빠진다.

산후 1주일 동안은 젖이 많이 나오지 않는다는 것을 알려주고, 젖을 계속 빨려야 양이 늘어난다는 것을 알려주는 것이 필요하다.

④ 모유수유

어린아이에게 젖을 먹이는 일을 말한다. 젖은 모유가 가장 바람직하나 모유가 부족하거나 여러 가지 사정으로 모유수유가 곤란한 경우는 육아용 분유나 우유를 사용할 수 있다. 모유수유 시에는 아동의 혀가 유륜의 아래에 있어 젖꼭지가 혀의 뒤쪽에 닿도록 한다. 출생 후 최초의 수유는 어머니의 피로회복이나 신생아의 포유욕을 보아서 생후 12~24시간 후에 한다. 이때의 모유는 초유로, 유즙성분이 진하여 신생아는 일과성의 수동면역도 얻는다. 그러나 모유수유량이 부족할 경우에는 인공수유도 요구된다.

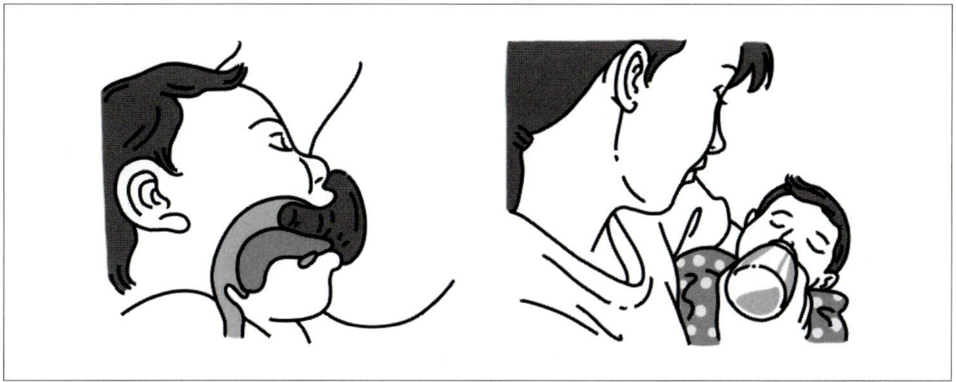

그림 2-22
모유수유(좌)와 인공수유(우)

(2) 모유수유의 장점

모유수유는 아기에게나 산모에게 유익한데, 그 장점을 살펴보면 다음과 같다.

① 아기에게 유익한 점

- 무균적이고 온도조절이 필요 없으며 언제든지 쉽게 먹일 수 있다.
- 자연적인 영양물로 어느 우유보다 영양 면에서 우수하다.
- 모유에는 lgA와 같은 항세균성, 항바이러스성 성분을 가지고 있다. 모유에 있는 대식세포, 백혈구 철결합단백, 대장균, 라이소자임, 파리브로넥텐 등은 면역증강작용을 한다.
- 호르몬과 성장인자들이 있어 영아의 장점막의 발달을 촉진한다.
- 우유알레르기나 불내증이 모유영양에서는 적다.
- DHA뿐만 아니라 생리적으로 중요한 n−3, n−6 계열의 여러 가지 지방산 함유, 뇌와 망막세포에 좋은 영향을 준다.
- 어머니와 영아 모두에게 정신 심리학적으로 만족스러운 관계를 유지한다.

✚ 그 외

설사, 호흡기 질환, 중이염, 균혈증, 세균성 수막염, 요로감염, 괴사성 장염, 영아돌연사증후군, 당뇨병, 크론씨병, 궤양성 대장염, 림프종, 알레르기 질환, 만성 소화기 질환 등의 빈도가 줄어들고 신생아의 인지발달에도 도움이 된다.

② 산모에게 유익한 점

- oxytocin을 증가시켜 산후 출혈을 줄인다.
- 수유에 의한 무월경으로 출산 후 월경에 의한 실혈을 적게 한다.
- 수유모는 임신 전 체중으로 빨리 회복한다.
- 배란이 늦게 옴으로써 다음 임신을 늦춘다.
- 산후 뼈의 재골화를 촉진시킨다.
- 난소암, 유방암의 위험성을 감소시킨다.

(3) 모유수유 시 주의해야 할 음식

모유수유 중 산모가 섭취하는 대부분의 음식물은 아동에게 영향을 미치므로 일부 음식물의 섭취는 주의해야 한다. 술, 담배는 물론 피하고, 커피와 같이 자극성 있는 카페인 함유 음식물도 제한한다. 커피를 마신 후 수유하게 되면 아가가 계속 흥분상태에 있어서 잠을 안 자고 계속 보채게 된다. 그 외 신 과일, 즉 자두, 살구, 오렌지 같은 것을 과식하게 되면 아가의 변이 묽어질 수 있다. 짜고 매운 음식들도 아가의 변 상태를 묽게 할 수 있다. 그리고 엄마가 출산 후 3~4일이 지나도록 변을 보지 못하면 변비약을 먹는 경우가 종종 있는데 변비약을 먹은 후 24시간 이내에 나오는 젖은 아가의 변에 영향을 줄 수 있으므로 주의를 기울여야 한다.

✚ 성공적인 모유수유

1. 출생 30분 이내에 모유수유를 시작하자
   초기 산모와의 애착관계 형성 및 모유분비 촉진을 위해 모유수유를 빠르게 시작한다.
2. 출생 후 4주 이내에는 가급적 젖병 사용을 자제하자
   모유수유를 성공하기 위해서는 적어도 4~6주 정도까지는 분유 및 젖병 사용을 자제한다. 우유병에 익숙해지면 아기는 엄마 젖을 거부할 수 있으며, 이로 인해 유방울혈 등으로 모유수유가 더욱 어려워진다.
3. 모유수유는 충분한 시간 동안 하자
   모유는 수유시간 중 전유와 후유로 구분되며, 이때 성분에 차이가 발생하며, 수유 중 지방함량이 서서히 증가한다. 그러나 이는 명확하게 시간적으로 구분할 수는 없다.

3. 영아기

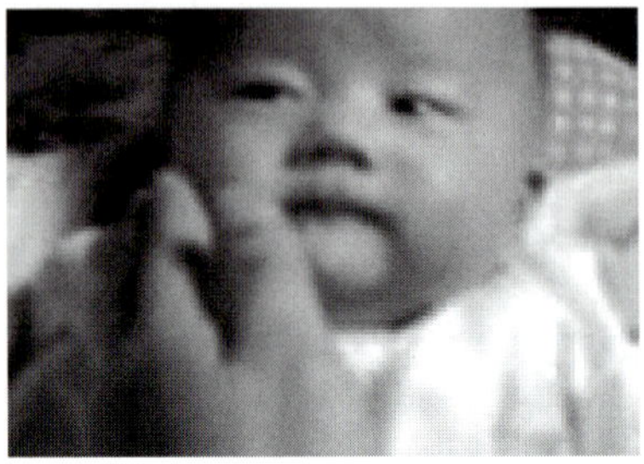

일생에서 신체적 변화와 발달이 가장 활발한 시기로 모든 신체기관은 단계적으로 성숙하며 주변 환경에 대해 반응하고 변화하는 시기이다. 운동기술이 발달하고 신체적인 성숙이 이루어짐에 따라 주변 환경에 대한 대처능력이 발달한다.

1) 개 념

출생 후 1개월부터 12개월까지를 의미하며, 이 시기를 그 발달의 특징에 따라 전반기와 후반기로 구분할 수 있다. 전반기는 출생 후 1개월에서 6개월로 감각기관이 현저하게 발달하고, 후반기는 7개월에서 12개월로 이 시기에는 지능의 발달이 뚜렷해진다. 운동능력의 발달로 인하여 자신의 신체를 조정할 수 있고, 성인의 도움으로부터 점차 독립하여 능력이 향상되는 시기이다.

2) 신체적 성장과 발달

신체발달이 가장 빠른 시기이며 그 발달비율은 처음 6개월이 가장 빠르고 후반기에는 점차 늦어지는 경향을 띤다. 이 시기 신체구조의 특징을 살펴보면 다음과 같다.

두부는 신장의 1/4에 해당되며 팔 · 다리는 짧다. 머리 크기가 증가한다는 것은 신경계의 성장과 분화를 반영하는 것이다. 뇌의 성숙은 영아의 극적인 발달 과업 성취를 통해 나타난다. 전기에는 두위가 흉위보다 크지만 점차적으로 흉위가 증가하고 얼굴에 비해 뇌의 영역이 넓다.

코나 입에 비하여 귀가 크다. 눈은 얼굴의 중앙보다 밑에 있고 눈의 크기는 성인과 비슷하다. 목은 짧고, 복부는 크고 돌출되어 있으며, 배꼽은 신장의 중심보다 하부에 위치한다.

(1) 신장

평균 신장은 1년 내 50%가 증가한다. 처음 1개월 동안은 2.54cm씩 증가하여 15~17cm가 크고, 그 후 1개월은 1.2cm 정도 증가하여 약 7cm의 증가를 보인다. 다리길이보다는 주로 몸체의 길이가 길어져서 상체가 길고 하지가 짧은 체형을 이룬다. 신장은 체중에 비해 환경의 영향을 적게 받으나 정상보다 심하게 나쁠 경우 뇌하수체나 갑상선의 장애유무를 의심해 볼 수 있다.

(2) 체중

출생 후 6개월 동안 매주 150~210g의 체중 증가를 보이고, 6개월 이후부터 12개월까지는 90~150g의 증가를 보인다. 생후 3~4개월에 체중의 2배가 된다. 초기 체중의 급증은 식욕의 증가로 지방의 축척에 기인하며, 생후 6~9개월부터는 왕성한 식욕은 점차 소실되는 경향을 보이며, 지방의 축척 대신 근육과 골격을 형성하는 데 열량이 사용되며 점차적으로 활동적이다. 체중의 증가나 감소가 나타나지 않는 경우 영양결핍이나 질병에 대한 현상이라고 볼 수 있다.

화골화
연골이 석회화되어 뼈가 되는 과정

(3) 감각발달

시각

영아기 동안 시각능력이 점차적으로 발달하여 양안의 조절로 시각을 통해 들어온 상을 융합하는 능력이 약 4개월경에 완성된다. 그러나 6개월까지는 일부 사시가 있을 수 있다. 양안시 발달이 이루어지지 않을 경우 사시가 될 수 있고, 시력이 영구적으로 상실될 수 있으므로 잘 관찰한다.

월 령	시각발달
출생 직후	• 동공반사와 각막반사가 있다. • 약 20~25cm 거리의 45° 범위 내의 움직이는 물체에 시선을 고정할 수 있다. • 머리와 눈의 움직임이 따로 노는 doll's eye 반사가 있다.
4~6주	• 90° 범위의 움직이는 물체에 시선을 따라갈 수 있다. • 부모가 말할 때 집중해서 본다. • 눈물샘이 기능을 한다. • 원시경향의 시력을 보인다.
6~12주	• 180° 시야에서 주위를 볼 수 있다. • 양안시가 4주경에 시작되고 4개월까지 완성된다. • 3개월까지 초접집중이 완성된다. doll's eye 반사가 소실된다.
12~20주	• 젖병을 인식할 수 있다. • 바로 눕거나 앉아 있을 때 손을 바라본다. • 가까이 있는 물체에 시선을 조절할 수 있다.
20~28주	• 물체를 보기 위해 자세를 조절할 수 있다. • 떨어진 장난감을 찾을 수 있다. • 단수한 기하학적 형태를 구분할 수 잇있다. • 더 복잡한 시각적 자극을 선호한다. • 빨강색과 노랑색에 대한 선호가 발달하기 시작한다. • 손과 눈의 통합이 발달하기 시작한다.
28~44주	• 매우 작은 물체에 눈을 고정할 수 있다. • 깊이에 대한 인식이 발달하기 시작한다. • 양안시 발달이 결여되면 사시임을 의미한다.
44~52주	• 시력이 20/40~20/60이 된다. • 사시가 있으면 시력상실로 진전될 수 있다. • 움직이는 물체를 따라 눈이 빠르게 이동한다.

청각

영아기 동안 청각은 성인수준으로 발달하며 청각신경이 분화되기 시작하면서 소리가 나는 곳으로 구체적인 반응을 보인다.

월 령	청각발달
출생 직후	• 큰 소리에 대한 놀람반응을 보인다. • 다른 소리보다 사람의 목소리에 즉각적으로 반응한다. • 자장가, 심박동음과 같은 저음에 안정감을 느낀다.
8~12주	• 귓가에 소리가 나는 쪽으로 머리를 돌린다.
12~16주	• 소리가 나는 쪽으로 고개를 돌려 같은 방향으로 찾는다.
16~24주	• 소리가 나는 쪽으로 고개를 돌려 위아래로 찾는다.
32~40주	• 국한된 소리에 대해 사선으로 시선을 돌려 찾는다.
40~52주	• 가족 이름 등 몇몇 단어를 알고 그 의미를 안다. • 소리에 대한 자신의 반응을 조절하고 적응한다.

(4) 신체부위별 성장발달

두부

- 출생 시 뇌중량은 약 350g 정도이지만 생후 9개월이 되면 성인의 약 1/2이 되고, 1년 후에는 약 3/5, 1년 반에 약 7/10이 된다. 영아기에는 대뇌의 발달보다 소뇌의 발달이 현저하여 운동발달이 활발하다.
- 출생 시 두위는 흉위에 비해 1.5cm 큰데, 이는 3~4개월이 지나면 흉위가 약간 커지는데 이러한 상태가 지속된다. 머리가 커진다는 것은 신경계의 분화와 성장을 의미한다. 뇌의 성숙으로 원시반사는 점차 의도적이고 목적 있는 운동으로 발전하고, 새로운 반사가 나타나 운동발달에 영향을 미치게 된다.

흉부

- 폐는 흉곽 내의 다른 기관들보다 빨리 크기가 확장되며 이후 호흡수는 30회/분 정도로 감소한다. 맥박은 80~160회/분으로 여전히

불안정하고 외부환경의 영향을 받는다.

복부

- 복부근육의 발달은 미숙하여 배는 불룩 나와 있다. 간은 촉진할 수 있고, 신장의 기능은 출생 시에는 오히려 감소되나 점차 그 기능이 회복되어 생후 6~7개월 이후에는 거의 발달된 능력을 갖게 된다.

피부와 머리털

- 피부는 점차적으로 피지 분비가 활발해지고, 신생아 시기의 피부 낙설이 벗겨지는 경향을 보인다. 땀샘은 출생 후 1~2개월부터 그 기능이 활발해져 체온조절에 기여한다. 솜털은 생후 1년이 지나는 동안에 모두 소실되며 머리털도 새로 나게 된다.

골격

- 출생 시 270개의 뼈가 14세가 되어감에 따라 350개로 증가한다. 영아의 골격은 연골상태가 대부분이며 점차적으로 청년기까지 장골이 가장 늦게 화골화되어 간다. 화골화는 여아가 남아보다 빠르며 뼈의 종류에 따라 상당한 차이를 보인다. 손과 손목의 경우는 1세경 완전해진다. 유치는 영아의 골화작용을 나타낸다.

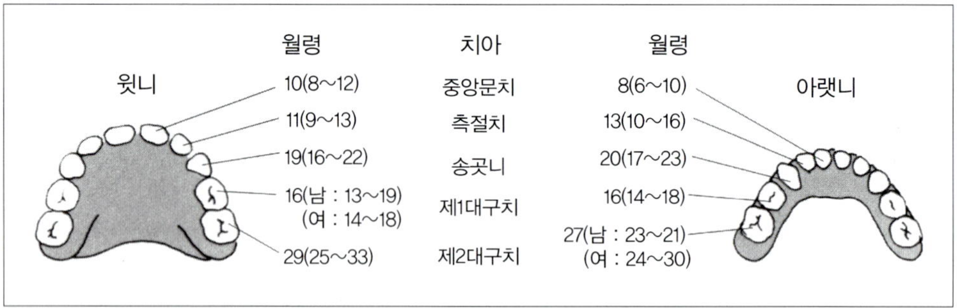

그림 2-23
유치의 발육

근육

- 근육 섬유수는 출생 시 성인이 가지고 있는 것을 다 가지고 있으나, 근육 섬유수의 크기나 길이는 작다. 두미법칙에 의존하여 머리 부분의 근육에서 다리 부분의 근육으로 섬유수의 크기와 길이

의 변화가 생긴다.

운동발달 • 이 시기의 운동발달은 중추신경계, 골격, 근육의 성숙 정도에 영향을 받는다. 운동발달의 속도는 개인차가 있으며 발달의 전개는 시간적으로나 계통적으로 일정한 순서에 따른다.

전체운동

2개월 • 머리를 30° 정도 든다.

3개월 • 머리를 들어 팔에 자신의 몸무게를 싣고 앞가슴을 90° 가까이 들 수 있다.

4개월 • 머리를 옆으로 돌리고 엎드릴 수 있게 된다.

5개월 • 엎드리는 운동을 할 수 있다.

6개월 • 머리를 완전히 가눌 수 있다.

• 배밀이를 할 수 있다.

7개월 • 혼자 앉을 수 있고 자신의 몸을 지지하기 위해 손을 앞으로 짚는다.

9개월 • 기는 행동을 할 수 있다.

11개월 • 기구에 의지하여 걸을 수 있다.

12개월 • 잠깐씩 서거나 도움을 받으며 걸을 수 있다.

미세운동

2~3개월 • 반사작용이 나타난다.

• 손을 입안에 넣는다.

• 매달려 있는 물체에 잠시 손이 닿을 수 있다.

4개월 • 물건을 정확하게 응시할 수 있다.

5개월 • 물건을 스스로 잡을 수 있다.

• 물체를 입안에 넣는다.

6개월 • 발을 입으로 가져갈 수 있다.

7개월 • 물건을 한 손에서 다른 손으로 옮겨갈 수 있다.

생후 6개월까지 머리를 가누지 못한다면 발달/ 신경학적 검사를 받아야 한다.

배밀이

바닥에 배꼽을 대고 이동하는 행위

기는 행동

바닥에서 배꼽을 떼고 이동하는 행위

생후 11~12개월이 경과하여도 선자세로 몸을 끌어당길 수 없는 경우 고관절 이형성증의 발달장애가 있는지 평가해야 한다.

11개월 • 엄지와 검지를 이용해 물건을 잡을 수 있다.
• 혼자서 음식을 손가락으로 집어 먹을 수 있다.

(5) 놀이의 발달

영아기 동안의 놀이는 영아의 인지발달을 통해 관찰되는 다양한 사회성 발달 양상을 나타낸다. 자신의 신체는 중요한 놀이대상이 된다.

2~3개월 • 밝고 반짝이는 물체에 관심을 갖고, 20~25cm 거리의 물건에 관심을 보인다. 모빌을 응시하며 논다.
4~6개월 • 거울을 보고 노는 것을 좋아하고, 다양한 부드러운 질감의 장난감을 가지고 놀 수 있다. 이때 손으로 잡을 수 있는 크기의 밝은 색 장난감을 좋아한다.
6~8개월 • 발을 가지고 놀며, 머리를 흔들고 닿는 것은 무엇이든 손에 잡고 움직이다.
7개월 • 같이 노는 것을 즐기나 혼자 놀이용품을 가지고 논다.
8~10개월 • 놀이용품을 한 손에서 다른 손으로 옮겨 잡고 입에 넣을 수 있다.
10~11개월 • 놀이상대나 놀이용품을 다룰 수 있다.
12개월 • 놀이용품을 주고받을 수 있다.

세 가지 결정적인 사건 : 분리, 대상영속성, 상징이나 정신적 표현이 나타난다.

분리

다른 사물로부터 자신을 분리하는 것을 배운다.

대상영속성

사물의 부피, 무게, 외형이 달라지더라도 여전히 동일한 속성을 가진다는 것

3) 지적 성장과 발달

지능이란 새로운 환경에 대한 적응능력을 의미하며, Piaget는 지능을 지적 행동이 환경에 대한 적응이라고 보고, 이 적응은 동화와 조정이라는 과정을 통해서 형성된다고 보았다.

동화란 새로운 환경의 자극을 친숙한 것으로 여기고 친숙하지 못한 것은 그의 조직에 맞도록 적응하여 과거에 친숙했던 것처럼 반응하는 것을 의미하고, 조

정은 동화와 반대로 이미 전부터 가지고 있던 개념을 새로운 지각내용에 맞추어 변경시켜서 지니게 되는 것을 의미한다. Piaget에 따르면, 지능은 두 가지 성숙단계를 거쳐 발달하게 되는데 먼저 출생에서 2세까지는 감각적 운동지능의 발달이 이루어진다. 2세 이후부터는 개념적 지능이 발달하게 된다.

감각운동기 동안 영아는 반사적 행동에서 단순한 반복적 행위와 모방적 행동으로 발달하게 된다.

이 중 영유아기에 해당되는 지적 활동의 시기를 다음과 같이 구분할 수 있다.

① 반사기 : 0~1개월

선천적 반사가 적응행동. 생후 한 달 동안 경험의 근거는 기능적 동화로 배가 고프지 않아도 빠는 반사적 행동이 반복된다. 그래서 우유병이나 모유 대신에 주먹을 빠는 것과 같은 동작을 반복한다.

② 1차적 순환반응기 : 1~3개월

의도성·목적성이 없는 단순한 행동, 즉 젖을 빠는 것, 주먹을 펴고 쥐는 것 등의 반복이 나타난다. 반사적 행동이 자발적인 행동으로 대체되기 시작하는 시기이다.

눈에서 멀어지면 마음에서도 멀어지는 시기

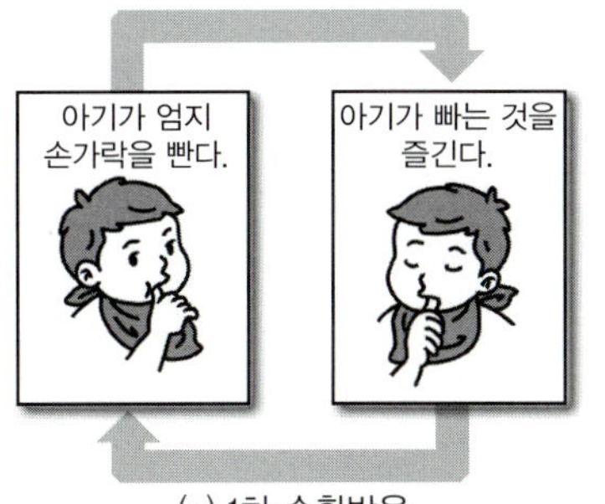
아기가 엄지 손가락을 빤다.
아기가 빠는 것을 즐긴다.
(a) 1차 순환반응

예 배가 고플 때 젖꼭지가 입에 물려져야만 울음을 그쳤다면, 이제는 부모의 목소리를 듣고 울음을 그칠 수 있다.

③ 2차적 순환반응기 : 4~6개월

의도적인 행동을 하는 시기로, 영아가 어떤 행동의 결과 흥미 있는 결과가 나타남을 알고 여러 번 반복해서 반응하는 것이다.

환경에 대한 인과관계, 시간 개념, 고의적인 의도, 그리고 환경으로부터의 분리 개념 등이 점차 발달하기 시작한다.

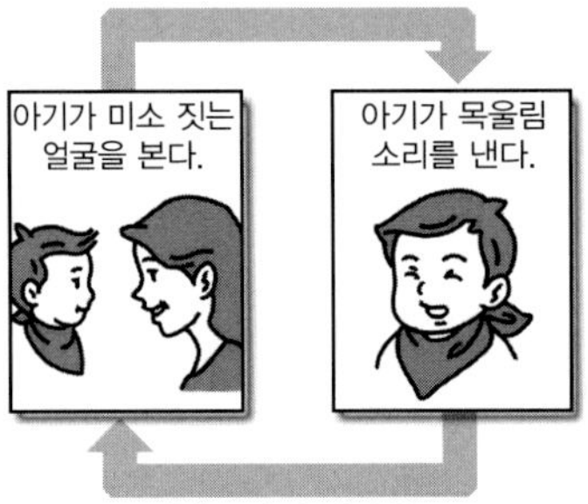
아기가 미소 짓는 얼굴을 본다.
아기가 목울림 소리를 낸다.

(b) 2차 순환반응

④ 2차 협동반응기 : 7~10개월

이 시기부터는 간단한 문제해결이 가능해지며 이전에 습득하였던 반응을 어떤 특수 목적을 달성하기 위해서 적용할 수 있게 된다. 사물의 영구성을 인식하여 놀이용품을 찾는 등의 행위를 할 수 있고, 사물의 형태와 크기의 항구성이 발달하게 된다.

첫 번째 감춘 장소 → (유아가 보고 있음) 두 번째 감춘 장소 → 첫 번째 감춘 장소에서 찾음

⑤ 3차 순환반응기 : 11~18개월

영아 혹은 유아는 활발한 시행착오적인 경향을 나타내는 시기로 효과적으로

목적을 달성하려고 하고, 자기 활동과 결과를 구별하게 되고, 자기 자신 외에 외부세계가 있음을 알게 된다.

선행되는 두 순환반응과 구분하기 위해 '삼차'라고 부름

- 1차 순환반응 : 자신의 신체에 관심
- 2차 순환반응 : 외부세계에 있는 대상에게 관심(단일한 결과를 얻기 위해 단일한 행동)
- 3차 순환반응 : 실험적 사고에 열중하여 여러 가지 결과를 얻기 위해 다양한 행동을 시작. 이 단계에서 영아는 매우 적극적이고 목표지향적이며 시행착오적으로 탐색

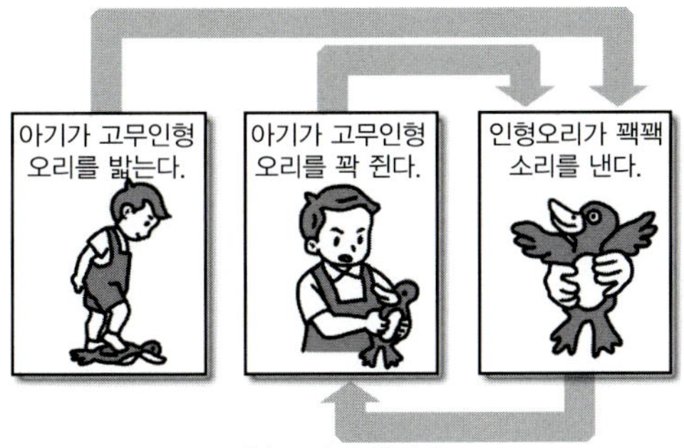
아기가 고무인형
오리를 밟는다.
아기가 고무인형
오리를 꽉 쥔다.
인형오리가 꽥꽥
소리를 낸다.

(c) 3차 순환반응

보이는 곳으로의 이동은 이해하지만 보지 못한 움직임은 상상할 수 없다. 숨기는 것을 보지 않는 장소에서는 대상을 찾지 않는다.

1차 숨긴 장소 —(유아가 봄)→ 2차 숨긴 장소 → 더 이상 찾지 않음

⑥ 정신적 결합기 : 18~24개월

상상력과 관념작용을 통해 목적을 달성할 수 있는 시기로서 유아의 관념적 사고의 기초가 형성되는 시기로 사물이 그의 시야에 없다 해도 계속적으로 존재한다는 것을 배운다.

사물의 영속성의 개념을 획득하게 되므로 그 사물이 현재 존재하지 않아도 사고할 수 있는 능력을 기르며, 어떤 상황을 제어할 수 있다는 것을 배우게 된다.

이 시기의 지적 발달은 감각의 발달과 밀접한 관련이 있다.

㉠ 시각의 발달

시각적인 지적 발달은 이후 지능 발달에 중요한 역할을 하는데, 이는 지능의 발달이 인간의 감각 발달을 기반으로 하기 때문이다. 감각정보의 80%가 시각을 통해 전달 출생 후 몇 개월간 심한 근시현상을 보이고 첫돌 무렵 시력이 1.0에 가까진다.

그래서 월령에 따른 시각의 발달을 살펴보면 다음과 같다.

3개월	• 신경세포의 유수화로 물체를 볼 수 있고 눈이 목적물을 응시할 수 있다.
4~6개월	• 시각과 손과 팔의 운동이 협응되고 눈으로 사물을 파악. 소리 나는 쪽으로 머리를 돌릴 수 있다.
6~10개월	• 멀리 떨어진 사물과 사람에 대해 주의를 집중하고 사소한 일에도 주의를 집중한다.
10~12개월	• 분별력이 발달하기 시작하고 눈에 보이지 않는 것도 찾아낼 수 있다.

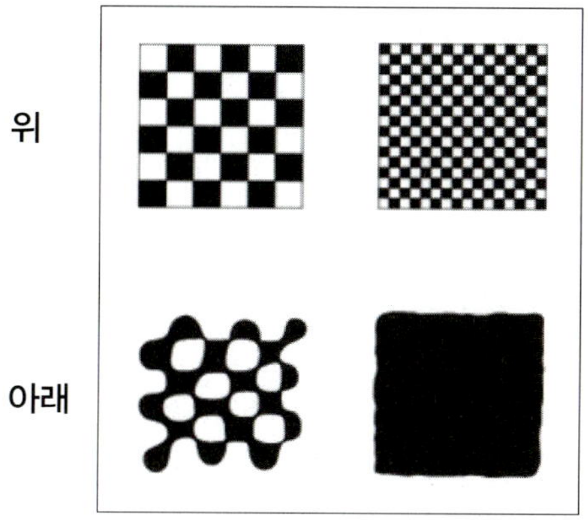

위의 도형을 보면 아래와 같이 시각적으로 인식하게 된다.

ⓛ 언어의 발달

• 언어발달에 영향을 주는 요인

애정적 접촉	• 언어가 정상적으로 발달하기 위해 양육자와 따뜻하고 애정적인 신체적 접촉이 필요
후속반응	• 영아의 소리에 반응해 준 경험을 통해 대화의 능력을 발달시키는 첫 단계
양육자와의 대화	• 영아를 대화의 상대로 생각하고 많은 이야기를 들려주면 수용언어 → 표현언어로 발전
모방	• 부모나 주위의 원래 어휘를 모방

• 월령별 언어발달

언어란 이해할 수 있어야 하고 정확하게 단어를 발음해야 하며 단어와 목적물이 관련이 있어야 하는 것이다. 이 시기에 나타나는 언어적 발달은 울음, 옹알이, 몸짓으로 표현된다.

새로운 언어를 습득하는 동안 아동은 일시적으로 최근에 배운 다른 소리나 단어를 사용하지 않을 수 있다.

이러한 과정은 다른 발성으로 대치되는 과정에서 나타난다.

울음	**출생 3주**	이전 반사적 울음과 달리 생리적 · 정서적 상태를 알려준다.
	3~4개월	혼자 소리를 옹알거리며 음성표현을 한다.

영아의 울음에 대해 부모의 반응은 민감해야 한다.

옹알이 5~6개월 '음마, 맘마, 나나' 등 옹아리다운 옹아리가 나타난다.

8개월 옹알이 절정의 시기다.

9~11개월 성인들이 말하듯이 중얼거림. 엄마, 빠빠, 다다, 싫어 등이 나타난다. 간단한 단어의 의미를 이해하고 간단한 지시에 따른다.

12개월 자신이 자발적으로 표현한 옹알이의 모방을 통하여 결합능력을 가진다. 자신의 이름을 알고 거절의 의미를 알게 된다. 스스로 3~5개의 단어를 사용할 수 있다.

몸짓말 언어로써 의사소통은 어렵지만 타인의 표정을 통해 먼저 몸짓언어를 이해하고 이를 표현하기 시작한다. 그러나 주위 사람들이 몸짓말을 너무 잘 들어주면 언어적 발달이 느려지게 된다. 어머니나 보호자는 매번 말로 응답하여 언어발달을 촉진시키는 것이 필요하다.

영아기의 놀이활동

월령	시각	청각	촉각	운동
출생~1개월	• 영아의 얼굴 중앙에서 20~25cm 거리에 물건을 둔다. • 모빌은 흰 색이나 검은 색	• 말을 건네고, 음악을 틀어준다.	• 안아주고, 따뜻하게 해준다.	• 요람에 태워서 흔들어 주거나 얼른다.
2~3개월	• 주변의 환경을 볼 수 있도록 해준다.	• 딸랑이나 태엽 장난감을 이용하여 놀아준다.	• 가볍게 마사지 해준다. • 빗을 이용해 머리를 빗겨준다.	• 팔, 다리를 움직이는 운동을 시킨다.
4~6개월	• 거울을 보여 준다.	• 크게 소리내어 웃어준다. • 이름을 자주 불러준다.	• 다양한 질감의 장난감을 가지고 놀도록 해준다.	• 그네나 유모차를 태워준다. • 뒤집기를 도와준다.

6~9개월	• 까꿍놀이를 한다. • 흉내 내기 놀이를 한다.	• 사물의 이름을 정확하게 말해 준다.		• 일어서서 체중을 감당하는 것을 도와 준다.
9~12개월	• 책을 보여준다(다양한 그림, 사물).	• 간단한 동화를 읽어준다.	• 다양한 음식들을 접하게 해준다.	• 끌고 다닐 수 있는 장난감을 가지고 놀도록 한다.

4) 정서적 성장과 발달

Bridges이론에 의하면, 월령에 따라 정서적 발달도 분화를 이루게 된다.
1차 정서 – 행복, 분노, 놀람, 공포, 혐오, 슬픔, 기쁨 등
2차 정서 – 당황, 수치, 죄책감, 질투, 자긍심 등을 포함

월령에 따른 변화를 살펴보면 다음과 같다.
출생 시 흥분
생후 3개월 불쾌, 만족으로 분화
6개월부터 불쾌정서가 분노, 혐오, 공포로 발달 분화
12개월부터 만족, 즉 쾌정서에서 분화된 애정과 의기양양이 나타나고 있음

애착반응장애 영아와 부모 간의 부적응적인 애착이나 애착의 결손으로 발생하는 정신, 발달의 문제

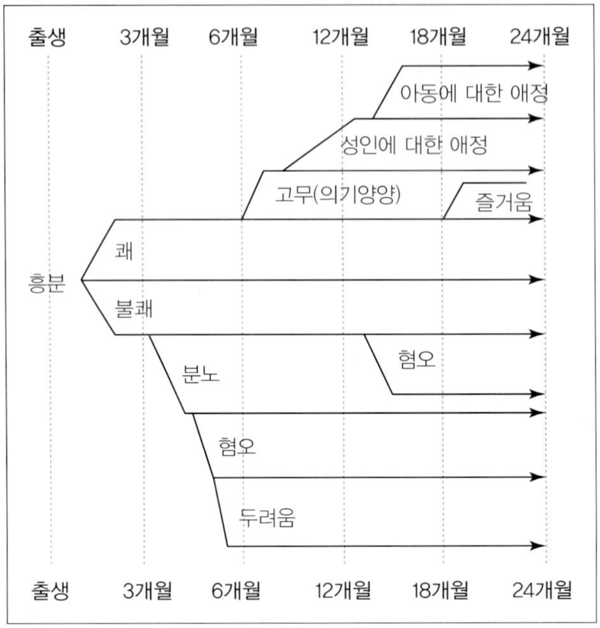

Watson 역시 영아의 선천적 · 기본적 정서반응을 분류하였는데, 주된 감정은 공포, 분노, 애정으로 공포반응을 느끼게 되는 경우 놀라는 표정이나 행동으로 표출되며 대부분 운다.

그리고 분노는 신체운동의 자유를 구속하고 방해당했을 때 나타나게 되며, 조용히 만져주거나 부드럽게 흔들어줄 때, 편안히 안아줄 때, 무엇인가를 입으로 빨게 할 때에는 애정이 나타나게 되는데 이때 미소를 짓거나 큰 소리로 웃으며 팔과 다리를 움직인다.

5) 사회적인 성장과 발달

4~8개월경부터 영아는 자신과 어머니를 별개로 인식하고 분리-개별화를 경험한다. 이 결과 낯가림이 생긴다.

사회성 발달 초기에는 잡기와 같은 반사적 행동에 영향을 받지만 점차 돌봄의 주체에게 의존하는 경향을 보인다. 신체활동의 자기통제 습득과 어머니나 대리자에 대한 강한 의존성을 가지고, 이 시기에 영아와 접촉하는 사람이 누구이며 어떠한가에 의하여 영아가 미래 타인에 대한 사회적 행동 여하가 형성되는 시기이다.

이 시기에 나타나는 중요한 사회적인 성장은 영아 후기인 6개월경부터 강한 애착행동이다. 애착은 출생 전부터 시작되며 출생 후에는 더욱 중요해지며 생후 1년 동안 지속된다.

1개월	• 시각의 발달이 제대로 이루어지지 않아 사물의 식별이 되지 않다가 1개월 말이 되면 물체와 사람을 식별. 욕구가 충족되었을 때 만족감을 표시
2~3개월	• 최초의 사회적 반응이라 할 수 있는 사회적 미소 • 생리적 욕구를 만족시켜 주는 사람에 대한 단순한 반응이 아니고 사람의 얼굴에 대한 1차적인 반응이다. • 다른 사람이 야단치는 것, 화내는 것, 좋아하는 것을 어렴풋이 느낌
4개월	• 특정한 사람의 얼굴을 알고 안기려고 함
5~6개월	• 대인관계에 있어서 수동적인 반응에서 적극적인 반응을 나타내며 사회적 · 목적적 행동들이 나타남. 친근한 사람과 낯선 사람의 구별이 있고 낯선 사람에게는 공포심을 나타냄. 낯가림이 생김
7~8개월	• 성인의 말이나 행동을 이해할 수 있고 그 행동에 반응을 나타내며 흥겨운 음악에 흥을 낼 수 있음 • 상대 영아에 대해서는 거의 무관심하고, 무시, 단지 서로 쳐다보는 정도
8~9개월	• 독립적 표출행동이 가능하며 타인의 말, 몸짓을 모방하는 사회적 행동이 나타남. 거울 속의 자신을 보고 웃음
10~11개월	• 혼자서 오랫동안 놀 수 있다. • 새로운 장난감이나 다른 자극을 원하고 가족들은 영아의 새로운 재롱을 보고 즐기게 됨

12개월
- 울고 몸을 피함으로 대인 혐오감을 나타냄. 다른 어린이에 대한 관심이 급격히 발달함. 영아의 사회성의 전성기
- 이 시기에는 자신의 말을 잘 듣는 사람을 좋아하고 칭찬을 좋아하며 음악을 좋아하고 흉내를 잘 냄
- 이 시기 가족구성원이 사회적 환경에 대한 영아의 태도와 행동을 결정짓는 중요한 역할을 함

6) 종교적 성장과 발달

자신의 생리적 욕구를 충족시켜 주는 것을 알 때 사랑이 싹튼다. 이 시기는 부모의 사랑을 통해서 하나님의 사랑을 이해하는 초보적인 단계로 이 시기는 신체적 · 환경적 편안함과 적응을 통해서 하나님의 사랑을 배우게 된다.

7) 성격발달

(1) 특성

생존을 위해 모든 욕구충족을 어머니에게 의존하는 단계로 이러한 관계가 타인과의 관계를 이루는 원동력이 되며 바람직한 성격으로 발달하는 초보 단계가 된다.

3개월 이전
- 쾌락주의가 원칙
- 고통의 즉각적인 제거와 쾌락의 충족이 요구
- 영아의 의식이나 생각은 철저히 주관적이며 객관성은 없고 대상의 구별이 어려움

3개월 이후
- 물체를 판별할 수 있는 기능이 발달하여 자기와 자기 아닌 것과의 관계를 알고 자기의 욕망이 밖의 환경에 의해 충족되지 않는 것을 안다.

6개월 이후 • 주관적인 욕구가 점차 사라지고 현실참작의 욕구가 커짐
• 자신과 현실의 분간이 가능해짐

(2) 성격 형성의 제요인과 지도

기본적인 욕구의 충족이 이후 성격 형성에 중요한 영향을 미치는데, 그 요인은 다음과 같다.

① 먹는 욕구

영아의 경우 이 시기에 가장 중요한 것은 신체적 기능과 관련된 것이고, 그중에서도 배고픔은 매우 큰 영향을 미친다. 배고픔을 경험하게 되면 긴장하게 되고, 이 욕구를 충족시키고자 한다. 배고픔을 해결해 주고 편안한 환경을 제공해 줄 경우 다양한 편안한 정서적 태도를 나타내게 된다.

② 빠는 즐거움의 욕구

손가락이나 장난감을 입속에 넣는 습성은 빠는 즐거움과 밀접한 관련이 있다. 그러나 빠는 욕구는 먹는 욕구와는 별개의 것으로, 어린이는 빠는 행위를 즐기며, 이런 행위를 할 수 없다면 긴장이 야기된다.

③ 온화함과 편안함의 욕구

어린이는 부모의 품에 있으면서 부드러움과 따뜻함을 느낀다. 배고플 때 먹고, 목욕하고, 유모차에 타는 등의 관심이 계속 반복되는 생활이 필요하다. 이러한 일상생활을 통해서 안도감을 느끼게 되고, 편안함을 느낀다.

④ 감각적 자극의 욕구

어머니나 주위의 돌보아주는 대리인과의 접촉을 통해 이후 세계에 대한 지각은 촉각과 다른 감각적 경험의 근거로 활용된다. 어린이들은 또한 자신의 신체와 그 신체 탐구에 의해 자신과 교류하는 것을 배우고, 점차 신체적 영상을 개발한다.

⑤ 욕구의 충족과 좌절의 욕구

일차적으로 음식에 대한 욕구가 충족되지 않으면 불안을 나타내고 과식이나 음식을 충분히 먹지 않는 행동으로 나타낸다. 이러한 영아의 반응은 성인 생활에까지 지속될 수도 있는데 문화적 요인에 의해 많이 구성된다.

정상 성장 · 발달상 나타나는 문제와 대응

① 분리불안과 낯가림

영아기 동안 부모가 가장 많이 관심을 갖는 두려움은 분리불안으로, 바람직하지 않은 반사회적 행동으로 해석되지만, 부모와 자녀의 강하고 건전한 애착 형성에 중요한 구성 요소가 된다.

영아가 자신을 돌봐주는 대리 양육자에게 지나치게 거부감을 나타내면 부모는 가정에 얽매이게 된다. 이때는 가까운 친지에게 자주 방문하는 것 등이 도움이 된다. 영아는 이 시기에 낯선 사람이 안전하다는 경험을 갖게 되면 낯가림이 완화되고 점차 부모로부터 떨어지게 되고, 적응준비를 하게 된다.

② 손가락 빨기

아동에게 있어 빠는 행위는 주된 쾌락이 되나, 부모들의 경우 아동의 이런 행위를 막으려는 경향을 띤다. 그러나 아동의 이러한 행위는 자연스러운 반응으로 영아기 동안의 이러한 행위는 말릴 필요가 없다.

엄마들이 흔히 쓰는 방법으로 아이 손가락에 쓴 약 발라 놓기, 반창고 붙이기, 장갑 끼워 두기 등이 있는데, 이런 방법들은 도리어 역효과를 내기 쉽다. 아이에게 불안감을 더 해주어 아이의 정서를 해치기 때문이다. 또 야단을 치거나 빨고 있던 손가락을 강제로 빼는 것도 아이에게 스트레스를 주어 좋지 않다. 이 시기에는 가짜 젖꼭지를 물려주는 것이 한 방법이 될 수 있다. 물론 항상 깨끗이 소독을 하는 것이 필요하다. 그러나 무엇보다 손가락 빨기를 그치게 하는 가장 좋은 해결책은 엄마의 사랑이다. 아이의 버릇을 이해해 주고 심심하지 않도록 배려해 주면 아이는 손가락을 빨고 싶은 욕구를 잊어갈 것이다.

③ 떼쟁이 증후군

부모가 아이에게 지나치게 관심을 보이고 주의를 집중하게 되녬 버릇 없는 아이로 기를 수 있다. 부모가 영아와의 신뢰감과 애착관계 형성을 위해 영아의 욕구를 들어주고,

낯가림과 분리불안에 대해 지나치게 허용적인 경우 떼쟁이가 되기 싫다. 부모는 일관성 있게 아이 연령에 적합한 제한을 가하지 않은 결과로 부모는 일관성 있는 태도로 명확하게 허용 가능 범위를 지속적으로 지도할 필요하가 있다.

④ 훈육

영아의 운동발달이 활발해짐에 따라 안전사고의 위험이 급격히 증가한다. 이에 따라 영아의 활동과 관련한 안전범위를 정하는 것이 필요하다. 특히 이 시기는 언어적 표현은 미흡하나, 말의 의미를 이해하기 시작하므로 "안돼" 등의 표현과 함께 단호한 태도와 눈빛을 사용하여 훈육한다. 이때 체벌은 가급적 피한다.

8) 영아기의 영양

(1) 영양 필요량

① 에너지

정상적인 인체기능 유지를 위해서는 휴식상태에서도 에너지가 요구된다. 이때 영아 에너지의 50%는 휴식 대사량(체표면 비율이 높기 때문)이다.

나머지는 초기에는 성장발달에 이용

후기에는 신체활동에 이용

〈표 2-4〉
영아의 1일 에너지 영양권장량

연령(개월)	체중(kg)	신장(cm)	에너지	
			kcal/kg	kcal/일
0~4	5.6	58	95	500
5~11	9.3	73	84	750

② 단백질

일생 중 필요량이 가장 높은 시기이다. 섭취한 단백질은 인체조직세포의 구조와 기능에 필요한 요소가 된다. 조직의 재생산 작용에 주 역할을 하며, 이 과정은 일생 동안 계속된다.

- 타우린 : 담즙산 대사 및 중추신경계에 관여
- 카르니틴 : 지질대사
- 티로신 : 페닐케톤뇨증(PKU) 있는 아이에게 공급

〈표 2-5〉
영아의 1일 단백질 영양권장량

연령(개월)	체중(kg)	체중 1kg당 권장량(g/kg)	단백질 권장량	
			계산치(g/일)	조정치(g/일)
0~4	5.6	2.83(3.17)	13.33(17.74)	15.0(20.0)
5~11	9.3	1.90	17.67	20.0

영아의 수분 권장량
에너지 소비량 1kcal당 1.5ml로 설정

③ 탄수화물

주요한 에너지 공급원으로 항체의 생산이나 세포의 구성을 위해 필요한 영양소이다. 체내 탄수화물 부족 시에는 지방이 불완전연소를 초래하여 소모량을 증가시켜 keton체를 형성하고 산-염기 평형에 이상을 초래하여 산독증을 유발할 수 있다.

④ 지방

- linoleic acid : 총섭취 에너지의 4~5% 공급
- linoleinc acid, EPA, DHA : 모유영양에 풍부
- 총 에너지의 4~5%를 리놀레산으로 섭취하는 것이 영아에게 최적 수준
- 리놀레산, 해양식품에 풍부한 EPA, DHA : n-3 지방산으로 식품성 식품에서 섭취 가능

  특히 DHA는 태아기와 영아기에 뇌와 망막의 성장 · 발달에 필수적이다.

불감성 수분소실 (insensible water loss)
피부와 호흡기로 상실되는 양 60% → 성인의 수치인 40~50%보다 월등히 높음

⑤ 다양의 수분

- 체표면으로 증발되는 수분의 양이 많다.
- 성인에 비해 호흡수가 많아 영아가 호흡을 통해 상실하는 수분의 양이 많다.
- 새로운 조직 합성에 사용하기 때문에 많은 수분이 필요하다.
- 체액의 부피 증가 때문에 많은 수분이 필요하다.
- 뇨 농축능력이 제한되어 있기 때문이다.

⑥ 무기질

• 칼슘

– 모유 내 칼슘은 이용률이 높아 70%를 영아의 체내에 보유(우유 칼슘의 체내 보유율은 25~30%)

– 미숙아의 경우 하루 체중 증가량이 20g일 때 100kcal당 132mg의 칼슘을 공급해야 골격의 석회화가 제대로 이루어진다.

• 철

– 신생아의 혈액 내 헤모글로빈 함량 : 17~19g/dL(성인보다 월등히 높음)

– 생후 2개월이 되면 헤모글로빈 함량 감소 : 10~11g/dL → 빈혈 유발 가능

– 4~6개월부터 철 보충 권장

– 만삭아의 경우 4~6개월까지는 헤모글로빈 생산에 필요한 철을 체내에 저장하고 있으나, 이후에는 섭취를 통해 반드시 보충해야 한다.

– 철분 강화 분유 섭취 시 일부 영아에게서 변비나 묽은 대변, 산통, 구토 등의 증상을 보인다.

• 불소

– 모유에는 불소의 함량이 낮음 : 보충 필요

– 2세까지의 영아에게 0.25mg의 불소 보충 필요

• 지용성 비타민

– 비타민 A : 영아의 성장과 세포 분화, 면역과정에 관여
영아기에는 대부분 모유나 우유에서 쉽게 충족
결핍 시 야맹증이나 실명을 초래

– 비타민 D : 피부에 있는 콜레스테롤에 자외선을 받아 생체 내에서 생성되거나 우유, 버터, 계란 노른자, 간 등에 포함되어 있다. 생체 내 칼슘의 인의 이용을 조절한다.
구루병 예방에 하루 2.5μg 필요
비타민 D제재의 장기 복용으로 인한 과량 흡수는 식욕저하, 오심, 구토 등 중독증상이 나타난다.

수유횟수와 수유량

• 아기가 원하는 대로 먹이는 것이 더 좋다.
• 신생아는 거의 2~3시간 간격으로 먹음(하루 7~8번 수유)
• 100일 경과 후에는 하루 5~6번 수유
• 6개월 후에는 4회 정도로 감소

뜨거운 우유로 인한 구강화상 주의

- 비타민 E : 우유보다 모유에 풍부
- 비타민 K : 무균상태의 장을 가지고 태어나므로 생후 수주일 동안 결핍 상태
  영아기 이후에는 장내 세균과 음식물을 통하여 공급

영아 후기로 오게 되면 이전의 모유수유 또는 인공수유에서 점차 이유가 필요해진다.

(2) 이유식의 시행

이유를 위해 과즙을 줄 경우 젖병보다는 컵을 사용하여 젖병충치를 예방한다.

과즙의 경우 젖병충치 예방을 위해 컵 사용이 바람직하다.

이유가 지연되면 체중증가율의 감소와 영양실조, 저항력의 약화를 경험하게 된다. 이유는 젖으로부터 떠난다는 의미로 젖으로 모든 영양소를 공급받던 상태에서 벗어나 어른처럼 다양한 음식으로 영양소를 공급받는 상태로 변화시키기 위한 훈련과정이라 할 수 있다. 이유식을 주어야 하는 첫 번째 이유는 생후 6개월 정도가 되면 아기 체내에 저장되었던 철분이 거의 다 사용되어 모유나 우유에 있는 철분만으로는 부족하기 쉽기 때문이며, 두 번째 이유는 음식을 밀어내지 않고 삼킬 수 있는 능력이 생겨 젖꼭지를 빨게 하는 방법 외에 숟가락으로 떠먹일 수 있기 때문이다. 세 번째 이유는 젖 외의 다양한 음식의 맛을 익히게 하기 위한 것이다. 따라서 시판되는 이유식을 젖병에 타서 먹이는 것은 다양한 형태와 맛을 경험하는 것이 아니라 늘 똑같은 맛을 우유처럼 젖꼭지로 빨아먹기 때문에 이유식의 의미가 별로 없다.

식이성 지방을 제한하지 말 것!!

탈지유나 저지방유 사용은 필수지방산이 부족하게 되고, 단백질과 나트륨의 농도가 높아지게 된다.

(3) 이유시기의 선택

생후 5~6개월 정도에 시작하는 것이 가장 바람직하다. 너무 빨리 시작하는 경우 아기가 음식을 밀어내어 삼킬 수 없는 경우가 있고, 입자가 큰 단백질 식품은 분해되지 않고 그대로 흡수되어 알레르기 반응을 일으킬 수도 있다. 또한 6개월 정도가 되면 체내에 저장되었던 철분이 다 소모되므로 빈혈을 방지하기 위해서는 생후 5~6개월 정도에 시작하는 것이 바람직하다.

(4) 이유의 식품

이유식을 위해서는 모든 식품군을 고루 사용해야 하지만 이유 초기에는 알레르기 발생의 가능성 등을 고려하여 탄수화물인 곡류부터 시작하는 것이 좋다. 곡류는 알레르기가 적고 철분의 함유가 많으며 주 에너지원으로 사용이 가능하나, 우유에 타는 것은 부적절하다. 대표 식품으로는 감자, 고구마, 쌀, 보리 등이다. 채소 및 과일류는 자극성이 있는 것을 제외하고는 모두 활용이 가능하다. 그러나 과즙의 경우에는 산미를 약하게 해서 먹여야 한다. 유지류의 경우는 다량 사용하는 것은 좋지 않지만 적절히 사용할 경우 입맛을 돋궈준다.

생선, 육류, 두류 등의 단백질은 우유 등에 타서 먹일 수 있다. 이때 지방이 많이 함유된 생선은 알레르기를 일으킬 수 있으므로 흰살 생선을 사용하는 것이 바람직하다.

전유는 영아가 1세가 되기 전까지 먹여서는 안 된다. 영아의 위장관계에 혈액을 감소시켜 철분결핍성 빈혈을 야기시킬 수 있으며, 저온 살균된 전유는 철분, 아연, 비타민 C가 결핍되며 신장의 용질부담을 증가시켜 12개월 이하의 영아에게는 바람직하지 않다.

✚ 이유식

오렌지 쥬스 : 초기에는 희석해서 소량씩 제공

곡물 : 초기에는 흰 곡물을 1찻숟가락/일 정도씩 시작하여 점차 양을 늘린다.

과일 : 바나나를 제외하고는 약한 불에 익혀서 준다. 곡물에 익숙해진 후 6~8개월 사이에 제공한다.

야채 : 과일과 곡물에 익숙해진 후 초기에는 야채를 걸러서 먹이고, 익숙해진 후에는 잘게 썬 야채를 소량씩 늘린다.

달걀 : 생후 4~5개월에 완숙란의 노른자를 걸러서 먹일 수 있다. 그러나 흰자는 알레르기 유발위험이 있어 생후 1년 후부터 섭취한다.

육류 : 초기에는 끓여서 식힌 후 기름기를 건져내고, 국물만 1찻숟가락/일 먹이고, 점차 그 양을 늘린다.

생선 : 신선한 것을 찌거나 조려서 먹이며, 가시가 들어가지 않도록 주의한다.

(5) 이유 시 주의해야 하는 사항

이유식을 위해 다양한 음식물을 사용할 수 있지만 일부 음식물의 이유 시에는 주의가 필요하다.

① 꿀은 식중독의 우려가 있으므로 생후 1년 이전에는 먹이지 않는다.
② 이 시기는 단맛과 짠맛에 대한 기호도가 형성되는 시기이므로 설탕과 소금을 과다하게 섭취하지 않도록 한다.
③ 생우유에는 모유에 비해 3배 가량의 단백질과 많은 양의 무기질이 들어 있어 아기의 신장에 부담을 준다. 특히 저지방 우유나 탈지유에는 이보다 더 많은 단백질과 무기질이 있으므로 생후 2년이 지난 후에 먹인다.
④ 사과나 배 주스를 많은 양 섭취하면 설사를 일으킬 수 있으므로 주의한다.
⑤ 가족 중에 어떤 특정 식품에 대하여 알레르기 반응이 있다면 생후 1년 이내에는 주지 않도록 한다.
⑥ 어느 정도 딱딱한 음식은 익혀서 먹이며 크기가 큰 것은 질식할 우려가 있으므로 갈아 먹인다.

(6) 이유기의 진행과정

이유의 준비기 (4~5개월)
- 이유 시작 1개월 정도 전부터 수유시간을 되도록 규칙적으로 실시한다. 이 시기는 주로 과즙을 사용하는 것이 바람직하다.

이유 초기 (5~6개월, 1일 1회)
- 반고형식의 연하연습 시기로 유량은 감량하지 않으며 숟가락이나 컵 등으로 마시고, 삼키는 습관을 들이는 것이 목적이다. 오전 10시경 공복상태에서 기분이 좋을 때 수유 전에 시작한다. 처음에는 곡류 공급을 시작하는데 이는 철분이 풍부하며 소화가 쉽고 알레르기 발생의 빈도가 낮기 때문이다. 처음에는 한 숟가락으로 시작하여 2~3일에 한 숟가락씩 늘린다.

이유 중기 (6~8개월, 1일 2회)
- 차차 유즙을 줄이고 이유식으로 옮겨가는 시기로 오전에 1회, 오후에 1회로 2회로 바뀌게 된다. 이 시기는 치아가 나는 시기이므로 얇은 토스트나 비스켓 등으로 연습시킬 수 있다.

이유 후기 (9~11개월)
- 영양 전체가 유즙에서 이유식으로 바뀐다. 하루에 3번 된죽이나 부드러운 밥을 먹일 수 있고 컵으로 마시는 것과 비스켓 섭취가 가능하다.

이유 종료기 (11개월 이후)
- 하루에 3회 연식의 형태로 성인과 유사한 식품을 섭취하며, 이 시기에 보통 모유는 중단하나 하루에 400ml 정도의 우유는 병행해서 섭취한다.

9) 영아기의 건강문제

(1) 역류와 뱉어내기

수유 후 소량의 젖이 넘어오는 것으로 영아기에 흔히 발생한다. 역류는 소화되지 않은 음식이 넘어오는 것으로 대개 트림과 함께 나타난다.

뱉어내기는 수유 후 즉각적으로 영아의 입에서 머문 젖이 바로 흘러내리는 것을 말한다.

간호
- 역류로 인한 입 주위, 턱 등의 피부에 손상이 발생할 수 있으므로 청결하고 건조하게 유지한다.

(2) 산통

영아기에 흔히 발생하는 복통의 하나로 까다로운 기질의 영아에게 잘 발생하며, 하루 3시간 이상 지속적으로 울거나, 일주일에 3회 이상 발생하기도 한다. 너무 급하게 먹이거나 과식으로 과다한 탄수화물의 복용으로 장내 발효가 촉진되어 가스 생성이 많아져서 산통이 유발될 수 있고, 정서적 요인으로 인해 산통이 유발될 수 있다.

간호
- 수유 시 젖꼭지로 공기가 들어가지 않도록 한다.
- 수유 중이나 수유 후 꼭 트림을 시킨다.
- 소량씩 자주 먹인다.
- 배에 온습포를 대어준다.
- 복부 마사지를 해준다.
- 영아의 자세를 자주 바꿔준다.
- 영아 근처에서는 흡연하지 않는다.
- 우유 알레르기가 원인일 수 있으므로 모유를 먹이는 어머니는 유제품 섭취를 피한다.
- 빠는 욕구를 충족시킬 수 있도록 노리개 젖꼭지 등을 사용한다.

(3) 반추증

반추증(rumination)은 되새김질을 의미하는 것으로 입으로 먹은 것을 되씹고 일부 또는 전부를 뱉어내는 것을 말한다. 반추증이 계속적으로 나타나면 섭취량의 소실로 영양실조의 문제를 겪을 수 있다. 반추증은 특별히 기질적인 원인은 없으나 위식도 역류의 문제를 진단하는 것이 필요하다.

간호
- 수유 후에 토하는 일이 발생하므로 주의를 요한다.
- 처음 제공하는 음식은 천천히 먹인다.
- 고형식을 먹인 후에는 소량의 우유나 주스 등을 섭취하도록 한다.

(4) 성장장애

영아의 성장에 필요한 영양소의 섭취나 이용능력 부족의 결과로 뚜렷한 원인 없이 체중이 증가하지 않거나 감소하는 것을 말하며, 이때 기준은 연령 표준성장 백분위 수에서 하위 5% 범위의 영아를 말한다.

간호 • 산만한 환경은 식사에 오히려 방해가 되어 자극적이지 않고 조용한 분위기를 제공한다.
• 아동에게 먹는 것을 강하게 지시한다.
• 규칙적인 일상생활을 제공한다.
• 아동과 마주 보는 자세에서 식사한다.
• 새로운 음식 첨가는 서서히 한다.

4. 유아기

1) 개 념

1세부터 3세까지를 의미하며, 유아 스스로 자기 신체를 통제할 수 있게 되어 그의 욕망에 몰두해 있으며, 그의 욕구를 충족시키기 위한 자율감이 발달된다. 신체의 양적인 성장률은 영아기에 비해 현저하게 감소되나 운동능력의 발달은 현저하게 증가, 지능과 언어능력이 급속도로 발달한다.

2) 신체적 성장과 발달

유아기의 성장률은 영아기보다 느리기는 하나 아동기보다는 빠르다. 신체구조의 특징은 안면은 아직 영아기의 모습을 보이고 코는 작고 납작하며 입도 작고, 몸체는 길고 하지는 짧으며 다리는 약간 휘어져 있고, 성장은 몸체에 비해 하지가 빠르다.

① 신체적 성장

유아기의 머리 둘레는 영아 말기에 비해서는 다소 느리며, 1~2세경에 흉위와 같아진다. 약 3세경이 되면 두개골의 팽창은 거의 멈추며 봉합선은 유착되고 천문은 폐쇄되며, 두개골의 두께도 성인의 80% 수준에 도달한다.

	신 장	체 중	두 위
18개월	76~78cm		대략 47cm
2세	81~83cm	출생 시의 4배(11~13kg)	
2.5세	85~86cm		
3세	88~89cm		출생 시의 1.4배

② 골격계

골연령은 생활연령과 비례하며 X-ray 검진으로 뼈의 성장연령을 파악할 수 있다. 6세까지의 골연령은 손목으로 평가한다. 이때 연령은 손목과 손의 화골핵의 수에서 1을 뺀 수이다. 골화의 진행속도는 여아가 남아보다 2년 정도 빠르다.

③ 근육

근육의 발달은 출생 후 3~4세까지 지속적으로 증가하는데 몸무게의 발달과 거의 유사한 속도를 보이며, 유아기에는 근육조직보다 지방조직의 발달이 보다 우세하다. 지방조직은 생후 8개월까지 급격하게 증가하다가 그 이후에는 증가율이 낮아지는 반면 근육은 5~6세까지도 급격한 증가를 보인다.

④ 피부와 지방조직

2세가 되면 연약한 피부가 저항력이 있는 상피세포로 변화한다. 이 시기에는 습진이 현저히 감소되고 접촉 발진도 조금씩 감소한다. 이 시기는 피지 생산이 감소하여 피부가 건조하고, 땀샘은 온도변화에 미성숙하게 반응하여 땀의 분비는 매우 적다.

⑤ 감각계

이 시기 오감을 통한 탐구를 통해 성장 · 발달이 나타난다. 시각은 20/20에서 20/40 정도이며 거리감각은 발달하지만 많은 기능이 미성숙하여 신체활동 중 손상이 발생할 수 있어 주의를 요한다.

⑥ 운동발달

이 시기의 운동발달 특징을 살펴보면 전체적 미분화적 운동에서 분화하고 특수화, 대근육운동과 전신운동의 발달이 중요시되는 시기이다. 뿐만 아니라 환경의 영향을 크게 받는다. 그래서 집 밖에서 노는 유아는 몸의 이동운동이 빨리 발달하고 집 안에서 노는 유아는 손의 조작운동이 빨리 발달한다.

이 시기의 운동발달은 지적 발달에 영향을 주기 때문에 손 · 팔 운동을 중시하고, 안전하게 운동할 수 있는 환경의 정비가 중요하다.

놀기, 옷 입히기, 말하기, 이해하기, 훈육에 대한 반응, 사회적 상호작용과 손상을 잘 입는 경향 등 모든 아동기의 활동에 대한 증거가 미세운동기술에서의 숙련도를 나타낸다. 다른 생리적 · 정신적 활동을 좀 더 협응시키고 활동을 줄이면 의도한 결과를 유도할 수 있다.

이 시기에 이루어지는 월령별 발달 특징을 살펴보면 다음과 같다.

	전체운동	미세운동
15개월	도움 없이 자유롭게 걷는다. 초기의 걸음은 팔자걸음으로 불안정하다. 계단을 기어오를 수 있다.	숟가락을 정확히 잡고, 내용물을 뜰 수 있고, 입으로 가져갈 수 있다. 나무토막을 쌓을 수 있다. 물건을 줍거나 잡을 수 있고, 손가락으로 컵 주위를 잡고 마신다. 연필로 낙서를 모방한다.
18개월	달리기 시작한다. 높은 놀이용 의자나 침대에 오른다.	나무토막을 3개 쌓을 수 있다. 가구를 뒤지고 놀이용품을 상자에 넣을 수 있다.
2세	익숙하게 뛸 수 있다. 미숙하게 장애물을 넘을 수 있다. 혼자 난간을 잡고 계단을 오른다. 큰 공을 찰 수 있다.	6~7개의 나무토막을 쌓을 수 있다. 손잡이를 돌려 문을 열 수 있다. 단추가 뒤에 달린 옷 이외의 옷은 벗을 수 있다.

평행놀이 : 한 공간에서 동일한 장난감을 사용해도 상호작용은 없음

모방놀이 : 이 시기 유아는 동성의 부모의 행위를 그대로 흉내 내는 놀이

2½~3세	발끝으로 걸을 수 있다. 세발자전거를 탄다. 수평선 또는 수직선을 긋는다. 큰 공을 4~5cm 던진다.	손의 운동속도와 정확도가 발달한다. 나무토막을 9~10개 쌓을 수 있고, 집 등을 지을 수 있다. 가위질을 할 수 있다.

3) 인지적 발달

자기중심적 : 타인의 관점에서 생각하지 못하고 자신의 입장에서만 생각

Piaget의 발달단계설에 따르면, 2세부터 개념적 지능의 발달이 시작된다고 하였다. 개념적 발달단계를 4단계로 나누어 보면 다음과 같다.

- 전개념 단계(preconceptional stage : 2~4세)
- 직관적 사고단계(intuitive stage : 4~7세)
- 구체적 조작기(concrete operation stage : 7~11세)
- 형식적 조작기(formal operation stage : 11세 이후)

유아의 인지적 발달은 단순한 상태에서 복잡한 상태로, 구체적인 것에서 추리적인 상태로 무식별에서 식별된 상태로, 분산된 상태에서 조직적 상태로, 자아중심적인 상태에서 사회중심 상태로 발달되어 가는 과정에 있다고 할 수 있다.

① 기호적 기능

내재적으로 형성된 표상을 여러 형태의 상징 또는 기호로 표현함. 가상놀이, 그림, 자기중심적 언어로 표현

② 자기중심적 사고

다른 사람의 관점을 고려하지 못하고 모든 현상을 자기중심적으로 생각함

③ 물활론적 사고 : 생명이 없는 대상에게 생명과 감정을 부여

물활론적 사고의 단계

- 1단계 : 사람에게 영향을 주는 모든 사물은 살아 있다고 생각

- 2단계 : 움직이는 것은 살아 있고 움직이지 않는 것은 죽었다고 생각
- 3단계 : 움직이는 것 가운데에도 스스로 움직이는 것은 살아 있다고 생각
- 4단계 : 생물학적 생명관에 근거해서 생물과 무생물로 개념을 파악

④ 전환적 추론(변환적 사고)
인과 개념은 어떤 현상의 원인과 결과 간의 관계를 추론하는 능력
성인 – 귀납적/ 연역적 추론 유아 – 전환적 추론

⑤ 직관적 사고
어떤 사물을 볼 때, 그 사물의 두드러진 속성을 바탕으로 사고함
직관에 의해 사물을 파악

(1) 인지적 기능의 분류

① 지각의 발달

유아의 지각은 사물을 사물로서, 사건을 사건으로서 인지하지 않고 정서적 또는 주관적으로 파악한다. 유아는 객관적 체계가 모두 표정을 가지고 있는 것처럼 지각되어 사물을 인격화 또는 의인화시킨다. 예를 들면, 인형을 어린아이로 지각한다.

유아의 공간지각이 기초가 되는 것은 촉각이며 입술촉감이 최초이다. 3세경에 사물의 대소에 관한 지각이 가능하고, 형태에 관한 지각은 10개월 이후부터 점차 정확해진다. 유아의 시간지각은 매일 반복되는 생활양식으로부터 형성되며 공간지각보다 훨씬 늦게 발달한다.

2세경부터 과거와 미래에 관한 말을 하기 시작하나 미분화된 상태이다.

② 사고의 발달

이 시기 사고의 특징은 전도, 구체적 사고, 자기중심적 사고, 그리고 물활론적이다. 이 시기 전도는 단일한 판단에서 다른 유사한 단일한 판단으로 이행하는 것을 의미한다. 구체적 사고는 가정이 결부되어 있는 사고를 의미하며 구체적 행동이나 구체적인 대상에 의해서 사물의 성질이나 형태의 관계를 사고할 수 있

다. 자기중심적 사고는 자기의 주관적 존재만이 있는 것으로 알고 있어서 객관화된 사고를 할 수 없다. 그래서 관계 이해가 어렵고 종합력이 없으며 우연과 필연을 혼돈하다.

전도는 유아의 추론과정은 귀납적이거나 연역적 과정이 아니라 전도를 통해 이루어진다. 그래서 식탁 위의 한 가지 음식이 싫으면 식탁 위의 모든 음식을 싫어하게 된다.

③ 수 개념의 발달

수 개념의 발달은 추상화 발달이 이루어져야 가능하다. 언어발달이 없는 경우 구체수에 그쳐서 언어의 추상성을 이해하기 어렵다. 유아의 경우 일상생활에서 수의 필요성이 절실하지 않아 발달이 늦어지는 경향이 있다. 수 개념의 최초 시기는 2세경부터 가능한데, 3세가 되면 수 개념은 발달하여 넷까지 셈할 수 있고 언어와 실물수사와 실물과의 대응관계가 가능해진다.

④ 주의의 발달

주의는 흥미와 밀접한 관련을 가지고 있다. 유아의 주의는 수동적 성질이 강하고 능동적 성질이 약하므로 유아의 주의를 집중시키기 위해서는 자극이 크고 강하며 지속적이고 운동적이며 신기한 것이어야 한다. 새로운 놀이용품을 주었을 때 3~4세의 유아는 10분간 주의하고, 3~6세에는 20분간 지속하고 놀 수 있다.

⑤ 기억의 발달

기억은 일시적이며 영속성이 없고 영속성 기억은 3세경부터 발달하기 시작한다. 20개월 된 유아는 엄마를 기억하고 있다가도 1주일 정도 접촉이 없으면 잊어버린다. 유아의 기억은 정서적인 영향을 받아 즐거웠거나 슬펐던 일은 기억한다. 또한 기억은 특별한 사건과 연상되어 공포감으로 작용할 수 있다. 예를 들면, 경험했던 병원에 대한 공포가 비슷한 병원 분위기에 노출될 경우 특별한 사건과 연상되어 공포감으로 작용할 수 있다.

⑥ 언어의 발달

2세부터 유아는 타인의 말을 이해하는 능력이 급속히 발달한다. 그렇지만 어떤 연령대에서는 실제 사용하는 어휘보다 이해하는 어휘가 더 많다. 이때 유아의 이해하는 어휘가 얼마나 많은가는 유아와 함께 있는 사람들이 유아로 하여금 말의 의미를 배우도록 얼마나 주의 깊게 도움을 주었느냐에 달려 있다.

㉠ 언어발달에 영향을 주는 요인

정서적 접촉 • 영유아 언어가 정상적으로 발달하기 위해서는 보호자와 따뜻하고 애정적인 신체적 접촉을 함으로써 옹알이를 하고 의미 있는 언어로 전이된다. 애정적 접촉뿐 아니라 타인과 언어적 상호작용도 중요하다. 유아는 타인이 말하는 것을 듣기만 해서는 언어를 배우지 못한다. 언어를 배우기 위해서는 실제로 언어를 사용하면서 사람들과 상호작용을 해야만 한다.

후속반응 • 자신이 소리를 내면 성인이 반응해 준다는 경험을 통해 아기는 원인과 결과의 관계, 즉 자신의 행동이 어떤 결과를 초래한다는 점을 깨닫게 된다. 신호를 발달시키게 되면 이것이 대화의 능력을 발달시키는 첫 단계가 된다.

보호자와의 대화 • 성인이 유아를 대화상대로 생각하고 민감하게 반응하여야 한다. 유아의 연령에 따라 대화의 억양, 높이, 반복 등이 다르다. 부모가 어린 아동에게 성인과 대화할 때보다 더 짧은 문장을 사용하고 주로 현재에 관해 이야기하는 모성어를 사용하며 이는 유아의 언어학습에 도움을 준다.

모방 • 유아가 어휘를 배워가는 동안 부모나 주위의 또래들의 어휘를 모방하여 사용한다.

Piaget에 의하면, 유아가 사용하는 언어는 자기중심적이며 자신의 독특한 언어가 많다고 하였다. 말을 잘 하기 위해서 필요한 세 가지 과업은 단어의 정확한 발음, 어휘의 형성, 낱말을 문장으로 결합하는 것이 가능해야 한다.

㉡ 월령별 언어발달

1세~18개월
- 의성어가 많고 1개의 단어로써 말하나 많은 뜻이 포함되어 있다.
- 약 22개의 단어를 익힘
- 친숙한 물건에 이름을 붙이고 한 단어 문장을 말한다.
- 몸짓언어를 사용하며, 말하는 것의 25%를 이해한다.

18개월~2세
- 이 시기는 사물에 이름이 있음을 알고 이름을 호명하는 시기이다.
- 어휘 수가 급격히 증가하고 명사 이외의 다른 품사도 사용하며, 2세에는 약 300단어의 어휘를 가지며 3~4개의 단어로 된 문장을 만들 수 있다.
- 일상적인 형상과 물건의 이름을 말한다.
- 표현하는 것이 세밀해진다.

2~3세
- 유아어와 모방어는 대부분 사라진다. 시제의 구별이 가능하다. 어제, 오늘, 내일이라는 말을 배우고 구별이 가능. 어휘 수는 2.5세 때 450단어, 3세 때 900단어를 사용한다.
- 말하는 것의 75%를 이해한다.

4) 정서적 발달

(1) 분류

유아기는 영아기에 비해 보다 분화된 정서이다. 특히 이 시기는 신체활동의 증가로 피로감을 느끼고 사회적 환경이 확대됨에 따라 적응곤란이 거듭되어 정서적으로 매우 불안정한 시기이다.

유아의 정서적 특징을 성인과 비교해 보면 정서 지속시간이 짧고, 강렬하고 표출 수가 많으며, 쾌 · 불쾌의 양극단 간의 동요가 심하다.

분노

- 유아기에는 공포반응보다 분노반응을 자주 일으킨다. Hurlock은 유아의 분노 유발요인을 다음과 같이 들고 있다.
  ㉠ 몸에 속박을 느낄 때, 옷이 작거나 꼭 껴안았을 때
  ㉡ 신체활동이 억제되었을 때
  ㉢ 잔소리 또는 꾸지람을 들을 때
  ㉣ 소유물에 간섭을 받았을 때
  ㉤ 희망, 계획과 목적 등이 좌절되었을 때 분노정서를 표출
- 분노는 일반적으로 유아가 욕구불만이 있을 때, 자기유지 또는 자기주장을 위한 반응이다. 유아가 피로할 때, 배가 고플 때, 졸릴 때 등의 상황에서 분노정서가 더욱 촉진된다.

공포

- 신변의 구체적 자극이 공포의 원인이 된다. 공포의 대상은 어두움, 큰소리, 동물, 그림자, 낯선 물건, 사람, 사건 등이다.
- 무서우면 울고, 떨고, 움츠리는 도피적 행동을 보이며, 공포의 대상은 연령이 증가함에 따라 변화한다. 부모나 가족들은 유아가 보는 앞에서 불필요하게 공포심을 표출해서는 안 된다. 또한 유아가 공포반응을 보인다고 해서 꾸중하거나 놀리는 것은 더 큰 공포반응을 줄 수 있다. 공포의 자극요인을 최소한으로 하고, 두려워하고 있는 상태에 대하여 결코 그러한 것이 아니라는 설명을 해주거나 모범을 보여주어 이것을 모방하게 한다.

질투

- 자기에게 주어질 것이라고 기대한 애정이 자기에게 주어지지 않고 타인에게 주어졌을 때 준 사람과 주어진 사람에 대한 분노의 정서반응이다.
- 유아의 경우는 주로 어머니의 애정 상실로 인하여 질투를 나타낸다. 이때 경쟁상대에게 분노를 나타내고 주로 부모의 애정을 동생과 나누어 받기를 싫어하는 자기중심적 사고를 가지므로 질투심을 갖는 것은 성장 · 발달과정에서 볼 때 정상이라고 할 수 있다.

• 질투정서는 남아보다는 여아가 심하고 지능이 우월한 아이에게서 더 많으며 가족 수가 많은 가정의 유아일수록 질투심이 적다. 이러한 질투현상이 빈번한 경우 유아의 인성발달에 부정적 영향을 미칠 수 있으므로, 부모는 지나친 개인경쟁을 자제시키고, 공평한 대우를 해주는 것이 필요하다.

애정
• 자기와 놀아주는 사람과 자기의 생리적 욕구를 만족시켜 주는 사람에게 애정을 갖게 된다.

기쁨과 웃음
• 기쁨은 웃음으로 표출되며 유아의 웃음은 감각적 · 생리적 욕구가 충족되었을 때 내면적인 기쁨을 나타내는 자연적인 과정을 의미한다. 유아는 건강한 상태이거나 흥미를 유발하는 물건이 있을 때, 욕구충족에 의해 긴장이 해소되었을 때 등에 기쁨을 나타낸다. 이 시기 유아는 쾌정서 반응이 매우 민감하고 예민하기 때문에 유아를 정확하고 확실하게 지도하면 기쁨을 줄 수 있고, 또한 나쁜 습관도 효과적으로 교정할 수 있다.

5) 사회적 발달

유아기는 주로 부모와의 사회적 접촉을 즐기고 부모의 사랑을 받고 부모를 사랑하는 행동양식을 배운다. 3세를 전후하여 친구와의 접촉을 즐기면서 점차 사회성이 발달하기 시작한다. 유아가 가정에서 부모와 원만한 관계를 형성한 경우 친구와의 관계도 원만하다.

(1) 성인과의 관계

분리
• 어머니와의 공생적 결합에서 벗어나는 분리가 나타난다.

개체화
• 환경 내에서 자신의 개인적 특성을 인식하는 것이 가능해진다.

자율성의 발달
- 이 시기 영아는 부모나 그 외 환경과의 상호작용에서 예측 가능하고 믿을 만하면, 자신의 행위가 바로 자신의 것이라면, 다른 사람에게 예측 가능하고 믿을 만한 행위를 하기 시작한다.

반항적 현상
- 유아의 성인에 대한 태도는 2세가 되면서 수동적이고, 의존적인 것이 독립적인 생활이 많아짐에 따라 성인에 대해 의뢰가 적어지고 요구에 완고하게 저항하는 거부증적 행동형식이 나타난다.
- 2~3세 때부터는 강한 자아의식을 가지고 순종성이 적어지며 고집이 세고 저항하는 경향이 생긴다. 이를 반항적 현상이라고 하며 유아기를 제1반항기라고 한다.

(2) 친구관계와 놀이

2세의 유아는 두 사람 이상의 유아가 같은 장소에 있어도 함께 놀지 않고 각자 노는 평행놀이가 나타난다. 3세경에는 운동발달과 언어발달로 신체적 자주성과 함께 강한 자아의식이 나타나서 환경을 자기 뜻대로 정복하려는 자기중심적 경향을 현저하게 나타낸다.

6) 성심리 발달

유아는 자신의 신체를 탐색하고 접촉을 통해 즐거움을 갖는다. 이 시기 자신의 생식기에 대해 관심을 갖게 되는데 부모의 반응은 아동의 태도에 영향을 주므로 부정적 반응보다는 수용해야 한다.

이 시기에는 성역할의 차이를 배우게 되고 모방놀이가 나타난다. 부모와 다른 성인의 성적 행동들을 관찰함으로써 애정행위에 대한 초기 태도가 형성된다.

7) 종교적 발달

유아는 미숙한 인지과정 때문에 종교에 대해 모호한 개념을 가진다. 다만, 일상생활에서의 기도와 같은 종교적 행동이 편안함을 제공해 줄 수는 있다. 성장하는 생활은 언제나 상호 의존한다는 본성을 가지고 있다. 부모가 유아의 욕구에 충실히 응답할 경우 유아의 종교적 발달의 첫 조건이 형성된다. 형식적인 교육을 시작하기 이전에 어린아이들은 다른 사람들의 암시, 흉내, 또는 적응에서 많은 것을 배우게 된다.

8) 성격발달

유아는 점차 공식적 모자관계에서 벗어나려고 하고 하나의 별개 인간으로서 독립하려고 하며 주된 수단은 자기주장, 과잉운동, 항문통제를 사용한다. Freud는 이 시기를 항문기(anal stage)라고 정의하였으며, 신경계통의 발달로 배설기능 조절이 가능해짐에 따라 신체부분 중 배설이나 배설기능과 관련된 부위에 흥미를 가지게 된다.

(1) 성격 결정요인과 지도

배변 및 배뇨훈련

- 근육이나 신경의 성숙으로 유아가 혼자 편안히 앉을 수 있는 시기(7개월)나 배변시간이 비교적 규칙적일 때 변기에 앉혀 배변훈련을 시작한다.
- 소변통제는 16~18개월 때에 3시간 간격으로 배뇨하기 때문에 이때 실시하는 것이 좋다. 밤에 소변을 가리는 것은 2½~3세까지는 통제가 가능해진다.
- 배변훈련의 연습은 5~10분으로 제한하고 부모가 아동 곁에 있어주어 뒤처리를 해준다.

• 성공적인 배변훈련을 하였을 경우 칭찬을 해주고, 아동이 실수를 하더라도 때리는 등의 부정적인 통제는 피한다.

자율성 지도 • 아동은 다른 사람과의 상호관계에서 믿을 만하다는 신뢰감이 형성되면 의심이나 수치심에서 극복된다.

가정 • 유아기 내지 아동기 때 인간관계의 상호작용은 성격발달에 지대한 영향을 미친다.

– 어머니의 역할

먼저 어머니의 역할은 육아에 대한 이해, 육아를 수행하는 데 관여 정도, 어머니의 성격, 그리고 육아과업 수행에 자신의 평가 등에 의해서 좌우된다.

아이가 수용소 양육, 모친이별, 왜곡모친 등으로 인해 어머니의 양육이 정상에서 이탈 혹은 왜곡된 형태로 모성애가 상실된 경우에도 성격결정에 영향을 미친다.

어머니가 민감하고, 일관성이 있으며, 유아에게 운동할 자유를 주고, 잘 먹이고, 쉬게 하고, 활발하게 놀게 하는 경우 유아는 잘 적응하게 된다.

어머니 자신이 자기통제적이고 유아에게 가장 좋은 환경을 마련하고 노력하는 아동중심적 역할은 유아에게 보다 잘 적응할 수 있는 바람직한 인성을 형성하게 한다.

– 아버지의 역할

가정에서의 아버지의 역할은 어머니의 역할만큼 분명하지가 않다. 그래서 아동의 성격형성에 어떤 영향을 미치는 지에 대해서 의견이 분분하다. 그러나 오랫동안 아버지와 격리된 생활을 한 아동은 그렇지 않은 아동에 비해 사회관계 형성에 곤란을 겪으며 더 긴장과 불안을 갖고 미숙하며 다양한 상황에서 자신감을 잃고 있다. 이러한 사실에 비추어 볼 때 아버지의 부재 또한 성격발달에 미치는 영향이 큼을 예측할 수 있다.

가정은 부부가 결합되어 이루어지는 것으로, 가정 분위기가 얼마나 잘 융합하느냐, 갈등을 겪었느냐에 따라 좌우된다. 가정에서 부부가 부담하는 책임의 정도, 어린이 양육책임의 분담, 양육행동의 조화와 갈등, 부부간의 애정과 갈등, 이와 같은 요인들은 직접적으로 유아의 인성발달에 영향을 주는 요인이다.

9) 유아기의 영양

(1) 식습관의 발달단계

월령별 신체운동 발달에 따라 식습관 태도에도 영향을 미치게 되는데, 발달과정을 살펴보면 다음과 같다.

연 령	발달과정
2세 전후	• 컵을 손에 쥐고 음료를 잘 마신다. • 음식물을 적극적으로 원한다. • 음식이 오는 것을 앉아서 기다리는 등 욕구통제능력이 생긴다. • 음식의 기호가 뚜렷해진다.
2세 후기	• 식사 중 흘리지 않고 깨끗하게 먹는 아이도 있으나 아직도 많이 흘린다. • 자립심과 의존심, 두 가지가 섞여 있다. • 컵이나 공기를 한쪽 손으로 쥐는 방법이 좋아진다. • 식단을 차릴 때 도와주려고 한다.
3세 전후	• 편식이 고착되거나 편식 없이 좋은 식습관이 형성되는 시기이다. • 식사하는 데 손을 사용하는 능력이 향상된다. • 젓가락질을 하게 된다. • 음식을 잘 씹어 먹게 된다. • 3세가 넘으면 운동량이 늘어 식욕이 상당히 왕성해진다.

각각의 발달 월령에 맞추어 식습관을 지도하는 것이 필요하다. 이를 위해 부모는 부가적으로 다음의 상황을 고려해야 한다.

① 강요하지 않는다

부모는 다양한 음식을 제공할 책임이 있지만, 먹을지 말지 또는 얼마나 먹을지는 아동이 결정하도록 한다. 새로운 음식을 제공할 때에는 한번에 한 가지의 새로운 음식을 소량만 준다. 새로운 음식은 식사를 시작할 때, 즉 배가 고플 때 먹어보도록 한다. 어떤 음식을 자주 볼수록 받아들이기 쉬우므로 먹지 않아도 계속 식탁에 올린다면 언젠가 먹어보게 될 것이다.

② 아동의 기호를 존중한다

아이들은 일반적으로 달걀, 우유, 요구르트, 생선, 사과, 귤 등을 좋아하고, 미나리, 파, 쑥갓, 고추 등 냄새가 강하거나 매운 맛이 있는 채소, 맵거나 짠 음식 등을 싫어한다. 같은 식품이라도 조리법에 따라 기호도가 달라질 수 있다. 또한 아이들은 작은 식탁에서 아이들끼리 먹는 것을 좋아한다.

③ 목에 걸리지 않도록 주의한다

아이들이 식사할 때에는 반드시 부모가 옆에 있어야 한다. 음식을 입에 물고 뛰어 다니거나 넘어지는 경우 음식이 목에 걸리기 쉬우므로 앉아서 먹도록 한다. 특히 포도, 땅콩, 단단한 사탕 등을 주의한다.

④ 식사준비를 함께 한다

식품의 형태가 생것일 때와 익혔을 때 달라진다는 것을 보여줄 수 있으며, 음식을 섞거나 젓기, 장식하기 등에 참여시키면 음식에 관심을 많이 갖게 되고, 본인이 준비한 음식을 먹어 보려는 경향이 더 많아진다.

⑤ 음식의 모양과 담는 방법을 변화시킨다

아이들이 좋아하는 캐릭터를 활용한 음식모양과 선호 용기를 준비하면 식사에 더욱 주의를 집중시킬 수 있다.

⑥ 영양가 있는 간식을 제공한다

적어도 두 개의 식품군이 포함된 영양가 있는 간식을 잘 선택하여 제공한다.

예 우유, 치즈, 과일, 꼬마당근, 땅콩버터 바른 빵

⑦ 충치예방을 위하여 노력한다

아이들은 끈적끈적하고 설탕이 많이 들어 있는 간식을 좋아한다. 식사 후에 이를 닦는 습관, 간식 후에 이를 닦거나 물로 입안을 헹구는 습관 등을 갖게 한다. 끈적끈적한 것보다는 이에 달라붙지 않는 식품을 선택하도록 유도한다.

⑧ 올바른 젓가락 사용방법을 가르친다

손의 기능과 뇌의 발달을 도와주는 젓가락 사용방법을 3세 전후에 익히게 한다.

⑨ 식사예절을 가르친다

음식에 대해 감사하는 태도, 바른 자세로 앉아서 먹는 태도, 음식을 소리 내지 않고 잘 씹어 먹으며 남기지 않는 습관, 식사 후 식탁 치우는 일을 돕는 습관 등을 교육한다.

⑩ 부모가 좋은 모델이 되어야 한다

아이들의 식습관에 가장 영향을 많이 주는 요인은 부모의 식습관이라는 것을 기억해야 한다.

10) 유아기의 간호

교통사고

복잡해진 환경 등으로 인해 우발적인 사고의 위험이 급격히 증가한다. 주로 발생하는 사고로 길에서 놀거나, 자전거 등을 이용하는 과정에서 발생할 수 있다. 그러므로 길을 건널 때에는 성인의 손을 반드시 잡고 건너게 하고 교통규칙을 교육하고 반드시 지키도록 한다.

화상

유아기 화상은 주로 가정에서 부모들의 부주의로 발생하기 쉬우며, 뜨거운 물이나 난방기구, 전기장치 등으로 인해 발생할 수 있다. 화상위험이 있는 물건은 유아 주변에서 반드시 제거하고, 부엌 등에 혼자 들어가지 않도록 주의한다.

낙상

유아들의 낙상사고는 난간이나 창살이 없는 창과 계단 등이며, 높은 곳에 올라갔을 때 추락사고의 위험이 증가한다. 유아의 놀이 중에도 부모는 주변 환경을 관찰하고, 안전한 환경 조성을 위해 노력해야 한다.

중독

호기심이 많은 유아들의 경우 가정 내 손에 닿는 위치에 있는 약병이나 세제 등은 유아 중독사고의 원인이 된다. 중독사고는 대부분 어른들의 부주의로 발생하므로 위험한 물질은 안전하게 보관하여 중독사고를 사전에 예방한다.

치아건강

충치의 발생은 자당이 주된 원인으로 치아건강 유지를 위해서는 식이관리가 선행되어야 한다. 18개월에서 3세 사이에 생기는 충치는 젖병충치라 하며 주로 자기 전에 우유나 쥬스를 먹는 유아에서 많이 나타난다. 되도록 잘 때는 젖병을 물리지 말고, 우유나 쥬스 대신 물로 대치하도록 한다.

5. 학령전기 아동

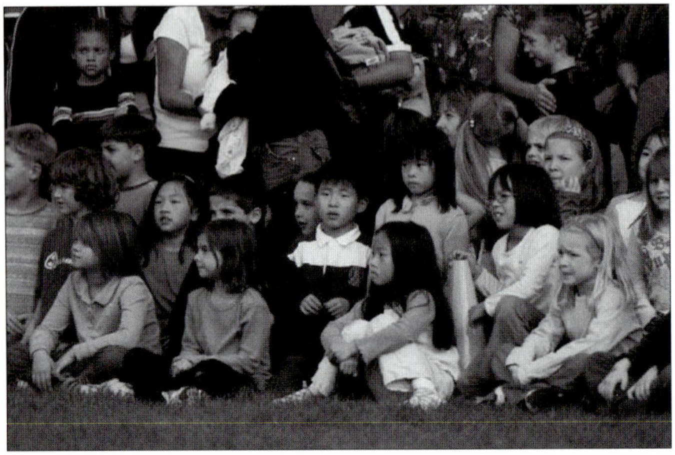

1) 개 념

4~6세까지를 의미하며, 취학 전기 또는 유치원 시기라고 말한다. 신체의 성장률은 영아기에 비해 감소되나 전신운동의 발달이 현저하게 증가한다. 상상력이 풍부하여 흥미 본위로 활동하며, 자기를 둘러싼 환경을 탐색하여 그 작용을 알려고 하며 또한 적용하려고 노력한다. 학령전기 아동은 이 시기 동안 취학을 준비를 하게 된다.

신체기능을 조절하고, 다른 아동과의 협력을 키우고, 정상적인 언어의 사용이 이루어지고, 지능이 급속히 발달하여 질문이 많고 사회성의 발달로 비형식적인 유희집단이나 도당(group)을 형성하는 시기이다. 성적 호기심이 많고 성역할이나 성유형이 뚜렷해지고 부모의 행동에 동일시하며 초자아와 양심이 형성된다. 불안을 극복하기 위해서 방어적 행동이 나타난다. 자발성 내지 창조성이 형성되고 이것이 실패 시에는 죄악감이 생긴다.

이 시기는 인간의 기본적인 특성이 결정되는 시기로, 인간행동의 결정시기로서 그 중요성이 인정되고 있으며 바람직한 교육을 위해 가족이 중요한 영향요인이다.

2) 신체적 성장과 발달

(1) 신체 특징

이 시기의 성장은 부진한 편으로, 체중은 다음의 공식을 통해서 계산할 수 있다.

Weech formula(lb) = 4~8세 체중 = 6 × 나이(년) + 12

이 시기의 아동은 평균 체중의 변화가 심한데 2~3.5kg의 변화는 정상범주에 속하며 남아가 여아에 비해 무거워진다. 6세가 되면 출생 시 체중의 5배가 된다. 성인과 비교해 보면 두위는 90% 수준에 도달하고, 흉위는 60%의 수준에 도달한다.

(2) 신체 각 부위의 변화

신경계와 임파조직의 성장이 빠르다. 3세 말이 되면 아데노이드(adenoid) 조직은 점차 중요성이 감소되고 편도선(tonsil)은 최고 크기에 도달하여 7세까지 계속 자라며 그 이후 점차 작아진다.

체중의 증가와 함께 뼈의 경화가 이루어지는 이 시기에는 뼈가 손상되더라도 부러지기보다는 모양의 변형이 쉽게 나타나며 그 결과가 평생 가게 되므로 이 시기 바른 자세를 유지하는 것이 중요하다. 여전히 지방조직의 발달이 근육조직의 발달을 앞서며, 근육발달은 남아가 여아보다 발달되어 동년배의 여아보다 힘이 세다. 5~6세가 되면 제1유치의 탈락이 시작된다. 이 시기 각각의 신체비율이 각기 다른 속도로 성장하기 때문에 성인의 신체에 비해 매우 불균형적이다.

머리 • 이마는 얼굴의 하단부터 더 빨리 발달이 이루어지는데 이는 뇌의 급속한 성장의 결과로 아동의 얼굴이 길어지며 예전의 모습이 사라지게 된다. 여전히 머리에 비해 얼굴이 작다.

몸통 • 6세가 되면 몸통의 길이와 넓이가 출생 시의 2배가 된다.

목 • 발달하여 몸이 길고 어깨와 흉곽이 탁월하고 견고한 형상을 보인다.

배 • 볼록한 상태에서 점차 납작해지며 허리선이 생긴다.

팔 • 6세 때는 2세 때에 비해 50%가 증가하며, 손가락은 짧고 뭉툭하여 팔에 비해 손이 매우 작아 보인다.

(3) 운동발달

이 시기는 신경근육의 성숙으로 운동기능에 급속한 발달을 가져온다. 운동기능 발달에 가장 중요한 영향요인은 아동의 성숙이다. 이 시기 다리운동이 분화되며 손의 조작운동의 정확성과 속도가 급속히 발달한다.

- 성장에 수반되는 기본 운동에서 학습에 의해 발달할 수 있는 국부운동으로 분화, 발달한다.
- 힘의 방향, 속도의 방향, 정확성, 그리고 조화적으로 되어 협응하는 운동발달을 한다. 주의집중, 의지, 금지력의 발달과 밀접한 관계가 있다. 골격, 근육, 신경계의 발달과 밀접한 관계를 갖는다.
- 반복되는 연습을 통해서 학습된 신경과 근육의 조정이 나타난다.
- 충분한 성숙이 이루어지지 않은 경우 학습의 지연을 초래한다.
- 대부분 기술의 습득은 모방을 통해 이루어지므로 모방의 좋은 양식이 있어야 한다.

연 령	전체운동	미세운동
4세	세발자전거를 탄다. 계단을 두발로 내려오고 올라간다.	9~10개의 블록을 쌓을 수 있다. 원을 보고 그린다.

5세	한발로 깡충깡충 뛴다. 공을 잡을 수 있다. 한발로 교대로 계단을 오른다.	가위를 사용하여 선을 따라 자를 수 있다. 신발끈을 묶을 수 있다. 네모를 그린다.
6세	두발을 교대로 뛸 수 있다. 공을 잘 던지고 받는다. 줄넘기를 한다. 눈을 감고 한발로 선다.	가위나 연필을 자유롭게 사용한다. 마름모, 삼각형을 보고 그릴 수 있다.

3) 지적 발달

직관적 사고의 단계로, 사고와 지각이 완전히 분리되지 않은 채 복잡한 상을 만들게 된다. 이 시기의 아동들의 개념과 상태에 대한 이해는 어떤 사물이나 사건의 특징적인 면을 지각하는 것으로 판단되므로 일반적으로 상이한 면이나 서로 다른 차원을 연결하지는 못한다. 이 시기의 아동이 물체나 환경에 대해서 반응하거나 이해하는 것은 그 자극이 주는 단순하고 뚜렷한 직관적인 자극에 의해서 이루어진다. 이 시기의 아동은 형태의 변화가 반드시 양의 변화를 가져온다고 생각한다.

(1) 지각의 발달

공간 → 시간의 질서

- 학령전기 아동의 공간지각은 4~5세에는 형태보다 색을, 6세 이후에는 형태에 더 빨리 반응
- 자기를 중심으로 한 위치에 대한 지각, 사물의 대소 비교와 색깔의 비교는 3세 이후부터 발달 → 원근지각이 가능
- 4세 중에 아침, 저녁 등의 지각이 가능하며 6세 이후부터 월, 주, 어제, 오늘, 내일과 같은 과거, 현재, 미래의 개념이 형성되고 발달

(2) 사고의 발달

발달 심적 구조와 기능이 미분화하므로 성인의 사고와는 본질적으로 상이한 특색을 갖는다.

유아적 사고의 특징인 주관과 객관과의 미분화성은 이 시기까지 계속된다. 구체적 또는 정서적 사고, 그리고 자기중심적 사고의 시기이다.

- 사고에는 감정이 결부되어 있고 직관과도 밀접한 관계가 있어서 구체적인 상황에서 사고활동이 가능
- 자기중심성은 7세경까지 아동의 사고를 지배
- 집단적 독어의 사용이 많음

독어

언어의 사회적 특성과는 차이가 있어, 말을 타인에게 알리려고 노력하지 않고 혼자 제멋대로 이야기하며 즐기는 것

(3) 수 개념의 발달

3~4세부터 실물과 수 칭호와의 대응관계가 가능해지므로 이 시기야말로 수 개념의 발달시기라고 할 수 있다. 간단한 셈을 할 수 있는데, 4세가 되면 셋은 셈하지 않더라도 직관적으로 알고, 6세 때는 10까지의 셈하기가 가능하며 소수의 어린이는 100까지도 셈이 가능해진다.

수 개념 발달을 위한 지도는

- 많은 수 체험의 기회 제공
- 많은 비교, 분배, 분할 경험 제공
- 수 계열에서 집합수로 지도
- 구체적인 사물에서 추상적인 수사를 이해시키는 중간적 도구로서 나무토막 또는 셈하기, 놀이용품 등을 사용

(4) 기억의 발달

이 시기의 기억은 영속기억이 가능해지며 연령이 증가함에 따라 기억흔적의 범위도 확대되고, 과거에 경험한 일을 다시 생각해 내는 것을 재생이라고 하는

데, 이것의 기간이 길어진다. 특히 이 시기는 장소와 전체 상황에 대한 기억이 정확해진다. 기억발달의 효과적 지도를 위해서는 다음의 상황을 참고할 수 있다.

- 직전에 경험한 것을 잘 기억하므로 경험 직후 다른 자극은 주지 말고 기억하도록 지도한다.
- 반복연습한다.
- 직접적인 이익과 책임감을 가질 수 있는 일에는 깊은 주의를 기울이므로 유의적 기억을 돕는다.
- 지적 능력에 맞는 내용의 자극과 경험 제공한다.
- 연상의 조건을 양호하게 하기 위해서는 환경을 정비한다.

(5) 상상의 발달

이 시기를 상상생활 시대라고도 한다. 4세경부터 지적 발달과 생활공간의 확대로 소망이 생기고 또한 좌절감을 느끼는 경우가 많다. 따라서 욕구의 충족을 위해 상상이 많아진다. 그들은 상상에 의해서 시간과 공간의 한계를 넘고 자기 능력 이상의 일을 공상의 세계에서 이룬다. 가작적 놀이와 상상적 활동은 4세경부터 학령기 후기까지 정신생활에 큰 비중을 차지하고 있다. 특히 이 시기의 상상은 창의적 사고와 인지적 발달에 영향을 주므로 교육적으로 매우 중요하며, 이 시기의 상상발달의 표출은 놀이와 그림이야기 등을 통해서 나타난다.

(6) 언어의 발달

이 시기에 사용하는 언어는 자기중심이고 독자적인 표현으로 나타나는 독어가 많다. 독어는 그들이 표현하는 총 어휘의 1/3을 차지하며, 이 시기는 인격의 발달이 자기중심성에서 사회성으로 전환하는 과정이다. 이 시기의 언어내용의 기능적 발달은 자기중심적 언어에서 사회중심적 언어로 변화하고 응답과 발표 등의 소극적 언어에서 주장과 비판, 질문 등의 적극적 · 사회적 언어로 발달하는 시기이기도 하다. 언어발달에 있어 가장 결정적 시기는 2~4세로 이 시기는 아동

독어란, 즉 언어는 사회적인 것인데 이는 사회적이 아니며 말을 타인에게 알리려고 노력하지도 않고 혼자 제멋대로 이야기하며 즐긴다.

이 실제 말로 표현하는 것보다 더 많은 어휘발달이 급속히 진행되는 시기이다.

① 연령별 발달 특징

4세 • 1,500~1,700단어의 어휘를 가지고 있고, 어휘가 풍부해지며 말도 유창해진다.

5세 • 2,050단어의 어휘를 가지고 색상을 이해하고, 이 시기에는 언어의 조절기능이 더욱 발달되어 공공연한 언어에서 은밀한 언어로 발달이 이루어진다.

6세 • 약 2,300단어의 어휘를 가짐. 이 시기의 학습은 언어를 통해서 이루어진다.

② 언어장애

이 시기의 아동은 언어의 발음, 어휘의 형성, 적합한 언어 사용에 있어서 장애를 초래할 수 있다. 언어 습득과정 중 발음상의 가장 큰 오류는 아기말, 혀 짧은 소리, 모호한 발음, 중단 말더듬이다. 아기말이란 틀린 말을 의미하며 철자가 뒤바뀐 말을 하는 경우를 말하며, 모호한 발음이란 입술, 혀, 턱을 활발히 움직이지 않아 말이 불분명한 경우이며, 이는 수줍음이나 게으름, 흥분, 무엇인가를 급히 말하려고 할 때 등의 결과이다. 반복 말더듬은 하나의 철자, 음절 혹은 전 문장까지도 반복해서 말한다.

이 시기 말더듬이 행동은 부모의 아동에 대한 태도가 너무 강압적이거나 간섭적인 경우 나타날 수 있다. 이를 말더듬는 아동을 교정하기 위해서는 주의가 필요하다.

- 부모 및 주변인들은 정확한 말을 사용한다.
- 의사표시를 잘 할 수 있는 가정 분위기를 조성한다.
- 아동에게 말더듬이라는 호칭을 사용하지 않는다.
- 말을 지나치게 빠르게 하는 아동과의 접촉을 피한다.
- 그 외 정신적 장애, 발성기관의 근육 및 신경계 이상은 전문의와 상의한다.

말더듬이의 교정 시에는 다음의 사항에 주의해야 한다.
① 부모는 정확한 말을 사용한다.
② 의사표시를 잘 할 수 있는 분위기를 조성한다.
③ 말더듬이 아동에게 말더듬이라는 호칭을 붙이지 않는다.
④ 아동에게 자신감, 성취감을 경험케 한다.
⑤ 가정의 분위기는 즐겁고 불화가 없도록 한다.
⑥ 말을 지나치게 빠르게 하는 아동과의 접촉은 피하게 한다.
⑦ 적당한 건강을 유지하도록 한다.
⑧ 정신적 장애 또는 발성기관의 근육 · 신경계 장애가 심할 시에는 주치의와 상의한다.

4) 정서적 발달

(1) 특징

유아기의 정서유형으로서 사회적 환경이 넓어져 활동이 많고, 또한 적응곤란 현상이 거듭되기 때문에 정서적 긴장이 매우 심하다. 이 시기의 정서에 대한 연구에 따르면, 많은 요인들이 아동의 정서성을 유발한다고 하는데 그 요인을 살펴보면 다음과 같다.

① 피로

피로한 아동은 대부분 심술궂고 어떤 일을 해낼 수 없다. 가장 피로하기 쉬운 시간은 정오 직전, 저녁식사 직전, 그리고 수면시간 직전과 쇼핑이나 여행 등 비일상적 활동의 직후이다.

② 나쁜 건강상태

건강이 좋은 상태는 쾌정서를 유발하지만 나쁜 건강상태는 아동을 병약하고 신경질적으로 만든다. 아동이 심하게 아플 때는 정서적 표출은 오히려 적지만 회복이 되면 신경질을 부리는 경향이 많다.

③ 정서적인 사람과의 교제

아동은 모방이 빠르기 때문에 타인의 행동을 즉시 모방하는데, 이때 정서적 통제가 되지 못한 다른 아동과 자주 친하게 놀게 되면 아동은 자신의 정서를 더욱더 통제하지 못하게 한다.

④ 욕구의 좌절

모든 아동은 다른 사람에게 상관하지 않고 원하는 것을 원하는 때에 하고 싶어 한다. 환경은 물론 아동의 자연적 충동에 제한을 가하며 따라서 아동은 좌절하고 반항한다. 이 시기의 아동들의 대부분은 공포, 분노, 질투 등의 불쾌정서를 행복, 애정, 호기심과 같은 쾌정서보다 많이 체험한다.

이 시기 부모의 역할은 아동이 되도록 쾌정서를 경험할 수 있도록 하고, 불쾌정서를 유발하는 상황을 제거해야 하며, 아동의 성격발달에 최소한의 손상을 주고 최대한 이익을 얻을 수 있도록 지도해야 한다. 이를 위해서는

- 정서의 격렬한 표출 원인을 제거한다.
- 사회적으로 승인이 될 수 있는 행동으로 정서를 표출한다.
- 자신의 정서를 말로 표현할 수 있는 기회를 준다. 아동은 정서를 언어화함으로써 불쾌정서로부터 억압되어 있는 정서적 에너지의 체계를 해소할 수 있다.

(2) 정서의 분류

① 분노

이 시기의 가장 공통 정서는 분노로, 성인의 필요나 요구에 따르도록 제한된 환경에 놓이게 되거나, 욕구의 좌절을 경험하게 되면 분노의 감정을 표출하게 된다.

분노의 표출이 잦은 아동의 지도를 위해서는

- 피로에 노출되지 않도록 하고, 흥분상태가 지속되지 않도록 한다.

- 분노의 감정을 표출할 수 있는 긍정적인 놀이나 운동을 제공한다.
  예 뛰어놀 수 있는 운동
- 분노가 욕구충족의 수단이 되지 않도록 하며, 원인을 찾아 예방할 수 있도록 한다.

② 공포

준비 없이 예기치 못한 사건을 경험하게 될 때 아동은 분노를 경험하게 된다. 이를 완화하기 위해 공포를 경험하게 되었던 예전의 사건을 긍정적인 경험으로 바뀔 수 있도록 도와주고, 공포를 유발할 수 있는 자극을 최소화시킨다.

6세 이후가 되면 상상력의 발달로 상상적 또는 예견된 위험에 대한 공포가 많아진다. 아동이 공포대상을 극복할 수 있도록 하는 지도하고 보호해야 한다. 적절한 공포는 위험이나 사고로부터 스스로를 보호하는 것이 중요하므로 항상 조심하는 태도를 기르도록 지도한다.

③ 질투

질투의 감정은 특히 동생을 보게 되었을 때 특히 많이 나타나게 된다. 질투의 결과 공격과 퇴행의 태도를 보이게 된다. 5세 이전의 경우는 주로 가족관계에서 질투가 발생하지만, 5세 이후가 되면 관심이 가족 외의 또래 집단과의 관계에 큰 흥미를 보인다. 그 과정에서 사회적 집단에서의 친구와 선생님에 대한 독점 등에 의한 질투가 일반적이다. 질투의 현상은 일반적인 것이지만 빈번하게 나타나거나 심한 경우 성장발달과 적응행동을 발달시키는 데 부정적 영향을 초래할 수 있다.

④ 애정

이 시기 애정에 있어서 가장 기본적인 무조건적 자극은 어머니가 주는 즐거운 만족으로 이것이 추후 조건자극인 다른 사람이나 물건들에 대한 애정으로 발전하게 된다. 애정에 대한 남녀의 차이를 살펴보면, 이 시기 남아는 어머니를, 여아는 아버지를 좋아하는 오이디푸스 콤플렉스(oedipus complex)가 나타난다.

⑤ 행복

기쁜 상태로 미소를 띠거나 웃음을 나타내는 것으로 행복감을 표현한다. 이 시기에는 우월감을 느낄 때, 부조화 상태일 때, 타인의 반응에 따라서, 특별히 기분 나쁜 환경에 노출되지 않을 경우 행복감을 보이게 된다.

⑥ 호기심

생후 7개월부터 3세까지를 Hurlock은 감각, 탐구, 운동, 조작의 시기라고 하였다. 즉, 호기심의 대상에 대하여 몸을 뻗쳐 자극에 가까이 해서 이를 잡으려 하고 이를 잡으면 만지고 흔드는 등의 탐구적 활동을 한다.

5) 사회적 발달

이 시기의 아동은 자기중심적 이기적 행동과 사회중심적 이타적 행동이 나타난다.

(1) 성인과의 관계

반항기를 겪은 아동은 성인과의 관계에서 자기중심적인 생각을 억제하고 성인이 시키는 일을 이해하고 복종하려고 한다. 4세 이후가 되면 언어가 현저히 발달하여 자기의 의지를 말로써 성인에게 전할 수 있고 자신감이 생긴다. 또한 이 시기는 주위의 사람으로부터 주어진 책임에 대해서 수행하려고 하는 과제의식이 발달하기 시작하여 6세경에는 완전히 발달한다.

(2) 친구관계

아동발달에 있어서 교우관계의 가치는 매우 크며 모든 아동들은 또한 교우관계를 원한다. 그들의 필요를 충족시켜 주는 친구의 유형은 그들의 연령과 성숙수준에 따라 다르다. 친구관계의 발달은 그들의 최초의 친구였던 부모나 가족들과의 관계가 건전하였다면 더욱 빨리 발달하게 된다. 이러한 친구관계는 아동의 사회화를 조장시킨다.

이 시기의 아동의 친구조건은 사회적 수준을 근거로 해서가 아니고 그의 장점을 근거로 해서 판단한다. 자기와 같은 성의 친구를 더 좋아하는 경향은 6세 이전에는 나타나지 않으며, 남아와 여아는 성에 대한 편견된 감정 없이 같이 논다.

(3) 사회적 행동

이 시기의 아동은 다른 아동과의 놀이를 통해서 자신을 집단생활에 적응시켜 감으로써 점차로 사회적인 인간으로 발달해 간다. 사회적인 칭찬과 비난에 대해서 매우 민감하여 그들의 행동은 칭찬받고 비난받지 않으려는 방향으로 조절된다.

① 경쟁

이 시기의 아동은 다른 아동과 동등하기보다는 우월한 것을 원하므로 상이나 칭찬을 받으려는 행동이 나타난다.

② 싸움

자기중심성이 강한 아동들은 경쟁의식 때문에 흔히 놀 때 싸우게 된다. 이 시기 싸움의 특징은 시간이 짧은 것이 특징이다. 특히 자아의식이 강한 3~4세에 그 빈도가 가장 많고 5세 이후부터는 사회적응과 사회화로 인해 점차 횟수가 감소한다.

③ 집적거리기와 놀리기

집적거리기는 신체적 고통을 주며, 놀리기는 정신적 고통을 준다는 점에서 다르다. 이 시기의 아동들은 자신의 타인에게 신체적 · 감정적 고통을 줄 수 있는 힘을 가졌다는 것을 발견하고 우월감 속에 만족하게 된다.

④ **별명 부르기**

아동들의 경우 친구와 놀다가 화가 났을 때 이런 행동을 취하게 되는데, 다른 아동과 싸움을 하게 되면 벌을 받게 된다는 것과 친구를 때릴 경우 다른 친구들이 자신과 놀지 않을 것이라는 것을 알고 이에 따른 심리로 상대에게 경멸적인 표현을 하게 되는 것이다.

⑤ **고자질**

집에서나 밖에서 놀이친구에게 인기 없는 아동에게서 흔히 나타나는 비사회적 행동의 일반적인 형태이다.

⑥ **평형놀이**

주로 4세 이하의 아동에게서 나타나며, 이 시기 비록 같은 장소에 있으나 함께 놀지 않고 자기가 선택한 놀이용품을 가지고 각자 놀이를 하는 것이다. 이는 같이는 놀고 있지만 함께 놀고 있지 않기 때문이다.

⑦ **협동**

4~5세 집단활동을 통해 협동심이 발달하기 시작하며 이 시기 단순한 칭찬을 제공하게 되면 협동심의 발달이 촉진되는 것을 볼 수 있다.

⑧ **동정심**

타인이 경험하는 정서적 상태에 영향을 받게 될 때 나타난다. 동정적 행동은 연령의 증가에 따라 발달하며 여아가 남아보다 동정심이 많고, 지능이 높은 아동이 낮은 아동에 비해 동정적 행동은 적다.

(4) 놀이의 발달

활동에서 얻는 즐거움을 갖고자 몰입되어 행하는 활동은 어느 것이고 놀이가 된다. 놀이는 활동이 다른 어떤 단일한 형태가 할 수 없는 방법으로 아동이 신체적 · 사회적 · 정서적 · 도덕적으로 발육할 수 있는 기회를 아동에게 제공한다.

그러나 놀이가 아동이 몰입해 있는 활동에서의 즐거움을 줄 수 있는 필수요건을 포함하고 있을 때에만 그 놀이에 연관된 가치를 줄 수 있다. 놀이의 가치는 다음과 같이 크게 네 가지로 말할 수 있다.

- **신체적 가치** : 신체적 · 정상적 성장과 발달이 촉진에 절대적 가치를 가진다. 놀이를 통하여 과도한 에너지의 방출을 돕고 골격, 근육, 내장기관 등의 발달을 촉진하고 신체 각 부분의 기술의 발달을 숙련시키고 신체활동으로 식욕과 숙면 등 생리적 기능을 왕성하게 하여 건강을 증진시킨다.
- **사회적 가치** : 놀이를 통하여 다른 아동과 어울려 지내는 방법을 배우고 다른 사람의 요구에 동조하는 것을 배우며 협동과 분담을 익히고, 작업에 주의집중이 가능해진다.
  집단의식이 촉진되고 협동의식이 강화되고 이해관계를 배우게 하여 사회적 능력을 형성, 발달시킨다.
- **도덕적 가치** : 놀이를 통하여 자기 소유물의 한계를 알게 되고 규칙을 잘 지켜야 하고 공평하고 정직하고 충실해야 함을 배운다.
- **정서적 가치** : 놀이를 통하여 억압된 분노, 질투, 공포를 방출하여 해소하게 되므로 정서적 부적응 상태를 예방할 수 있다.

6) 심리사회적 발달

이 시기의 아동은 솔선감을 획득하게 된다. 적극적으로 학습하는 시기로 활동에 대한 진정한 성취감과 만족감을 획득하게 된다. 이 과정에서 아동이 자신의 능력과 탐구한계를 넘어설 때에는 의식의 갈등이 일어나며, 적절한 행동을 하지 않은 것에 대하여 죄책감을 갖게 된다.

7) 성심리 발달

이 시기는 자신의 성정체감과 신념을 형성하는 매우 중요한 시기이다. 학령전기 아동의 경우 동성의 부모에 대한 동일시를 통해 이성의 부모에 대한 애착을 갖는다. 이 시기 동안 각자의 문화와 성별에 적절한 행동, 태도, 믿음을 발달시키게 된다. 단순하게 성이 다른 것이 아니라 성정체성을 발달시키는 단계로, 성별에 따른 역할 모방이 나타난다.

8) 종교적 발달

이 시기는 자기가 한번 지각한 것은 비록 그것이 꿈이든 말로든 실존한 것으로 힘을 가진다. 즉, 심리적 미분화로부터 생기는 리얼리즘이며 현실세계와 상상세계의 미분화이다. 상상한 것은 그것 그대로 실제로 존재한다는 사고방식을 지닌다. 이러한 사고방식은 눈에 보이지 않는 것을 믿는다는 것도 용이하게 되어진다.

9) 성격발달

이 시기의 아동은 자율성에 대한 확고한 해결책을 발견한 후 다시 위기에 직면하게 되는데, 즉 자기가 한 인간이라는 존재에 대한 확신을 가진 후에 자기가 어떤 사람이 될 것인가를 알아야 하는 시기이다. 이 시기의 아동은 부모들처럼 되기를 원하며 부모를 동일시하여 어떻게 하면 부모와 같이 될 수 있는가를 생각하며 논다.

(1) 특성

침입적인 양상
- 언어발달로 적극적인 이야기를 함으로써 타인의 마음속으로 침입하며, 운동발달로 이동운동에 의해 공간 속으로 침입하고, 많은 호기심에 의해 미지의 세계로 침입한다.

생식기 (phallic stage)
- 유아적인 성적 호기심, 성기 흥분, 때때로 성적 사실에 대

해 지나친 관심을 가지며 몰두한다. 즉, 쾌감의 중심이 입에서 항문으로, 항문에서 생식기로 다시 한 번 옮겨지는 시기로, 이 시기 동안에는 성인적 감정과 공격적인 감정이 성기의 기능과 더불어 중시된다.

성 유형 (sex typing)

• 남자는 남자의 성격으로, 여자는 여자의 성격으로 그들이 그 사회에서 요구하는 사람으로서 적당하다고 규정을 내리고 있는 신념, 태도, 활동의 규범을 의미한다.

창조성과 죄의식 (creative & guilty)

• 형성해 본다는 것의 단계이다.

여기서 making이란 단어는 경쟁의 기쁨, 목적에의 집념, 정복의 쾌감을 의미한다. 남아는 머리로 공격함으로써 making에 강조를 두고, 여아는 그녀를 매력적으로 사랑스럽게 가꿈으로써 making을 이룬다.

• 어린이가 애정을 느끼는 개인이나 소속해 있는 집단의 특성이 바로 자기의 특성으로 생각하고 느끼고 행동하는 것을 의미한다.

다른 사람의 특성을 끌어내서 자기 자신의 성격 속으로 투입시켜 이를 자기화해 버리는 방법이다. 피상적이고 일시적인 의미를 갖는 모방이란 말 대신에 동일시라 함은 이러한 의미인 것이다.

(2) 성격발달과 영향요인

이 시기 아동의 성격형성과 발달에 가장 큰 영향을 주는 것은 가정이다. 6세 이내에는 대부분의 시간을 가정에서 보내기 때문에 가정환경에서 지배적인 영향을 받는다. 이를 직간접으로 살펴볼 수 있다.

직접적인 요인

• 가정환경은 부모-자식 간 또는 형제간의 인간관계를 통하여 성격형성에 직접적인 영향을 주며, 특히 부모의 훈육이나 양

육방식은 특히 지배적인 역할을 한다.

간접적 영향 • 동일시 혹은 모방에서 이루어진다.

(3) 바람직한 성격형성 지도

매력적인 성격발달을 위해서 바람직하다고 인정되어 어린이에게 발달을 장려해 주어야 할 특징들이 있으며, 지도와 통제 없이도 저절로 습득될 수도 있지만 그 중요성에 비추어 볼 때 방치할 수 없는 것이다. 그 예는 다음과 같다.

명랑성 (cheerfulness) • 어떠한 환경에서도 명랑한 태도는 바람직한 것이다. 명랑한 태도를 위한 지도는

- 기분 좋고 건강한 상태를 유지한다.
- 아동은 모방력이 강하므로 명랑한 가정을 유지하여 명랑성을 갖게 한다.
- 불필요하게 행동을 제약하거나 좌절시키지 않으면 명랑한 성격을 위해 도움이 된다. 제약과 좌절은 아동을 신경질 나게 하며 순간적으로 벌컥 화를 낸다.

열성 • 자발적이고 진정한 열성은 매우 중요하다. 건전한 신체조건하에서 주위 사람의 열성적인 태도에 의해 모방된다. 열성을 촉진시킬 수 있는 좋은 지도는 비록 단순한 체험일지라도 그 체험에 대해서 이야기하게 하고 계획하게 하고, 또한 그 체험으로부터 올 기쁨을 예측하게 한다. 그리고 체험하는 동안 그 체험에 관한 좋은 측면을 강조해 주고 모든 불쾌한 측면은 무시해 버리게 지도한다.

유머 감각 • 사람들로 하여금 일상생활의 괴로운 일이나 어려움을 극복하는 데 도움을 준다. 지도는 아동이 어렵고 괴로운 상황에서 재미있는 것을 발견하면 항상 칭찬해 주고 어떤 것에 대해서 재미있는 측면을 즐기고 웃을 수 있는 사람들과 함께 생활함으로

써 쉽게 모방할 수 있도록 도와준다. 너무 과장된 형태가 되지 않도록 한다.

용기 • 성인은 아동의 환경을 항상 안전하게 정비하여 아동의 안전에 자신 있는 태도를 보여주어야 한다. 이러한 태도는 아동으로 하여금 더욱 자신 있고 용감하게 행동하도록 한다. 또한 아동이 적은 용기라도 나타내면 칭찬을 해주어야 한다. 아동이 어리고 약하다는 사실을 강조할 경우에는 용기를 촉진시키지 못하며 또한 위축되거나 소심해진다.

이타심 • 이 시기의 이기심은 훨씬 더 큰 만족과 이익을 준다. 타인의 존경이나 사랑보다 그 이익도 중요하다. 연령이 증가하여 놀이친구의 평가가 중요하게 생각되면 점차 이기심이란 자기를 인기 없게 만드는 것이라는 사실을 이해하게 된다. 이러한 경우 아동은 태도를 바꾸어 다른 사람을 위하여 자기의 욕망을 억제하려고 노력하거나 혹은 계속해서 이기적으로 행동하고 자기의 이기심에 동조하지 않는 사람들을 무시하려고 할 것이다. 이타심을 지도하는 데 있어서 특히 중요한 것을 아동으로 하여금 할 만한 가치가 있다고 믿도록 항상 보답을 해주어야 한다. 감사의 형식이나 혹은 실제로 칭찬과 상을 주거나, 아동 자신의 이타심에 대해 인정을 받음으로써 오는 만족은 아동으로 하여금 계속해서 다른 아동들과의 관계에서 이타적인 행동을 하도록 촉진시킬 것이다.

동정 • 동정과 이타심은 서로 밀접한 관계를 갖는다. 동정적인 사람은 다른 사람에 의해서 관심을 갖고 그들의 일을 자기 일처럼 상상한다. 이 시기의 아동은 이기적인 성향과 한정된 상상력으로 타인을 동정하는 능력이 미숙하다. 실제로 아동은 극단적으로 이기적이며 곤경을 당한 사람들을 매우 만족하게 바라본다. 동정심의 발달은 상상력의 발달과 밀접한 관계를 가지므로 상상력을 자극해 주면 그 발달을 촉진시킬 수 있다.

조용한 성품 • 흥분 잘하고 신경질적인 사람은 스스로 피곤해하고, 물론 타인까지 피곤하게 만든다. 반대로 조용한 성품은 함께 있는 사람도 편안하며 덜 피곤하기 때문에 더 많은 일을 할 수 있게 된다.

자기주장 • 합리적인 자기주장의 기회를 주어야 한다.

협동심 • 과잉보호를 받는 아동들은 타인이 자기를 위해 무슨 일을 해주기를 바란다. 성장함에 따라 집단활동에 있어서 자기가 해야 할 일을 잘 해내도록 기대받게 되면 그 아동은 부담감을 느낀다. 그래서 다른 아동들은 그를 싫어하고 놀이친구로서 거부한다. 그러나 어떤 집단활동에서나 기꺼이 맡은 일을 하고 협동하며 자기 책임 이상의 일을 하려하는 아동은 놀이친구를 사귀는 데 곤란이 없다.

스포츠맨 십 • 솔직하게 패배를 받아들이고 자기의 성공을 겸손하게 받아들이게 함으로써 장차 훌륭한 스포츠맨십을 발휘할 수 있는 기초를 마련한다.

야심 • 건전한 야심은 아동으로 하여금 자기가 할 수 있는 일을 하도록 하며, 아동의 노력을 칭찬하고 그 실수에 대해서는 비판을 억제하는 지도를 하게 된다.

• 합리적으로 자기가 할 일에 대해 만족할 줄 아는 아동은 더 잘하기 위해서 야심을 억제하지도 않고 그가 한 일에 대해서 자만하지 않고 만족할 수 있다.

자신감 • 자신감이 결여되면 자기 자신이나 자기 자신의 능력에 대해서 두려움을 갖게 된다. 결점을 발견하려 들거나 비판을 하는 분위기 속에서는 자신감이란 결코 형성될 수 없다.

10) 학령전기 영양

성장률이 둔화되어 열량, 수분 등의 요구량은 감소하지만 근육의 성장과 높은 수준의 활동으로 충분한 영양의 공급이 필요하다. 여전히 한정된 음식이나 순한 맛을 가진 조리상태에서 점차 음식의 종류나 경도를 증가시켜서 성인과 같은 식사형태를 유도하는 것이 좋다. 특히 이 시기 아동의 잘 먹지 않는 습관과 뼈의 무기질화 증가를 고려하였을 때 철분, 칼슘, 인과 같은 무기질 요구량은 여전히 높다.

이 시기는 얼마만큼 먹느냐보다 무엇을 먹느냐가 중요하다.

영양요구량의 감소로 인한 생리적 식욕부진이 나타난다. 유아는 음식선호가 심하며 까다롭게 된다. 이 시기에는 음식을 먹는 데 어떤 원칙을 나타내는데 매 식사 때마다 동일한 접시와 컵, 숟가락을 사용하기를 좋아한다. 그리고 예측할 수 없는 행동이 나타나므로 깨지지 않는 그릇을 사용하는 것이 바람직하다.

이 시기의 1회식의 분량은 지질이 풍부한 동물성 식품을 섭취하도록 하고 하루에 2회 정도의 간식 제공이 필요하다.

식사 시에는 다음 사항에 주의하여 실시한다.

(1) 식사 시 주의사항

- 식사시간 간격은 규칙적으로 한다.
- 소량의 음식을 주고 필요시 그때 주도록 한다.
- 음식을 강요하지는 않는다. 그러나 음식을 놓고 꾸물거릴 때는 단호한 태도로 대하고 그릇을 치우도록 한다.

(2) 간식의 필요성과 방법

신체에 비해 많은 양의 에너지가 필요하고, 위의 용적이 작으므로 여러 차례 나누어서 제공한다. 활동의 중간에 휴식시간을 두어 즐거움을 가질 수 있게 한다.

간식은 유아 전반기 오전 10시와 오후 3시의 2회로 후반기에는 오후 3시의 1회가 일반적이다.

- 간식은 다음 식사 시까지 적어도 2시간 이상의 간격을 둔다.
- 아침식사 전이나 자기 전에 간식을 주지 말아야 한다.
- 간식으로 단맛이 강한 식품은 식욕이 떨어지고 충치 발생의 원인이 되므로 피한다.

11) 학령전기 건강 증진

(1) 수면과 활동

학령전기 아동의 수면유형은 매우 다양하며, 평균 수면시간은 약 12시간 내외이며, 가끔씩 낮잠을 자기도 한다. 이 시기 아동은 활동량이 증가하고, 근육운동과 협응력이 증가하여, 다양한 활동에 참가하지만 아직 초보적 수준이다.

간혹 낮 동안의 과도한 활동으로 밤에 잠을 이루지 못하는 등의 활동이 나타나기도 하며, 수면 중 악몽 또는 야경증이 나타나기도 한다. 수면장애가 있는 경우 먼저 파악이 필요하며

특별한 문제가 없는 경우 취침 전 과격한 활동은 제한하고, 취침 전 하는 몇 가지 활동을 정한 뒤 아동 스스로가 잠잘 시간이라는 것을 인지하도록 한다.

(2) 치아건강

학령전기는 유치가 모두 나온 상태로, 유치를 잘 유지, 관리하는 치아관리습관 형성이 필요하다. 학령전기 아동은 미세근육 운동조절이 다소 향상되었으나, 양치질 시 여전히 성인의 도움이 필요하며, 필요시 치실 등을 사용하도록 한다. 또한 6~12개월 마다 정기적인 치과검진이 필요하다.

(3) 사고예방

학령전기 아동은 이전에 비해 발달된 전체운동과 미세운동 능력, 조정력 및 균형감각의 향상으로 이전에 비해 낙상의 위험은 감소한다. 또한 인지발달은 사고를 예방하는 등의 행동이 나타나지만 남아의 경우는 여전히 길어서 뛰놀기, 공놀이 등으로 사고에 의한 부상이 증가한다. 그러므로 이 시기에는 지속적인 안전과 잠재적인 위험에 대한 예방적 교육이 중요하다. 또한 부모에 대한 모방을 통한 학습이 이루어지므로 훌륭한 부모역할이 필요하다.

6. 학령기 아동

1) 개 념

학령기 아동은 6세부터 12세까지를 의미하여 아동기 혹은 학동기라고 한다. 새로운 지식을 얻는 데 주저하지 않고 무엇이든지 알고 싶어 하며 익히려고 하는 활발하고도 민첩한 활동을 하는 시기이다. 사회성이 발달하여 친구들과 단체활동에 몰두하는 시기이기 때문에 갱에이지(gang age)라고 한다.

지적으로는 통찰력이 없고 예견력이 없어 순간적 충동에 의해서 행동하는 시기이기 때문에 실수가 많고 위험스러운 시기로, 이 시기는 학교를 중심으로 다른 아동과의 사회생활을 통하여 성역할의 동일시가 확고해 가며 교사의 영향하에 지적 기능이 발달되며, 학교와 친구, 가정의 상호 영향으로 성격발달이 뚜렷해지는 시기이다.

2) 신체적 성장과 발달

아동기는 신체의 성장 · 발달이 완만하게 진행되는 시기이며, 그 발달의 속도는 정상적인 양상을 보이고 신체의 체계가 전체로서 안정되는 시기이다.

(1) 신체 측정

학령기 아동의 신체발달을 보면 남아가 평균 6년 동안에 신장이 113cm에서 136cm로 자라므로 약 23cm가 자라며 1년에 4cm 정도 자라는 셈이다. 이 시기는 신장, 체중, 흉위는 여아와 남아가 비슷한 성장속도를 유지하고, 모든 면에서 남아가 약간 우세하나 11세부터 여아가 더 우세하다. 이러한 현상은 여아들에게 있어서 급격한 성장률을 수반하는 사춘기의 변화가 남아보다 약 2년쯤 먼저 시작한다는 사실에 기여한다.

(2) 신체적 비율

아동기의 신체구조를 보면 머리는 아직도 체격에 비해 큰 편이지만 안면의 면적은 전체 면적의 10%로 줄고, 두뇌는 성인의 95% 정도가 된다. 영구치가 생겨나 턱이 더욱 길어지고 신속히 증대되는 부비강의 성장으로 코도 커져 유아기의 귀여운 모습은 사라지고 보기 싫게 된다.

(3) 골격과 치아의 발달

이 시기 유치나 영구치의 발육은 개인차가 심하므로 이 기준에 이상이 있다고 염려할 필요는 없으나 이가 나는 순서는 중요하다.

초기 학령기까지 대부분 골화중추가 형성된다. X-ray 소견에 의한 골화중추의 크기와 모양에 의해서 뼈의 성숙도를 측정할 수 있다. 사춘기에 이르면 골화중추와 인접된 뼈 사이의 거리가 차츰 좁아져서 특히 골단과 장골의 종축과의 융합이 나타나게 되어 어떤 뼈에서는 성장이 멈춘다.

(4) 기타 신체기관의 발달

신경계의 발달은 12세경에는 95%에 이르러 거의 성인의 수준에 달한다. 임파선은 이 시기에 최대의 크기로 증대되어 큰 편도선을 가지게 된다. 생식기는 별로 발달하지 않아 아동기를 성적 중성기라고 한다. 폐의 발달은 10세까지 비교적 완만하게 발달하나 그 이후 급격히 발달한다.

(5) 운동발달

아동은 이 시기에 일생을 통해 활동하게 될 모든 기초를 습득하게 된다. 이러한 운동기능의 발달은 지적 · 정서적 · 사회적 발달을 촉진시킬 뿐만 아니라 성격형성에도 중요한 영향을 준다. 이 시기는 학령전기에서 배운 운동기능을 더욱 발달시키면서 놀이용품이나 기구를 사용하는 것보다 자신의 신체를 사용하는 것에 더 흥미를 갖는다. 예를 들면, 달리기, 줄넘기, 돌차기, 자전거 타기, 산과 들로 다니기, 수영 등의 에너지 발산운동을 즐기게 된다.

3) 지적 발달

(1) 특징

이 시기는 많은 지능적 성장이 일어나고 상이한 견해들을 연관시켜 관련성을 짓는 지적 기능의 습득을 통하여 추리를 논리적으로 할 수 있게 된다. 대부분 7세 이전에는 사고에 있어서 객관성이 결여된 주관적이며, 자기중심적이어서 현실은 왜곡되어 있고 타인과의 진정한 협조는 불가능한 상태이다.

학령기 지적 발달에 필요한 세 가지 요인

반환성	• 사고과정의 출발점으로 되돌아가는 능력, 즉 가역성의 개념도 형성하게 된다. 문제해결을 시도하다가 틀렸다고 생각될 때 그것을 중단하고 원상 조건에서 다시 문제해결을 시도해 보는 것으로 원래의 문제상태를 상상하고 새로운 가정을 세워보는 것이라 할 수 있다.
보존 혹은 존속성	• 어떤 사물이나 현상의 특질이 그 색이나 위치, 모양의 변화에도 불구하고 일정한 성질을 그대로 지닌다고 보는 경향이다.
논리적 처치	• 논리를 써서 추리하게 되는 것이 이 시기 후기의 주요 특징이라고 한다. 아동이 11~12세가 되어야 객관적으로 일정한 논

물질보존 개념의 발달에는 일련의 순서가 있다.
크기(7~8세)>무게>부피의 순으로 발달한다.

리성을 가지고 추리가 가능하며, 이 시기는 이러한 능력을 증진시키는 과정에 있다.

(2) 지적 발달의 분류

① 지능의 발달

지능이란 환경에 적응하도록 상호작용할 수 있는 능력이나 잠재적 상징을 가지고 작업할 수 있는 능력, 과거의 경험에 근거하여 새로운 문제를 해결할 수 있는 능력을 말한다.

유전적인 요인과 일부 환경요인으로 형성되므로 아동기의 교육은 지능의 발달을 촉진시키는 역할을 한다.

지능이 가장 현저하게 발달하는 정확한 연령은 고정되어 있지는 않으나 지능의 발달곡선은 대체로 11~12세경까지는 직선적으로 상승한다. 그 후 상승은 완만하게 되어 16~17세 중에 정점에 달하게 된다. Davis에 의하면, 지능의 발달은 11세에 성인의 50% 정도까지 발달하며 그 발달의 정점이 20세경이라는 것을 지적하였다.

② 지각의 발달

아동의 지각발달 정도는 지각대상의 객관화, 지각의 기능구조의 분화, 소지와 도형의 분화, 판별력의 발달 등에 의해서 파악할 수 있다.

지각대상의 객관화
- 객관화의 정도를 알아볼 수 있는 능력이다.

지각기능 구조의 분화
- 지각구조의 발달을 보기 위해 20여 종의 자극도형을 준비하고 아동에게 하나의 원형을 20초간 본 후 기억으로 재생할 수 있도록 하는 능력이다.

도형과 소지(바탕)의 분화
- 도형과 소지를 정확하게 분석할 수 있는 능력이다.

판별력의 발달
- 사물이나 사건을 판별하는 능력으로 연령이 증가함에 따라 발달한다.

③ 지각의 분류

공간지각
- 6~7세경에는 가정, 이웃, 학교 등 지역사회와 관계된 것을 7세경에는 식료품상, 경찰서 등 사회기관, 자연에 흥미를 가지고 발달, 8세경에는 외국, 새로운 장소에 대한 흥미를 갖는다.

시간지각 • 시간 개념은 아동이 관계성을 알 수 있는 능력을 갖게 되고, 시간을 연속적 순서로 배치할 수 있고 분리된 사건들의 간격을 이해할 수 있게 될 때에 가능하다.

사고의 발달 • 이 시기 사고의 발달은 지각능력, 상상력, 기억력 등을 통해 지배된다.

기억발달 • 기억을 발달시키는 조건은 정신적 · 신체적인 상태와 기억하려는 재료 등과 밀접한 관련이 있다.

상상발달 • 가작적 놀이와 상상은 4세경부터 학동 후기까지의 정신생활에 있어 큰 비중을 차지한다. 저학년에는 수동적 · 공상적이며 만물을 의인화하였다가, 고학년에서는 행운, 미신 등을 믿는 경향을 보인다.

언어의 발달 • 이 시기의 언어발달은 저학년에서는 언어습관을 위주로 한 언어발달이 이루어지고, 고학년에서는 언어생활의 기본이 되는 형을 습득하는 시기가 된다. 따라서 1~2학년은 문장력을 3~4학년은 발표력과 문법력, 5~6학년은 독해력의 발달을 볼 수 있다.

수 개념의 발달 • 수 개념의 발달은 추상능력, 언어능력, 사고능력 등의 발달과 밀접한 관련이 있다. 수 개념은 추상화의 능력과 언어에 의한 기초화가 발달함에 따라 구체적인 것에서 추상적인 것으로의 발달이 이루어진다.

4) 정서발달

(1) 특징

- 경험세계가 양적으로 증가되고 질적으로도 인지구조가 발달하여 유아기적 정서반응은 점차 감퇴

정서표출
신체적 · 전체적 표출이 부분적인 표출로, 또 직접적인 표출이 간접적인 표출로 변화

- 정서를 나타내는 수단으로 언어나 기타의 방법을 사용
- 성인과 유사한 정서표현을 학습하게 되고 외부적으로 강하게 표현하는 것을 억제

(2) 정서의 분류

공포	• 아동기의 공포요인은 시각적 · 청각적인 대상이나 구체적이고 직접적인 자극에 의한 것보다는 상상적 · 가상적인 것, 비현실적 · 초현실적인 것이다.
불안	• 지적 발달과 상상의 발달, 생활권의 확대의 결과로 불안이 생긴다.
분노	• 이 시기 아동에게서 중요한 것은 분노의 감정을 어떻게 표현할 것이냐의 문제이다. 분노하여도 좋을 때와 나쁠 때를 학습시켜 분노의 에너지를 사회적으로 승인되는 방향으로 승화시키는 교육이 필요하다.
질투	• 이 시기의 질투는 가정 외의 생활에 흥미를 나타내어 형제에 대한 질투는 줄어들고 사제애와 우정을 중심으로 하여 동급생에 대한 질투가 나타난다.
쾌정서	• 이 시기의 아동들은 사회관계의 만족, 즐거움을 통해서 즐거움을 느끼게 된다.
호기심의 발달	• 아동기는 활동적인 시기로 주변의 다양한 사물과 활동에 대해 무엇이든지 호기심을 갖는다.

5) 사회적 발달

(1) 특징

아동의 사회적 환경은 가정과 이웃에서부터 학교, 특히 학급으로 확대된다. 아동이 학교에 입학하게 되면 그들의 사회적 행동에 변화를 갖게 된다. 즉, 자기 중심성을 점차적으로 탈피하여 행동이 사회화되어 가고, 그들의 관심 또한 주관적 세계에서 객관적 세계로 옮겨가고, 개인주의 시기에서 집단행동의 시기로 변화한다.

(2) 가정

이 시기의 아동은 부모에게 상당히 의존적 존재이기는 하나 가정 이외의 친구들과의 교제가 더 중요해지는 시기이다. 학령전기에는 부모의 제약에서 자란 어린이들의 경우 후에 더 순종적이고 의타적이며 내성적인 반면 지배적인 면이 적고 예의 바르고 너그럽다. 그러나 이런 아동의 경우 호기심이 적고 스스로 시작하는 활동이 적다. 그러므로 이 시기 부모는 호기심과 독립심을 북돋아주는 것이 필요하다.

이 시기는 이전 이성의 부모에 대한 애정에서 동성의 부모에 대한 존경으로 바뀌며 동성의 부모에 대한 모방을 통해 새로운 자기의 사회적 역할을 배우게 된다.

6) 심리사회적 발달

- 동료와 선생님의 견해가 더 잘 받아들여진다.
- 내재화된 목표나 성취수준에 도달하기 위해 적극적으로 노력하는 동시에 전문가라고 여기는 누군가로부터 재능에 대한 피드백을 지속적으로 받는다.

자신에 대한 부모의 평가를 자신이 어떻게 인지하는가에 전적으로 달려 있다. 자아 개념은 비판적인 자아평가, 그리고 가족과 외부 사회의 접촉을 통해 아동이 이해한 견해를 합하여 이루어진다.
성취감과 책임감이 발달하지 않는다면 열등감이 생길 수 있다.

- 일에 대한 근본적인 성향은 학령기에 형성되는데, 학령기 아동은 기술을 익히며 사회적으로 의미 있는 일에 참여하고자 한다.

7) 성심리 발달

Freud에 의하면, 이 시기는 새로운 중요한 갈등이나 충동은 일어나지 않을 것이라고 가정하면서, 이전에 획득한 특성과 기술이 강화되고 정교해진다고 하였다. 이 시기 많은 아동이 성적 충동이나 사랑 없이 호기심으로 어떤 형태의 성적 놀이를 경험한다. 본능적으로 탐색하고 순간적이고 충동적이기 때문에 이 시기는 부모나 선생님이 어떤 태도를 취하는지가 중요하다. 그러므로 성에 대한 정보를 제공함에 있어 잘못되는 인식에 대해 올바른 지식을 갖도록 도와주는 것이 중요하다.

8) 종교적 발달

이 시기에 아동은 매우 구체적 사고를 하는 시기여서 신이란 존재에 대해 배우기를 갈망한다. 학령기 아동은 잘못을 저지른 경우 그에 합당한 벌을 받고자 하며, 이때 실재로 행한 것뿐만 아니라 나쁜 행동에 대한 벌로 간주한다. 신앙에 영향을 미치는 대상은 가족이나 종교적 인물들에 의해서이다. 이 시기 아동은 자연적인 것과 초자연적인 것의 차이점을 배우기 시작하지만 상징을 이해하기는 어렵다. 그래서 종교적 행위에 대해서는 명확한 설명이 필요하다.

9) 성격발달

(1) 특성

이 시기의 아동은 성적 사고를 억제하고 성적 에너지를 지적 흥미의 추구로 돌린다. 성적 흥미는 억압된 채 사춘기의 출현까지는 휴식상태를 유지한다. 아동은 동성의 친구나 단체에서 교우관계를 형성하며, 이러한 조직이나 집단을 통하여 가정으로부터 독립되고 안전감을 추구하며 자신의 위치를 확인할 수 있게 된다.

(2) 성격형성의 제 요인과 지도

신체적 외부요인	• 운동능력이나 건강상태가 좋으면 명랑하고 활동적이 되나 반대의 경우에는 독립성의 발달이 지연된다.
가정적 요인	• 이 시기 특히 어떻게 양육되었는지, 경제수준, 문화수준 등이 성격형성에 영향을 미친다.
학급진단	• 동년배들과의 대인관계를 통해 정의감, 책임감, 협동성, 지도성 등의 인격 특성이 형성된다. 아동들은 학급진단에서 서로 협력하고 경쟁하며 규칙을 지키게 되고 흥미가 없는 과목의 학습과 욕구좌절 등의 복잡한 상황을 거치면서 성격형성이 이루어지게 된다.

10) 학령기의 영양관리

(1) 학령기의 성장과 영양

학령기는 일반적으로 만 6세에서 12세까지의 초등학교 아동으로 이 시기에는 완만한 성장이 지속되면서 장기와 각 조직이 커짐과 동시에 그 기능이 충실해지며, 골격의 발달도 현저하게 이루어진다. 이러한 학령기의 신체발육과 성장에 영향을 주는 요인에는 여러 가지가 있겠으나 그중 영양은 유전능력을 최대로 발휘하기 위한 필수적인 요소이다.

이 시기 아동은 흔히 가족이 먹는 대로 먹기 때문에 식이의 특성은 가족의 식사양상에 따르게 된다. 따라서 성장발육에 필요한 영양의 적량 공급으로 심신의 발달을 도모하고 질병을 예방할 수 있도록 지도하는 것이 매우 중요하다.

(2) 학령기의 식사계획

소화흡수가 쉽고 맛과 향이 강하지 않은 부드러운 음식으로 조리한다. 식사는 3회의 정규식사와 간식으로 구성하며, 간식은 정규식사에 지장을 주지 않도록 하며, 식품 선택 시 아동의 기호를 고려하며, 편식을 교정하고, 새로운 식품의 순응도를 높이기 위한 다양한 식품을 사용하도록 한다.

(3) 영양필요량

① 칼로리

아동의 활동 정도와 성장단계에 따라 결정하되 보통 체중 kg당 90kcal를 권장한다. 9세까지는 성별에 따른 칼로리 권장량의 차이가 없으나 10세 이후에는 남녀의 차이를 보이는데 10~12세의 남아에게는 체중 kg당 60kcal, 여아에게는 체중 kg당 53kcal의 열량섭취가 권장된다.

② 단백질

단백질 필요량은 성인필요량(체중 kg당 1.13g)에 성장에 필요한 단백질량을 추가하고, 여기에 아동의 단백질 이용효율을 감안하여 결정한다. 따라서 성장발육을 위해서 성인보다 많은 양의 단백질을 섭취하여야 하는데, 이 중 적어도 1/3 이상은 양질의 단백질을 섭취하도록 한다.

보통 단백질 권장량은 체중 kg당 1.74g으로 칼로리 권장량의 약 9% 정도이다.

연령(세)	칼로리(kcal/kg/일)	단백질(g/kg/일)
4~6세	86	1.89
7~9세	67	1.74
남 10~12세	60	1.62
여 10~12세	53	1.54

③ 기타 영양소

지방과 당질의 권장량은 정해져 있지 않으나 적절한 필수지방산의 섭취를 위해 전체 칼로리의 1~2%는 리놀레산으로 공급하도록 한다. 무기질, 비타민의 권장량은 성장을 위해 필요한 임의의 양을 보정하여 결정한다.

(4) 영양판정

아동에 대한 영양판정은 정상적인 성장을 목적으로 하며 영양결핍의 위험이 있는 아동을 초기에 확인하여 빠른 영양관리를 가능하게 하기 위해 필요하다.

이를 위하여 영양상태와 섭취의 적절성 평가, 영양필요량 산정, 신체성장 정도 및 체구의 평가 등이 이루어져야 하며, 영양판정에는 임상평가, 신체계측 평가, 식사평가, 생화학자료 평가 등이 포함된다.

(5) 편식과 학교급식

성장기 아동에 있어 편식하지 않고 여러 가지 음식을 골고루 잘 먹는 균형 잡힌 식사는 건강한 식생활을 위해 매우 중요하다. 햄버거, 피자 등 패스트푸드에 편중된 식생활은 미래의 성인병을 부르고, 채소를 기피하는 식습관은 섬유질, 비타민, 무기질이 부족하기 쉽다. 편식교정에 있어 가장 중요한 것은 아이들에게 무리하게 강요하지 않는 것이다. 식탁에 무슨 음식을 올려놓을 것인가를 결정하는 것은 부모의 일이지만 무엇을 먹을 것인가는 아이들 자신이 결정할 일이다. 이러한 측면에서 볼 때 학교급식은 식사와 영양교육을 동시에 할 수 있으므로 매우 중요하고 적절하다고 볼 수 있다.

(6) 아침식사의 중요성

아침식사를 규칙적으로 하는 학생은 학업성취도가 높을 뿐 아니라 학교에서 배고픔을 느끼는 학생에 비해 행동적인 문제나 학습적인 문제를 덜 가지고 있으며 불안이나 공격성을 덜 가지는 것으로 나타나고 있다.

따라서 공부 잘하는 모범적인 학생이 되려면 아침식사를 꼭 해야 하고, 아침을 먹지 않는 것은 영양적으로도 바람직하지 않다.

11) 학령기 건강 증진

(1) 수면과 휴식

학령기에 요구되는 수면과 휴식은 개인차가 있어 아동의 나이와 활동 정도, 건강상태 등에 차이를 보인다. 보통 6~7세의 아동은 수면과 관련한 문제는 드물며, 그림을 그리거나 색칠, 독서 등을 하며, 자연스러운 수면을 취할 수 있다.

(2) 운동과 활동

이 시기 아동은 적응성이 향상되어 격렬한 신체활동을 지속할 수 있어 운동기술이나 근육활동이 증진된다. 성인의 활동수준에는 미치지 못하지만 근육의 조정력과 집중력에서 상당한 향상을 보인다.

학령기 아동은 육체적 활동에 참여하도록 격려가 필요하다. 장애가 있거나 활동적인 놀이 참여를 꺼리는 아동에 있어서도 자신의 수준에 맞는 활동을 할 수 있도록 돕는 것이 필요하다. 또한 옥외활동을 장려하고 텔레비전 시청은 자제하는 것이 바람직하다.

(3) 치아건강

영구치는 6세에 나기 시작하며, 단계적으로 유치가 발생된 순서대로 탈락하고 영구치가 자리를 잡게 된다. 학령기는 영구치가 발생하므로 구강위생과 충치에 대한 정기적인 검사가 필요하다. 올바른 칫솔질을 알려주고, 충치 생성에 영향을 주는 음식물 조절 등이 필요하다.

또한 영구치의 잘못된 작용으로 생길 수 있는 부정교합 등도 정기적으로 점검해야 한다.

03 CHAPTER

아동의 신체와 발달 사정

1. 신체사정
2. 발달평가
3. 발달검사

CHAPTER 03 아동의 신체와 발달 사정

1. 신체사정

아동에게 있어 신체사정은 건강의 예방적 관리를 위해 필수적이다. 정기적인 신체사정을 통해 아동이 최적의 건강상태를 유지할 수 있도록 도와줄 수 있다. 아동의 경우 성인수준의 협조를 얻는 것이나, 주위집중 시간이 짧기 때문에 원만한 신체사정을 위해 아동의 발달수준에 따라 접근하는 것들이 필요하다.

1) 신체계측

(1) 신장의 계측

- **영아의 경우**
  영아용 신장계를 사용할 경우 더 정확하게 측정할 수 있고, 정확성을 위해 기저귀를 제거한 후 머리를 고정시켜 측정한다. 이때 한 사람은 머리를 고정하고 다른 한 사람은 발을 당겨서 이동판과 직각을 이룬 상태를 만들어 측정한다. 만약 영아용 신장계가 없다면 종이 위에 영아를 바로 눕힌 후 펜을 사용해서 머리끝을 표시한다. 영아의 무릎을 눌러 몸을 편 후 발의 위치를 종이에 표시한다. 표 지점 사이의 길이를 측정하여 기록한다.

- **학령전기 아동의 경우**
  신발을 벗고 눈금이 있는 침상에 누워서 무릎이 구부려지지 않도록 측정한다.

• **학령기 아동의 경우**

신발을 벗고 신장측정대에 허리가 닿도록 서서 턱을 약간 아래로 내린 후 측정한다. 이때 아동의 등은 벽이나 수직면에 대고, 발뒤꿈치, 둔부, 어깨의 뒤쪽이 벽에 닿는 자세를 취한다.

(2) 두위의 계측

소두증 아동의 경우 머리둘레가 정상에 비해 감소한다.

뇌수종의 경우 비정상적으로 증가한다.

영유아에게서 두위의 측정은 두뇌발달의 지표가 되므로 매우 중요하다. 후두골이 가장 돌출된 부위에서 머리 둘레를 2세까지 측정한다. 생후 첫 1년간은 한 달에 1~1.5cm 정도 두위가 증가한다. 만기 출산아의 두위는 평균 33~36cm이며, 두위는 흉위에 비해 2~3cm 크다. 두위가 빨리 늘어나면 뇌압이 상승하고 있다는 증거이다. 두위가 전체의 5% 이하면 소두증을 의미한다.

두위의 이상을 초래하는 경우 반복 측정하거나 형광투사법 등을 실시할 수 있다.

형광투시

정상 : 빛이 통과하지 않는다.
비정상 : 두개 전체에 빛이 통과한다.

* 형광투사법 : 어두운 방에서 어린이의 머리에 강한 빛을 비춘다.

(3) 흉위의 계측

흉위의 측정은 생후 1년까지 시행하는 것이 보통이다. 흉위의 측정은 영아의 경우 바로 눕힌 자세에서 젖꼭지 높이에서 측정한다. 흉위의 측정 그 자체로서 특별한 정보를 제공하지는 않지만 아동의 전반적인 발달을 사정하는 데 사용된다.

(4) 복위의 계측

복위의 정확한 계측을 위해서는 검사 전 배뇨하여 방광을 비워두도록 한다. 자세는 바로 누운 자세에서 줄자가 침대와 수직이 되도록 한 후 배꼽 높이에서 측정한다.

(5) 체중

측정 시 저울이 정상인지, 바늘이 0에 있는지를 확인한 후 최소한의 옷을 입은 상태에서 측정한다. 영아는 저울 위에 앉거나 누워서 측정하고, 큰 아이는 체중기 위에 서서 측정한다.

이때 체중변화를 살펴보기 위해서는 가능한 측정조건을 동일하게 해주는 것이 필요하다. 정확한 측정을 위해 수유에 의한 변동을 막고자 아침 수유 전에 실시하는 것이 바람직하다.

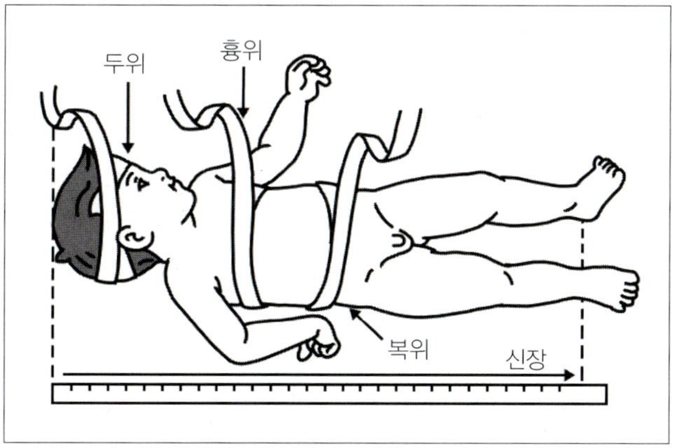

그림 3-1
아동의 두위, 흉위, 복위, 신장 측정

2) 신체부위별 시진 및 검진

(1) 머리, 얼굴, 목 검진

머리 • 전반적인 모양과 대칭성을 관찰한다. 이때 두위, 혈종의 유무, 천문의 상태를 함께 관찰한다.

얼굴 • 좌우 대칭 여부를 관찰한다. 이를 통해 안면마비의 여부를 판단할 수 있다. 그 외 눈의 간격은 적당한지, 얼굴의 비율은 적당한지 등을 관찰한다.

목 • 모양, 부종, 강직, 운동성, 림프결절, 갑상선, 흉쇄유돌근

- 머리 모양이 편평한 경우
  - 정신상태 발달의 지연 또는 구루병 의심
- 천문함몰
  - 탈수, 영양결핍
- 천문돌출
  - 뇌압 상승

(2) 구강, 인후, 코

• 코

아동의 부비동은 어른과 다르므로 평가의 어려움이 있어 전두동과 상악동의 경우 8세 때까지 정상적으로 평가하지 않는다.

기형 여부, 염증, 대칭과 윤곽선을 시진한다.

점막층의 경우 분비물이나 부종이 없고 건조 정도가 양호하여야 한다.

코의 발달은 다른 이차성징과 함께 나타나는데 12~13세에 시작해서 남성의 경우는 18세가 되어야 성인과 같아진다.

• 구강

입술은 분홍색의 붉은빛을 띠고, 입술 근육의 강도가 정상적인지를 먼저 파악한다. 그리고 외형상 구순, 구개파열 여부가 있는지 살펴본다.

입을 벌리게 한 후 입안 여기저기를 살펴보고 혀 뒤쪽의 편도, 목젖을 살피고, 소리를 잘 내는지 등을 살펴본다.

아구창은 구강칸디다증이라고도 한다.

입을 벌렸을 때 아구창, 점상출혈 여부를 파악한다.

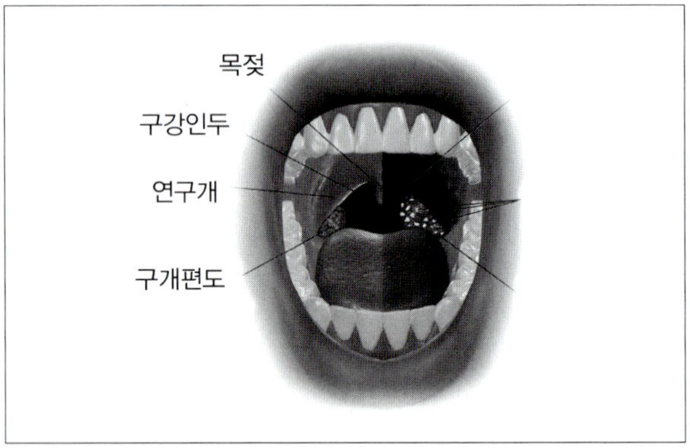

그림 3-2
구강의 내부구조

• 인후

구개 수 상승상태

(3) 눈 검진

출생 시 눈의 기능은 제한되어 있으나 몇 년 내에 성숙된다. 시력은 나이에 따라 차이가 있으며, 시각계의 발달에 차이가 있다. 시력검사를 위한 시력표의 경우 여러 가지 크기의 문자와 숫자가 배열되어 있는데, 이때 분자는 시표와 대상자 사이의 거리와 20ft(6m)이고, 분모는 정상인으로 시표를 읽을 수 있는 거리를 나타내며 10~200범위 내에서 변화한다.

각막반사

영아는 갑작스러운 밝은 빛의 출현이나 각막으로 사물이 다가올 때 눈을 깜빡이고, 평생 계속됨

안구근육의 조정능력은 1세 이전에는 완전한 성숙을 보기는 어렵고, 영유아에서 외안근의 기능을 검사 시 사시의 여러 형태들을 구분해 낼 수 있다.

〈표 3-1〉

시력발달의 순서

연 령	발달 특성
출생 후	동공은 빛에 반응이 있다. 빛 자극을 주면 깜박인다. 각막반사가 나타난다. 물건을 보기 위해 초점을 가운데로 모을 수 있다.
2~4주	빛에 응시하며 눈의 초점을 가운데로 모을 수 있다.
4~12주	움직이는 물체에 관심을 가진다. 움직이는 물체에 시선을 옮겨가기 위해 머리와 눈을 움직인다.
12~20주	눈에서 60cm 떨어진 곳에 있는 1인치(2.5cm) 크기의 물건을 응시할 수 있다. 시력은 20/200 정도(0.1)이다.
20~44주	물건의 모양에 대해 조절반사가 나타난다. 손과 눈의 협응이 이루어진다.
44주~12개월	간단한 형태를 구별하고 얼굴의 표정을 응시한다. 완전한 양안의 시력기능이 발달한다. 약시가 발생할 수 있다.
12~18개월	형태를 구별하고 인지의 발달이 이루어진다.
18개월~2세	시력은 20/40 정도(0.5)이다.
2~3세	작은 물체나 사진의 응시가 가능하다.
3~5세	시력이 좋아지지 않을 경우 약시가 발생할 수 있다. 색의 구별이 가능하다.
6세	시력은 20/20 정도(1.0)이다. 인지발달이 잘 이루어진다.

(4) 귀 검진

① 외부구조

전도성 청력상실이 있는 경우 손상이 있는 쪽의 귀에 더 잘 들린다.

먼저 이개의 외부 귓바퀴 부분의 위치를 살펴본다. 일반적으로 귓바퀴는 상상선과 10도 이내의 각도를 취하는 것이 보통이다.

귀가 너무 두개에서 바깥쪽으로 치우친 것은 아닌지, 돌출 유무 등을 관찰한다. 그런 다음 외이도 주변의 감염이나 동(sinus)이 있는지를 살펴본다.

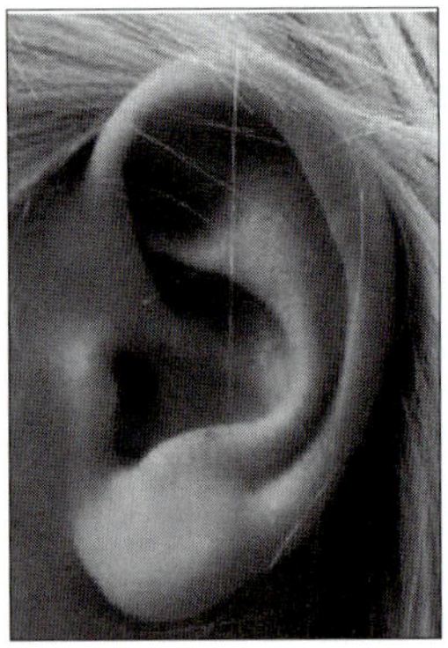

그림 3-3
외이의 정렬

② 내부구조

귀는 평형과 청력 기능을 담당하는 기관으로 외이, 중이, 내이로 구분할 수 있다. 아동의 경우 외이도는 성인에 비해 짧고 위쪽으로 굽어져 있다. 귀의 굽어진 방향도 연령에 따른 차이가 나타나는데, 이경을 통해 검진할 경우 영아의 경우는 귓구멍이 위쪽으로 굽어 있어 이개를 후하방으로 당겨준다. 3세 이상의 아동의 경우 전하방으로 굽어져 있으므로 후상방으로 당겨준다.

아동의 경우 성인에 비해 상대적으로 짧고 넓은 외이도로 인해 인두를 통한 감염의 위험이 높다. 아동의 경우 협조가 가능하므로 검진이 손쉬우나, 영유아의 경우 검진 시 어려움이 있다.

영유아의 경우는 소리가 나는 쪽으로 돌아보는지의 유무를 통해 청력을 살펴보고, 아동의 경우보다 청신경을 통한 공기전도와 음이 두개골의 뼈를 통해 와

우와 청신경으로 전달되는지를 보는 골전도에 의해 청력을 비교한다.

Weber • 진동시킨 음차의 저부를 대상자 머리의 정중앙부에 대고 그 음이 양쪽 귀에 동일하게 잘 들리는지 검사

Rinne • 진동시킨 음차의 저부를 유양돌기에 대고 골전도의 시간을 측정한 후 더 이상 소리가 들리지 않게 되면 재빨리 음차를 외이도에 대고 들리지 않게 될 때의 공기전도 시간 측정

Rinne검사 시행 시 공기전도와 골전도의 비율은 2:1이 적당하다.

(5) 활력증후 측정

① 혈압 측정

아동의 혈압은 안정 시에 측정하도록 한다. 혈압 측정 시 혈압기의 크기는 아동의 연령, 몸 크기, 팔 둘레 등을 고려한다.

가장 적절한 크기는 상완의 2/3를 감싸는 정도가 적당하다.

※ Flush Technique

- 혈압기의 커프를 상완에 감아준다.
- 팔을 상승시킨 다음 탄력붕대를 손가락에서 손목 쪽으로 꼭 맞게 감싼다.
- 커프에 공기를 풀어넣은 후 탄력붕대를 제거한다.
- 손가락, 손, 전박 부위가 회복될 때까지 천천히 혈압계의 압력을 떨어뜨려준다. 또는 혈압기의 커프를 상완에 감고 공기를 불어넣은 후 요골동맥 위에 손가락을 두고 수축기압을 측정할 수 있다. 이때 수축기압은 10mmHg 정도 낮게 측정된다.

탄력붕대를 감는 이유는 모세혈관과 정맥을 비우기 위함이다.

〈표 3-2〉
연령에 따른 혈압 (mmHg)

연 령	수축기압	이완기압
출생	50~52	25~30
4세	85	60
6세	95	62
10세	100	65
12세	108	67
16세	118	75
성인	120	80

② 맥박 측정

휴식 시에 측정하며 울거나 신체활동 시에는 피한다. 만약 활동이 있었다면 5~10분 경과 후에 측정한다. 2세 이하 그리고 심장에 문제가 있는 아동의 경우 심첨맥박을 측정하고, 그 외 요골동맥, 경동맥 등에 측정할 수 있다.

정상 성인의 경우는 15초에서 30초 정도 측정하나, 영아의 경우 1분간 측정하도록 한다.

〈표 3-3〉
연령에 따른 맥박

연 령	평균 맥박 수(회/분)
출생	140
1~6개월	130
6~12개월	115
1~2세	110
2~4세	105
6~10세	95

③ 체온 측정

체온 측정 시 각각의 체온 측정 방법에 따라 적정시간을 지키고, 수온체온계 사용 시 체온계의 온도가 35℃ 이하인지를 확인한다.

액와체온 • 체온계가 공기에 접촉되지 않도록 액와 사이에 체온계를 잘 삽입한 후 3~11분간 측정한다.
• 가장 보편적인 방법으로 체온계를 삽입한 후 아동을 혼자 두지 않도록 한다.

직장체온 • 체온계에 윤활제를 바르고 1/2인치 정도 삽입한 후 5분 동안 측정한다. 주로 영유아에게 사용하지만 직장 손상의 위험이 있으므로 주의한다. 특히 설사 중인 환아는 금한다.

구강체온 • 혀 밑에서 2~3분 동안 측정한다. 그러나 영유아, 호흡곤란 환아, 구토를 하는 환아 등에게는 적당하지 않다.

고막체온 • 귀에서 체온을 측정하도록 고안된 방법으로 고막과 주변에서 방출되는 열을 감지하여 측정한다.

〈표 3-4〉 연령에 따른 체온

연 령	체온(℃)
출생	37~37.7
3세	36.9~37.5
10세	36.3~37
16세	36.4~37.1
성인	36~37.5

④ 호흡 측정

호흡수는 30~60초 이상 측정한다.

신생아의 경우 복부운동을 관찰하거나 흉부를 청진한다.

학령전기 아동의 경우 흉곽운동을 관찰하거나 흉부를 촉진한다.

호흡음의 청진을 통해 폐와 기관의 문제를 파악할 수 있다.

〈표 3-5〉
연령에 따른 호흡

연 령	호흡수
미숙아	40~90
신생아	30~40
1세	20~40
2~3세	20~30
5세	20~25
10세	20~22

(6) 심장 검진

심장 상태를 확인하는 방법으로 혈압, 맥박, 심음, 잡음, 체온 등의 검진을 시행할 수 있는데, 혈압의 경우는 아동의 경우 측정 시 오류를 범하기 쉬워 그 정확도가 떨어진다. 꼭 필요한 경우 진정제 등의 약물 복용 후 측정할 수 있다.

그림 3-4
심장의 위치

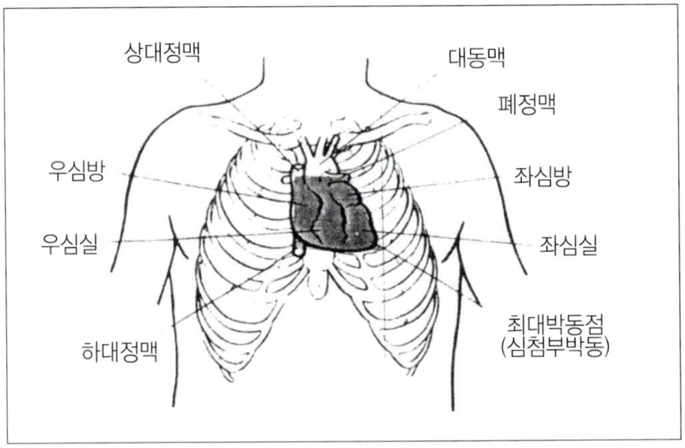

(7) 생식기 및 직장 검진

생식기의 검진은 앙와위의 자세에서 실시하는 것이 일반적이며, 가벼운 속옷 등으로 덮어줌으로써 아동의 프라이버시를 지켜준다. 남아와 여아의 생식기 검진은 성인과 유사하다.

• **남아**

음경의 표피상태와 요도구의 위치

음낭의 비대와 탈장, 대칭성, 고환이 있는지 유무(잠복고환의 가능성)

배뇨장애의 유무

• **여아**

외생식기의 모양과 위치, 요도구의 유무와 위치 등을 중심으로 검진

(8) 근골격계 검진

① 선천성 근경사

흉쇄유돌근을 촉진하여 부종, 덩어리가 만져지는지 확인한다.

정상아의 경우 부종, 덩어리가 없으나 비정상의 경우 비대칭이 나타난다.

② 선천성 고관절 탈구

약 1,000명당 한 명 꼴로 발생하고 여아에서 호발하며, 좌측 고관절이 우측보다 호발하며, 일부는 양측성으로 나타난다. 원인은 확실하게 밝혀지지는 않았으나, 태반 내에서 둔위로 있던 아이에게서 호발하며, 발이나 목 등의 선천성 기형과 많이 동반되어 있다고 알려져 있다. 원인은 정확히 알려져 있지 않으나 유전적, 내분비성 및 기계적 소인이 주장된다.

흉쇄유돌근

흉골의 위 끝과 쇄골의 안쪽 끝에서 시작하여 귀의 뒤쪽으로 비스듬히 뻗어 있는 크고 긴 목 부분의 근육

경증의 경우 수면 시 건강한 쪽으로 고개를 돌린다.

앙와위

위를 향해 반듯이 누운 자세

외전

관절을 바깥쪽으로 돌리는 것

그림 3-5
선천성 고관절 탈구

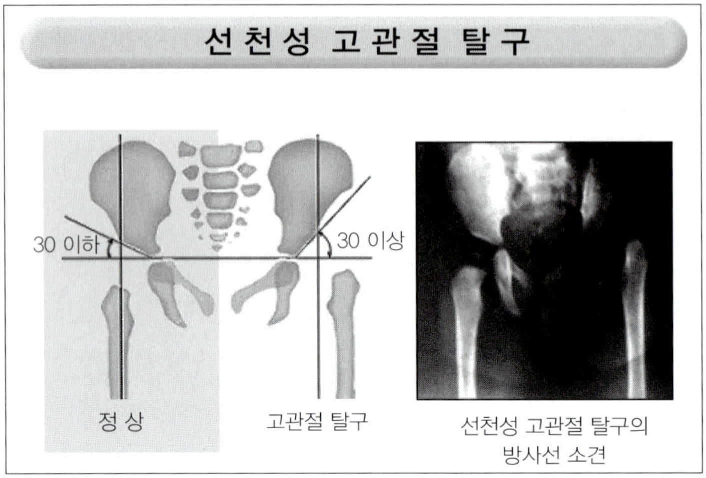

아동의 선천성 고관절 탈구 확인에는 다양한 검사방법이 있다.

㉠ ortolani's test

아동을 앙와위로 눕힌 후 양 다리를 쭉 뻗게 한 후 아동의 양쪽 다리를 잡고 고관절과 무릎이 90° 되도록 옆으로 외전시킨다.

이때 대퇴골의 두부가 관절구 속으로 들어가는 소리가 들리는데 이를 ortolani's test라고 한다.

그림 3-6
ortolani's test 시행

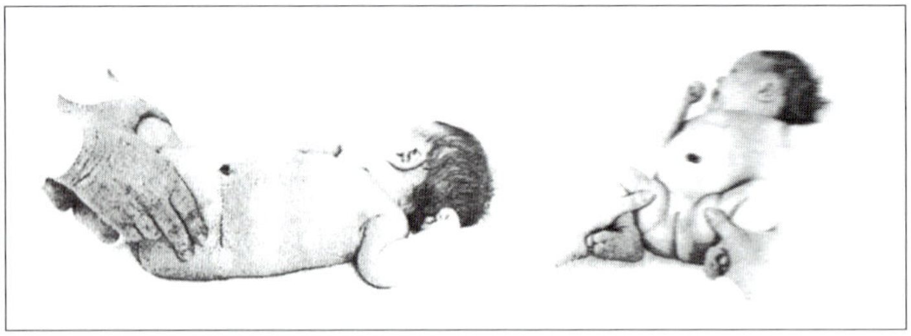

㉡ trendelenburg's sign

아동을 바로 서게 한 후 걷는 뒷모습을 관찰한다.

정상의 경우 골반변화가 없으나 탈골이 있는 경우 그 쪽으로 기울어진다.

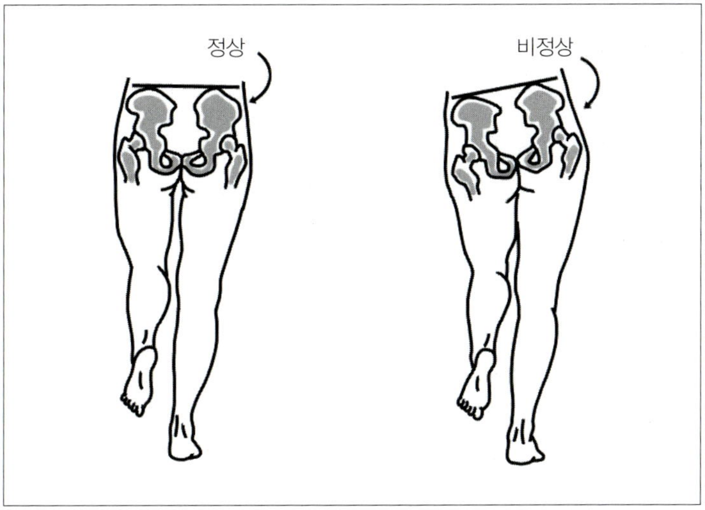

그림 3-7

trendelenburg's sign

③ **대퇴, 슬와의 주름 관찰**

아동을 엎어 놓고 주름이 비대칭인지 관찰한다.

2. 발달평가

1) 운동발달

(1) 조대운동(gross motor)

목을 가누거나 서는 것처럼 몸의 전체적인 운동발달을 의미한다. 월령별 운동발달을 살펴보면 다음과 같다.

〈표 3-6〉
조대운동의 발달

운동발달	연 령
엎드린 상태에서 머리를 든다.	2개월
목을 가눈다.	2~4개월
뒤에서 지지해 주면 앉을 수 있다.	4개월
뒤집는다.	5~6개월
완전히 앉는다.	7~8개월
기어다닌다.	9개월
벽을 잡고 설 수 있다.	9~10개월
벽을 잡고 걸을 수 있다.	11~12개월
계단을 기어서 오른다.	13~14개월
도움 없이 선다.	12~14개월
도움 없이 걷는다.	14~15개월
약간의 도움을 받으며 계단을 오른다.	18개월
세발자전거를 탄다.	36개월
한쪽 발로 한동안 설 수 있다.	36개월
줄넘기를 한다.	60개월

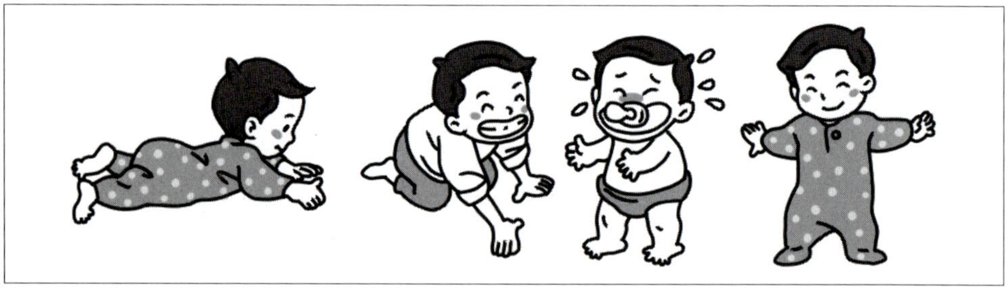

(2) 미세운동

앉고 서는 조대운동과는 달리 물건을 잡고 손과 눈의 협응운동 등을 통해 평가가 가능하다.

• **손으로 물건 잡기**

생후 6개월	손의 척골연으로 접근하여 서툰 동작으로 손바닥으로 잡는다.
생후 9개월	요골연으로 접근하여 가위 모양으로 붙잡는다.
생후 12개월	집게손가락으로 접근하여 엄지손가락과 집게손가락 끝으로 잡는다.

• **물건 쌓아 올리기**

15개월	입방체를 2개 쌓을 수 있다.
18개월	입방체를 3개 쌓을 수 있다.
2세	입방체를 6개 쌓을 수 있다.

• **물건 보고 그리기**

2세	직선을 그릴 수 있다.
3세	원을 그릴 수 있다.
4세	두 개의 직선으로 십자가를 그릴 수 있다. 사각형을 그릴 수 있다.
5세	삼각형을 그릴 수 있다.
7세	마름모를 그릴 수 있다.

3. 발달검사

발달검사는 그 나이에 맞게 순조롭게 발달되고 있는지의 여부를 객관적으로 평가할 수 있고, 검사를 통해 신체, 정서, 사회, 언어, 인지 등 각 영역별로 아동이 적절하게 발달하고 있는지를 간단하게 혹은 세부적으로 평가할 수 있다. 아동의 발달상태가 월령별로 잘 이루어지고 있는지를 판단하는데 여러 가지 검사가 있다. 한 가지 검사만으로는 아동의 정서적 · 사회적 발달을 평가하기는 어렵고, 정기적으로 반복하여 검사하는 것이 필요하다.

발달에 이상이 있다면 생후 4개월 이전, 늦어도 생후 6개월 이전에는 발견해야 보다 효과적인 치료효과를 기대한다.

검사의 유형은 크게 두 가지로 나뉘는데 발달 이상이 있는지 없는지를 알아보는 선별검사와 발달 정도가 어떤 상태인지를 세부적으로 판별해 내는 진단검사가 그것이다. 현재 여러 가지 발달검사법이 국내에 도입된 상태인데, 검사방법이 조금씩 다르고 검사 결과로부터 유추해 내는 진단도 다른 편이다. 가장 널리 사용되는 발달검사로는 한국판 덴버 발달선별검사(Korean Denver Developmental Screening Test), 베일리 영유아 발달검사(Bayley Scales of Infant Development), 사회성숙도 검사, 포테이지(Portage) 발달검사 등이 있다.

〈표 3-7〉
국내 유아발달검사 목록

검사명	저자 및 제작연도	대상 연령	측정영역 및 구성	출판사
한국판 덴버 발달선별검사(KDDST)	이근 1987	생후 2주 ~ 6세 4개월	개인사회적 발달영역 소근육/ 적응영역/ 언어영역/ 대근육영역	이화여대 동대문병원
유아발달수준 검사	국립교육평가원 1996	만 4~7세	운동기능/ 지각영역/ 언어영역/ 학습에 대한 관심 및 창의성 영역/ 수 · 과학영역/ 표현영역/ 사회성영역	국립교육평가원
사회성숙도 검사	김승국 · 김옥기 1995	유아~성인	자조(自助)/ 이동/ 작업/ 의사소통/ 자기관리	중앙적성출판사
포테이지(Portage) 발달 체크리스트	강순구 · 조윤경 1985	0~6세	유아자극/ 신변처리/ 운동성/ 사회성/ 언어	도서출판 특수교육
시각운동통합발달 검사(VMI)	박화문 · 구본권 1990	유아	지각발달	도서출판 특수교육
시지각발달 검사	여광응 1989	유아~ 초등 1년	시지각발달	도서출판 특수교육
지각-운동발달 검사	박화문 · 구본권 편역 1990	3~11세 발달지체아	운동지각	도서출판 특수교육

1) 덴버 발달선별검사(DDST : Denver Developmental Screening Test)

최근 장애아의 조기발견과 치료에 대한 관심이 높아짐에 따라 가장 널리 시행되고 있는 검사법이다. 특히 한국판 DDST가 개발되어 있어 보다 정확한 결과를 기대할 수 있다. K-DDST는 유아의 발달상태를 알아보기 위한 104개의 검사항목이 다음과 같은 4개의 발달영역으로 구분되어 구성되어 있다.

- 개인성, 사회성 : 유아가 다른 사람과 관계를 유지하고 자기 자신을 돌볼 수 있는 능력을 검사한다.
- 미세운동, 적응성 : 유아가 손을 이용하여 물건을 집거나 그림 그리기 등의 능력을 가지고 있는지 검사한다.
- 언어 : 명령을 듣고, 수행하고, 또 말할 수 있는 능력을 검사한다.
- 전체운동 : 앉고, 걷고, 뛰는 능력을 검사한다.

2) 베일리 영유아 발달검사(Bayley Scales of Infant Development)

발달 정도를 비교적 정확히 진단할 수 있는 검사로 발달상태를 점수화할 수 있는 장점이 있다. 검사내용은 아이들의 사고와 언어발달을 알아보는 정신발달 검사와 몸놀림과 손 조작능력을 알아보는 운동발달 검사로 나누어져 있다. 검사 시 아이의 반응과 행동을 토대로 행동발달의 흥미도, 감정조절력, 질적 운동력 부분이 검사자에 의해 점수화된다. 특히 생후 12개월 이전의 아기들을 대상으로 짧은 시간에 아기의 발달을 점검할 수 있도록 만든 '쇼트 베일리 아기 발달검사'는 발달지연을 보다 빨리 발견할 수 있어 효과적인 치료가 가능하다.

3) 시지각 발달검사

이 검사는 Marianne Frostig가 문자학습 준비기능을 측정하고 시지각 발달상의 장애를 진단하여 시지각 훈련 프로그램의 효과적 활용을 위해 개발한 시지각 발달검사로 우리나라에서는 Marianne Frostig 시지각 발달검사 1966년판과 일본판으로 표준화된 자료를 참고하여 1989년 여광응이 편역하였다. 주 검사대상은 4~9세 아동이다.

검사의 구성내용은 다음과 같다.

〈표 3-8〉 시지각 검사의 구성내용

구 성	측정내용
하위검사 I (시각-운동협응)	폭이 넓은 길과 좁은 길을 따라 직선, 곡선, 꺽이는 선을 긋고 점과 점을 곧게 연결케 하여 눈과 손의 협응능력을 재는 검사
하위검사 II (도형-소지변별)	점점 복잡해지는 배경 속에 들어 있는 특정한 형태를 지각하여 찾아내는 능력을 재는 검사
하위검사 III (형의항상성 지각)	크기, 모양, 위치가 다른 여러 가지 도형들 가운데서 특정한 기하도형의 기본적인 속성을 인지하여 이와 비슷한 도형과의 차이를 변별할 수 있는 능력을 재는 검사
하위검사 IV (공간위치 지각)	제시해 놓은 일련의 그림들 중에서 거꾸로 된 그림과 회전되어 있는 그림들을 변별해 내는 위치지각능력을 재는 검사
하위검사 V (공간관계 지각)	제시된 형태를 보고 그와 같도록 점과 점을 연결하게 함으로써 간단한 형태를 분석할 수 있는 능력을 재는 검사

발달검사지 예

발달검사 질문지 – 18개월

의사전달 (각각의 활동을 꼭 아이와 함께 해보도록 해야 합니다)	예	때때로	아니오
1. 아이가 무엇을 원할 때 그것을 지적하면서 말합니까?	○	○	○
2. 아이에게 무엇을 요청하면, 아이는 장난감이나 물건을 찾기 위해서 다른 방에 갑니까? ("네 공은 어디 있니?" 혹은 "네 이불 나한테 좀 갖다 줄래?" 하는 식으로 물어보는 것이 좋겠지요)	○	○	○
3. 당신이 "네 코(눈, 손 등)는 어디 있니?"라고 물었을 때 아이가 정확한 신체부위를 지적합니까? (아이는 자기 몸이나, 당신의 몸 혹은 인형의 몸을 지적할 수 있습니다)	○	○	○
4. 아이가 "아빠"와 "엄마" 외에 여덟 개 이상의 낱말을 말합니까?	○	○	○
5. 아이에게 그림을 먼저 보여주지 않고, "고양이 좀 보여 줘"라고 하거나 혹은 "개는 어디 있니?"라고 물었을 때 아이가 정확한 그림을 지적합니까? (아이는 하나의 그림만을 정확하게 구분해야 합니다)	○	○	○
6. 아이가 예를 들어 "개 봤어", "엄마 집", "고양이 없어"와 같이 다른 의미를 함께 표현하는 두세 가지의 낱말을 말합니까? ("저건 뭐야?", "전부 다" 등과 같이 합쳐져서 하나의 의미를 표현하는 것은 제외)	○	○	○

대근육운동 (각각의 활동을 꼭 아이와 함께 해보도록 해야 합니다)	예	때때로	아니오
1. 아이가 마루에서 물건을 집기 위하여 구부리거나 쪼그리고 앉은 다음 다시 아무런 지지 없이 일어설 수 있습니까?	○	○	○
2. 아이가 손과 무릎으로 기어다니지 않고 걸어서 돌아다닙니까?	○	○	○
3. 아이가 잘 걸어다니고 거의 넘어지지 않습니까?	○	○	○
4. 아이가 자기가 원하는 물건이 위에 있을 때 그것을 잡기 위해 의자와 같은 물건에 올라갑니까?	○	○	○
5. 당신이 아이의 한 쪽 손을 잡아주면 아이가 계단을 걸어서 내려갑니까?	○	○	○
6. 당신이 아이에게 큰 공을 어떻게 차는지 보여줄 때 아이는 다리를 앞으로 움직이거나 공 안으로 걸어 들어가는 식으로 해서 그 공을 차려고 합니까? (만약 아이가 이미 공을 찼으면 "예"란에 체크하십시오)	○	○	○

소근육운동 (각각의 활동을 꼭 아이와 함께 해보도록 해야 합니다)	예	때때로	아니오
1. 아이가 한쪽 팔을 앞으로 들어 올려서 작은 공을 던집니까? (단순히 공을 떨어뜨리기만 할 경우에는 "아니오"란에 체크하십시오)	○	○	○
2. 아이가 작은 나무토막이나 장난감을 다른 나무토막이나 장난감 위에 한층 쌓아 올립니까? (대략 2~3cm 크기의 실패나 작은 상자 또는 장난감을 사용할 수도 있습니다)	○	○	○
3. 아이가 그림을 그리려고 할 때 크레용(또는 연필이나 펜)의 끝으로 종이에 표시를 합니까?	○	○	○
4. 아이가 혼자서 세 개의 나무토막이나 장난감을 차례로 쌓아 올립니까?	○	○	○
5. 아이가 혼자서 책의 페이지를 넘깁니까? (한번에 여러 페이지를 넘겨도 됩니다)	○	○	○
6. 아이가 보통 음식을 쏟아지지 않게 숟가락을 뒤집지 않고 입에 넣습니까?	○	○	○

문제 해결 **(각각의 활동을 꼭 아이와 함께 해보도록 해야 합니다)**	**예**	**때때로**	**아니오**
1. 아이가 여러 개(6개 이상)의 작은 장난감을 상자나 통과 같은 용기에 떨어뜨립니까? (당신이 아이에게 어떻게 하는 것인지 보여주어도 좋습니다)	○	○	○
2. 당신이 어떻게 하는지 보여주었을 때 아이가 숟가락이나 막대기 혹은 비슷한 도구를 써서 손이 약간 닿지 않는 곳에 있는 작은 장난감을 끌어오려고 합니까?	○	○	○
3. 과자 부스러기나 조각을 병에 떨어뜨린 후에 아이는 그것을 쏟아 버리기 위해서 의도적으로 병을 뒤집습니까? 당신이 어떻게 하는지 보여주는 것도 괜찮습니다. 당신은 작은 알약병이나 음료수병 혹은 아기 우유병을 사용할 수 있습니다. (만약에 아이가 아래의 6번 질문에 있는 것을 이미 할 수 있다면, 이 질문에도 "예"에 체크하십시오)	○	○	○
4. 아이에게 어떻게 하는지 보여주지 않아도 아이에게 크레용(이나 연필 또는 펜)을 주면 앞뒤로 낙서를 합니까?	○	○	○
5. 당신이 크레용(이나 연필 또는 펜)으로 종이의 맨 위에서 아래까지 줄을 긋는 것을 아이가 지켜본 후, 아이는 당신을 흉내 내어 종이 위에 아무 방향으로든지 한 줄을 긋습니까? (앞뒤로 왔다 갔다 낙서를 하는 것은 "예"로 표시하지 마십시오) 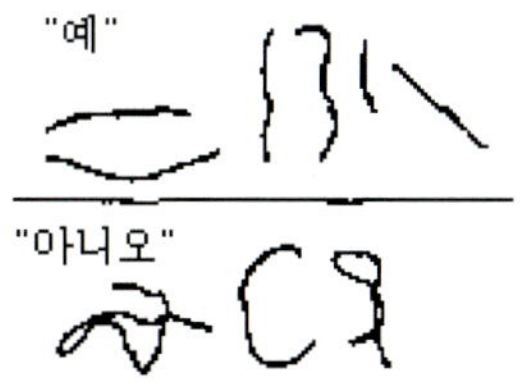	○	○	○
6. 과자 부스러기나 조각을 작고 깨끗한 병에 떨어뜨린 후에, 아이는 그 부스러기나 조각을 내버리기 위해서 병을 거꾸로 뒤집습니까? (어떻게 하는 것인지 보여주지 마십시오)	○	○	○

개인적 – 사회적 (각각의 활동을 꼭 아이와 함께 해보도록 해야 합니다)	예	때때로	아니오
1. 거울 속에 비치는 자신을 볼 때 아이는 자기 자신의 모습에게 장난감을 줍니까?	○	○	○
2. 아이가 인형이나 동물 모양을 껴안고 놉니까?	○	○	○
3. 아이가 당신의 손이나 옷을 끌어당겨서 당신의 주의를 끌거나 혹은 무엇을 보여주려고 합니까?	○	○	○
4. 예를 들면, 장난감의 태엽을 감는 것과 같이 도움이 필요할 때 아이가 당신에게로 옵니까?	○	○	○
5. 아이가 컵으로 마시고 그것을 다시 거의 쏟지 않고 내려놓습니까?	○	○	○
6. 예를 들면, 엎지른 것을 닦는다든지, 청소를 한다든지, 면도를 한다든지, 머리를 빗는 것과 같은 당신이 하는 행동을 아이가 흉내를 냅니까?	○	○	○

채점방식

1. 각각의 질문에 모두 다 답해야 합니다.
2. 각각의 질문에 대한 대답에 대해서 다음의 점수로 채점합니다.
3. 예 = 10　　때때로 = 5　　아니오 = 0
4. 각 분야의 질문에 대한 점수를 더합니다.
5. 각 분야의 합격선은 다음과 같습니다.

의사전달	30.0
대근육운동(신경)	20.0
소근육운동(신경)	20.0
문제 해결	20.0
개인적 – 사회적	20.0

6. 아이의 총점이 합격선보다 높으면, 아이는 현재 그 분야에 있어서는 잘 하고 있는 것입니다.
7. 아이의 총점이 합격선보다 낮으면, 보다 전문적인 검사가 필요할 것입니다.

04 CHAPTER

아동의 일상생활 관리

1. 생활과 건강관리

CHAPTER 04 아동의 일상생활 관리

1. 생활과 건강관리

일생 중에서 심신의 발달이 가장 활발한 시기로, 정신생활에 있어서도 어머니로부터 벗어나 자립이 이루어지고, 아동 나름대로 자신의 의견을 주장하게 된다.

부모의 잘못된 육아와 생활자세는 아동에게 직접 영향을 미쳐서 정상적 발달이 저해될 수 있는 것도 적지 않다. 이와 같이 영유아 및 학령전기의 생활은 아동의 발달에 중요한 영향을 미친다. 어른이 일상생활에서 행하고 있는 여러 가지의 생활양식을 인격형성에 필요한 작업으로 받아들여 반복하는 것이다. 영유아는 어른의 생활을 관찰하는 것을 무의식적으로 흡수하여 스스로 반복 연습하고, 이러한 과정을 통하여 영유아는 기초적인 능력을 익히고 독립적인 인격체로 성장해 간다.

1) 기본적인 생활습관과 생활지도

기본적인 생활습관이란 아동이 사회생활을 하기 위한 가장 기초가 되는 생활활동으로서, 식사, 수면, 배설, 옷 입기와 벗기 등에 관한 일상생활 행동이다. 이런 생활활동은 아동의 성숙과정을 통하여 자연적으로 생성되기도 하지만, 적절한 습관 들이기를 통하여 건강한 생활습관을 형성할 수 있다.

(1) 식사

① 식사행동의 발달

영아기 최대의 욕구는 빠는 행위를 통해 충족되고, 생활 중에서 가장 큰 비중을 차지하는 활동이다. 생후 3개월까지는 수동적으로 우유를 빠는 시기이다. 4~6개월이 되면 음식물이나 식기에 관심을 나타내고 이유식을 담는 그릇에도 관심을 보인다. 7~8개월이 되면 스스로 먹으려는 의욕을 보인다. 1년이 지나면 젖병이나 컵으로 스스로 마시려 하거나 숟가락으로 떠먹는 행동이 나타나기 시작한다. 정상적인 영유아 및 학령기의 기준은 다음과 같다.

1.5세
- 침을 덜 흘린다.
- 두 손으로 컵을 쥔다.
- 스스로 숟가락을 사용하며 컵을 쥐고 먹는다.

2.5세
- 빨대와 컵을 사용한다.
- 숟가락과 밥그릇을 양손으로 사용한다.

3세
- 스스로 숟가락을 쥐고 먹는다. 식사 인사를 할 수 있다.
- 포크를 사용할 수 있다.

3.5세
- 도움 없이 대강 혼자서 식사할 수 있다.

5세
- 젓가락을 쥐는 법도 성인처럼 할 수 있다.

이 시기에는 여러 가지 섞여 있는 음식에 대한 거부가 나타날 수 있다.

② 식사습관의 생활지도

영아기에는 우유를 빠는 것과 만족감 간의 관계가 중요한데, 수유를 할 때에는 어머니와 영아가 동시에 만족감을 갖는 것이 중요하다. 영아는 무엇이든지 빨거나 핥는데, 이것은 발달함에 따라 소실되어 가는 행동이다. 그러나 정도가 심한 경우에는 우유를 빠는 것에 충분한 만족을 얻지 못하는 것이 아니지 고려해 보아야 한다.

이 시기에는 흘리거나 엎지르더라도 스스로 먹게 하는 습관을 붙이는 것이고,

식사에 따른 습관을 익히게 하는 것이 필요하다. 식사와 관련된 생활습관의 지도는 가족들과 함께 앉아서 식사를 하는 것을 통해 습관이 형성되도록 한다. 식사시간은 20~30분이 적당하며, 놀면서 식사하지 않도록 하고, 항상 일정한 시간 안에 식사가 끝날 수 있도록 지도하다.

③ 식사와 관련된 문제

주로 이 시기에 많이 나타날 수 있는 문제 중의 하나가 편식이다. 강제로 편식을 교정하는 것은 역효과를 나타내므로, 인체의 발육이 순조로울 때는 자연스러운 형태로 교정하도록 한다.

식사습관은 2~3세에 확립되어 그 이후 계속 영향을 미치게 된다.

(2) 수면

① 수면시간

수면시간은 대개 13~15시간이며 어느 정도가 적당한가는 상당한 개인차가 있다. 생후 1~2개월에 수유량이 충분하고 건강하면 수유에서 다음 수유까지 거의 자는 것이 보통이다. 월령이 증가함에 따라 수면시간은 짧아진다. 생후 1년이 되면, 낮잠은 하루에 2회 정도 자고, 1년이 지나면 오전의 낮잠은 불규칙해진다. 2세경이 되면 여러 가지 긴장 때문에 필요한 만큼의 수면을 취하지 못하게 된다. 3~4세가 되면 낮잠을 자지 않는 어린이가 증가하게 되는데, 그런 어린이는 5~6세까지는 점심식사 후 잠시 동안 누워 있게 하든지, 적어도 집 안에서 조용하게 놀게 하는 것이 필요하다.

수면 시 주로 잠을 자러 갈 때나 잠이 들려고 할 때 수면장애가 흔하다.

② 수면습관의 생활지도

영유아에게는 식사를 마치면 곧바로 자는 습관을 붙여주는 것이 좋으며, 자신의 잠자리에서 혼자서 자는 습관을 들이는 것이 중요하다. 6개월경에는 부모와 다른 방에서 재우는 것이 좋으며, 9개월경까지 같은 방에서 재우게 하면 거기에 익숙해져서 혼자서 자는 것을 싫어한다.

집 안에서 주위 환경을 일부러 조용하게 할 필요는 없는데, 그렇게 하면 오히려 작은 소리에도 잠이 깨게 된다.

복와위(엎드려 자는 것)의 경우 영아돌연사증후군과 관련이 있다는 보고도 있다.

수면 시 수유는 부적절하다.

재우는 방법은 앙와위나 복와위 모두 상관없지만, 우유를 토하기 쉬운 영아는 얼굴을 옆으로 해서 재우며, 복와위로 재울 때에는 요나 매트리스가 딱딱한 것이 좋다. 언제나 같은 방향으로 자게 되면 얼굴형의 변형 등을 경험할 수 있다.

③ 침구(이불, 베개, 침대)

이불은 너무 부드럽지 않고, 적당히 탄력이 있고, 울퉁불퉁하지 않으며, 평평한 것이 바람직하다. 요나 매트리스 위에는 방수를 위한 커버를 씌우는데, 이것은 땀이나 뇨가 매트리스에 스며드는 것을 방지하기 위함이다. 이 위에 얇은 요를 두어 땀이나, 오줌, 토사물 등을 흡수하기 위한 흡수성이 좋은 면을 사용한다.

베개는 영유아에게 너무 높은 베개를 사용하면 척추를 무리하게 구부릴 수 있고, 머리도 땀을 자주 흘리므로, 수건을 머리 밑에 넣어서 땀으로 축축해지면 교환하도록 한다.

침대는 영유아는 난간이 달린 침대에서 재우는 것이 바람직하다. 난간과 난간 사이에 머리가 걸리지 않도록 하고, 떨어지지 않도록 주의한다.

(3) 배설

배설습관의 생활지도는 배변조정이 배뇨조정보다 간단하고 하루에 보는 횟수도 적으므로, 배변습관의 생활지도로부터 시작하는 것이 보통이다. 배설행동은 연령에 따라 다르고, 같은 연령이라도 개인차가 있다. 무리한 배설습관의 생활지도는 성공하기 어려울 뿐만 아니라, 성격형성에 영향을 미쳐 장래에 문제를 남길 수 있으므로 주의해야 한다.

① 배변행동의 발달과 생활지도

배변행동의 자립시기는 생후 10개월경이 적당한데, 이 시기 즈음하여 배변시간이 일정해진다. 1년이 지나면 배변을 자각하여, 어느 정도 조절할 수 있게 된다. 1년 반에서 2년 사이에 아동이나 가족들끼리만 통하는 말 또는 동작으로 변의를 알린다.

2.5세 • 누군가 옆에 있으면 혼자서 할 수 있다.
3세 • 팬티를 벗겨주면 혼자서 화장실에 갈 수 있다.
4.5세 • 종이를 사용하여 뒤처리를 할 수 있게 된다.

4.5세경까지 완전한 자립이 이루어진다. 1세부터 1.5세경 사이에 일정한 배변습관이 형성되면 변기에서 변을 보는 훈련을 시작할 수 있다. 1세 후반부터는 변의를 느끼면 부모에게 변의를 알리게 되고 생활습관이 형성된다. 이 시기에는 시간을 말하지 않더라도 일정한 시간에 앉혀 줌으로써 배변습관을 기를 수 있다. 항상 성급하게 하지 말고 격려해 주고 칭찬해 주는 것이 필요하다.

② 배뇨행동의 발달과 생활지도

배뇨행동의 자립시기는 1세경이 되면 대부분의 유아는 요의를 자각하게 되어 동작이나 말로써 알릴 수 있게 된다.

2.5세 • 옆에서 도와주면 혼자서 할 수 있는 시기
2~3세 • 밤에 소변을 보지 않게 되어 3세가 되면 기저귀 사용이 불필요
3.5세 • 완전히 혼자 할 수 있는 시기

최근의 경향은 조기에 배뇨훈련을 시키기보다 충분한 성숙이 이루어진 후에 단기간에 배뇨훈련을 시키는 경향을 보인다. 1.5세에서 2세 사이에 주로 배뇨훈련을 시키는 것이 적당하다.

③ 배설습관과 관련된 문제

퇴행현상 • 배설습관이 일단 자립하기 시작하는 것처럼 보이는 2세 전후의 유

아가 다시 생활습관이 흐트러져서 기저귀 사용이 필요하게 되는 경우이다. 이 같은 현상은 갑작스러운 동생의 출생, 갑작스러운 환경의 변화, 정서적으로 불안할 때 나타나게 된다. 이때는 정서적 안정을 가지게 하는 것이 필요하다.

빈뇨 • 무언가 열중하거나 취침 중일 때 집에 있을 때는 괜찮으나, 외출을 하게 되면 빈뇨를 호소하는 경우가 많다. 긴장상태에 놓이게 되는 경우 아동이 신경질적인 경우 빈번히 발생한다.

야뇨 • 밤중에 자면서 일어나는 무의식적인 배뇨로 3세 이전의 발생은 생리적인 미성숙으로 간주하지만 이후에는 신경계나 내분비계의 미성숙의 결과로 본다. 이런 아동을 위해서 취침 전의 수분을 제한하거나 약물요법을 사용해 볼 수도 있다.

(4) 의복

① 옷 입고 벗는 행동의 발달과 생활지도

옷 입고 벗는 행위의 연령별 발달을 살펴보면 다음과 같다.

1.5~2세 • 벙어리장갑, 양말, 모자 등은 스스로 잡아당겨서 벗을 수 있게 되고, 자신이 하는 일에 흥미를 갖는다.

2세 • 스스로 옷을 벗으려 한다.

3세 • 스스로 신발을 벗으려 한다.

3.5세 • 스스로 옷을 입으려 한다.

4세 • 셔츠와 웃옷의 앞뒤를 구별하며 소매를 바로 끼운다. 옷의 앞단추를 끼우고 바지를 입을 수 있다.

4.5세 • 스스로 양말을 신는다.

5세 • 전부 스스로 벗는다.

6세 • 대부분의 것은 스스로 입고 벗을 수 있다.

아동의 기능발달, 지적 발달의 정도에 따라 옷을 입고 벗을 수 있는 방법을 구체적으로 지도하여 연령별 수준에 맞는 발달이 이루어지도록 한다.

② 의복

보온성, 흡수성, 통기성이 뛰어난 것으로 하며, 특히 보온성이 많이 요구된다. 두꺼운 것 하나보다는 얇은 것을 여러 겹 입혀 기온에 따라 조절하는 것이 바람직하다.

유아의 의복은 더러워지기 쉬우므로 질기고, 세탁이 쉽고, 건조하기 쉬운 것으로 하며, 청결유지가 중요하다. 운동하기 편한 것으로 신체를 움직이는 데 방해가 되지 않을 정도로 여유가 있는 것이 좋다.

③ 옷 입히는 방법

필요 이상으로 두꺼운 옷을 입히게 되면 기온의 변화에 대한 적응력이 떨어져서 추위에 약하게 되므로 조금 부족한 듯이 입혀서 상태를 본다. 손은 차가워도 팔, 다리, 목의 보온상태는 유지해 준다. 등에 손을 넣어 보아서 땀이 배어 있으면, 지나치게 많이 입은 것으로 보고, 얼굴색에 주의를 기울인다.

④ 신발과 모자

유아가 앉거나 걷게 될 때까지 양말은 거의 필요하지 않다. 유아가 걷기 시작하면 신겨서 너무 조이지 않는 것으로 선택한다. 걷기 시작하면 넘어지기 쉬우므로 신발은 뒷굽이 없는 평평한 것으로 선택하고, 신발이 잘 구부러지는 것으로 하고, 복숭아 뼈가 덮일 정도 높이의 신발이 적당하다. 특히 3세 이전에는 밑바닥이 부드러운 것을 선택하고, 5세 이후에는 밑바닥이 딱딱하고 두꺼운 것을 신겨도 된다.

여름 외출 시에는 유아에게 반드시 모자를 착용하도록 한다.

(5) 청결

① 청결과 관련한 생활습관 지도

아침에 일어나면 반드시 세수를 하고, 자주 기저귀를 갈아주고, 과자 등을 먹게 되면 식사 전에 반드시 손을 씻게 하는 것이다. 유아시기에 형성된 습관은 이후 자라면서도 영향을 미친다.

2.5세 • 손씻기
4세 • 이닦기, 코풀기, 양치질 하기, 얼굴 씻기
5세 • 머리 빗기, 목욕 시에 스스로 씻는 습관 길들이기

② 목욕

영아는 신진대사가 활발하고 대소변으로 피부가 더러워지기 쉬우므로 가능한 매일 1회 또는 적어도 이틀에 1회 목욕, 여름에는 하루에 2회 정도가 적당하다. 이를 통해 피부 청결유지, 피부 감염 예방, 혈액순환 및 호흡을 촉진할 수 있다.

2) 일광욕과 공기욕

(1) 일광욕

구루병

비타민 D, 칼슘 및 인의 부족에 의한 골연화 및 골약화를 유발하는 어린이에게 발병하는 질환

뼈의 통증골절, 치아변형, 근육 긴장발달의 저조, 경련, 단신, 성장지연, 안절부절을 경험하게 됨

구루병 예방의 수단으로 사용되었다. 자외선을 받으므로 피부 속의 에르고스테린이 비타민 D로 변화시키므로 주거환경의 채광상태가 좋지 못하고, 영유아의 영양사정이 좋지 못했던 경우 일광욕이 권장되었다. 그 외에 일광욕은 피부의 혈관 확장과 피부대사 촉진을 위해서도 권장되고 있다. 일광욕을 시행할 때는 처음에는 발끝만 3~5분 동안 직사광선에 노출하고, 2~3일 계속해서 무릎, 대퇴부, 배, 가슴 등으로 노출을 점점 늘려간다. 시간은 처음 3~5분에서 10분, 이후 2~3일마다 10분씩 늘릴 수 있으나, 30분 이상은 부적절하며 얼굴과 머리는 노출시키지 않도록 하고 시간은 10시에서 2시 사이는 제한한다. 일광욕 이후에는 수분을 섭취시키는 것이 좋다.

(2) 공기욕

공기욕의 목적은 차가운 공기를 노출시켜 에너지대사를 촉진시키고, 혈관운동반사를 통해 기온변화에 대한 적응력을 높이는 것이다. 특별한 질병을 가지고 있지 않다면 1개월 이후부터 가능하다. 처음에는 5분 정도씩 하다가 시간을 늘려간다. 1세가 되면 하루에 2시간까지 문을 열고 지낼 수 있게 된다.

3) 치아관리

태생기에 유치가 만들어지기 시작한 것은 태생 35일경부터이고, 유치의 좋고 나쁨은 어머니의 건강상태에 따라 좌우되고, 영구치는 출생 후 곧 석회화가 시작되므로 유아의 건강상태에 따라 좌우된다.

① 충치의 예방

충치의 3대 발생요인은 치아의 질, 음식물의 종류, 세균의 존재에 영향을 받는다. 충치는 출생 후 10~12개월경부터 나타나기 시작하며 이 시기의 원인은 수유방법의 문제이다. 수면 중간 밤에 수유를 하게 되는 경우 발생이 증가한다. 수면 중에는 깨어 있을 때보다 침의 분비가 원활하지 않아서 구강 내 정화작용이 일어나지 않기 때문에 발생의 빈도가 증가한다.

다음으로 1.5세의 경우는 단 간식을 많이 먹게 되어서 발생하는데, 간식 섭취 후 치아 표면에 남아 있는 당질을 바로 제거하는 것이 필요하다.

② 치아건강

정기적인 치아검진
- 늦어도 유치가 다 나는 2세 반까지는 치과의사의 검진을 받는다.
- 치과의 첫 방문은 침해적이지 않아야 한다.

플라그 제거
- 충치나 치주질환의 원인이 되는 플라그를 제거한다.
- 이때 플라그 시약을 사용하면 아동의 칫솔질을 동기화시킬 수 있다.

불소 보충 시 수돗물, 치약, 기타 청결제의 불소량을 확인한 후 보충한다.

불소
- 불소제품이 중복되지 않게 적정량을 제공해야 한다.
- 불소보충

〈표 4-1〉
연령별 불소섭취

연 령	수돗물 내 불소함유량(ppm)		
	<0.3	0.3~0.6	>0.6
6개월 이내	0	0	0
6개월~3세	0.25	0	0
3~6세	0.50	0.25	0

저충치 식이
- 충치 발생은 설탕, 특히 자당에 의존하므로 식이는 치아발달을 위해 중요하다.
- 이를 위해 다음의 사항을 고려하는 것이 필요하다.
  - 설탕섭취의 총량보다 빈도가 중요하다.
  - 그러므로 식간에 단것을 먹는 것보다 식사 후 바로 먹는 것이 충치 발생 가능성을 감소시킨다.
  - 설탕형태가 중요하다.
  - 충치 유발 음식은 딱딱하기 때문에 입안에 오래 머문다. 그래서 막대사탕이 초콜릿바보다 충치 유발 가능성이 더 높다.

4) 질병 시 관리

(1) 질병 시 간호

아동이 갑작스러운 열이나 발진이 나타날 경우 부모는 아동을 소아과에 가야 할지 또는 피부과에 가야 할지 망설이게 되고, 열과 발진이 같은 원인이라는 것을 알지 못하는 경우가 대부분이다.

질병의 초기단계부터 심각한 양상을 보이거나 사고를 당한 경우에는 응급실을 통해서 방문이 이루어지고, 진단이 확실해질 경우 외래나 입원을 통해 치료가 이루어진다. 이때 부모에게 아동건강수첩을 사용하게 한다. 이 건강수첩에는 아동의 성장 · 발달의 특징이나 질병이 발생했을 때의 치료내용, 치료효과에 대해 기록하게 한다.

05 CHAPTER

예방접종과 주요 전염병

CHAPTER 05 예방접종과 주요 전염병

면역은 선천적 면역과 후천적 면역이 있다. 선천적 면역은 종속저항력, 인종저항력 및 저항력의 개인차가 있는데, 이것을 자가방어력이라고 한다. 후천적 면역은 말 그대로 후천적으로 생긴 것으로 능동면역과 수동면역이 있다.

1. 예방접종의 의의

개인이 면역을 획득할 수 있는 것과 동시에 그것을 널리 실시함으로 인하여 사회 전체적으로 전염병의 유행을 막을 수 있다.

기본적인 예방접종과 시기는 다음과 같다.

기본 접종

기본 접종연령	백신 종류
0~1주	B형 간염
0~4주	BCG
1개월	B형 간염
2개월	DPT, 경구용 소아마비(폴리오), B형 간염
4개월	DPT, 경구용 소아마비(폴리오)
6개월	DPT, 경구용 소아마비(폴리오), B형 간염
12~15개월	홍역 · 볼거리 · 풍진(MMR), 수두
13~36개월	일본뇌염(만 1~2세에 1차 , 1년 뒤 2차 접종)

추가 접종

기본 접종연령	백신 종류
18개월	DPT
4~6세	경구용 소아마비, DPT, 홍역 · 볼거리 · 풍진(MMR)
6세	일본뇌염
10~12세	성인용 Td(매 10년마다 접종)
12세	일본뇌염

2. 예방접종 계획

예방접종은 아동의 출생과 더불어 면역기능을 강화하여 자궁 외 환경에서 보다 건강하게 살아갈 수 있도록 하는 방법으로 최초의 접종은 출생 시 이루어지며 아동기 초기에 완성된다.

모든 연령층의 사람에게 예방접종은 가능하지만 대부분 영아기부터 시작되어 추가 접종을 제외하고는 아동기 초기에 완결된다. 그러나 예방접종을 시작하다가 중간에 여러 가지 이유로 접종을 다하지 못한 경우에는 모든 접종순서를 다시 할 필요는 없다. 시기를 놓친 예방접종만을 다시 실시하면 된다.

- 능동면역은 약화된 생균, 사균, 톡소이드를 투여하여 항체 생성 및 세포 면역반응을 유도하는 것이다.
- 수동면역은 이미 만들어진 항체를 투여하여 일시적으로 방어효력을 제공하는 것이다.
- 두 가지 백신을 동시에 접종해도 되며 다른 주사기로 다른 부위에 주사한다.
- 두 가지 이상의 생백신을 시간 간격을 두고 접종하는 경우 4주 이상의 간격을 두고 접종한다.
- 사백신과 생백신, 사백신과 사백신 간에는 시간 간격의 제약이 없다.

3. 예방접종의 종류와 실시방법

1) 능동면역

질병을 앓은 후 면역에 의해 자연적으로 또 인위적인 예방접종에 의해 형성되는데, 예방접종은 병원성균의 병독성을 약화시키거나 없애고 항원성만을 유지시킨 현탄액을 제공하는 것이다.

항원
생체의 조직 속에 들어가 항체를 형성하게 하는 단백성 물질

① BCG

기본 접종은 생후 1개월 이내의 모든 신생아이며, 재접종은 12세 전후의 아동 중 투베르쿨린 음성 반응자이다.

투여방법 • 0.1ml를 삼각근 부위에 피내주사하여 5~7mm 팽진이 형성되도록 한다.

금기자 • 피부질환자, 영양장애자, 발열, 면역기능이 억제된 경우이다.

삼각근
어깨를 덮고 있으며 주로 팔을 옆으로 들어올리는 일을 한다. 쇄골의 앞 바깥쪽 1/3 지점에서 시작하여 견갑가시(spine of scapula)의 아래 끝까지 이름

② 혼합백신(DPT) – 디프테리아, 파상풍, 백일해

기본적으로 5회에 걸쳐 이루어지는데, 초기 접종 중 첫 번째는 생후 2개월에 시작하고, 그 다음 2회는 2개월 간격(4개월, 6개월)으로 주사하고 18개월과 2~6세에 1회씩 접종한다.

투여방법은 0.5ml를 영아에서는 대퇴 전위부에, 아동에서는 삼각근에 주사한다.

금기자 접종 후 72시간 이내 경련이 발생한 경우
접종 후 7일 이내에 의식장애, 신경학적 이상 등의 급성 뇌증의 증상이 있는 경우
접종 후 2일 이내에 3시간 이상 고성으로 울 경우
접종 후 2일 이내에 40.5℃ 이상의 고열이 발생하는 경우
접종 후 2일 이내에 알레르기 반응, 담마진, 호흡곤란, 저혈압 등이

	나타나는 경우	
부작용	디프테리아	국소반응 등의 부작용이 미약
	파상풍	국소반응(주사부위의 통증과 압통, 종창, 홍반) 전신반응(임파선염, 발열, 두통, 무력증)
	백일해	경증일 경우 –국소적인 종창, 발작, 동통과 발열, 식욕부진, 보챔 중증일 경우 –심한 기면, 일시적인 저긴장성 저반응 상태, 일시적인 경련, 급성뇌증

③ 소아마비 백신

약독화 생백신(OPV), 불활성화 사백신(KPV)이 있는데, OPV(Oral Polio Vaccine)는 투여방법이 쉽고, 장관면역 획득이 가능하며, 접종자와 접촉한 사람도 면역을 얻을 수 있다.

접종	• OPV는 생후 2개월부터 2개월 간격으로 3회(2, 4, 6개월) • 추가 접종은 18개월과 4~6세에 추가 접종
방법	• 0.2ml를 경구투여
금기자	• 면역기능의 변화가 있는 경우
부작용	• 드물게 마비증세 있음

KPV(Killed Polio Vaccine)는 면역획득력이 좋고, 상온에서도 훨씬 안정적이며, 냉장보관이 필요하지 않고, 접종에 의한 마비의 부작용은 없다.

④ 홍역, 볼거리, 풍진

초기 접종은 생후 9개월부터 홍역백신을 접종하고 15개월에 MMR을 투여한다.

방법	0.5ml를 피하주사

금기자 발열, 결핵, 면역글로불린, 혈액 또는 혈청 투여 시, 면역억제요법 달걀에 알러지가 있는 경우

⑤ B형 간염 예방접종

임산부의 HBsAg이 양성인 사람(수직감염의 예방)인 경우 가능한 출생 시 또는 12시간 이내에 HBIG(0.5ml)와 함께 백신을 1차 접종하고, 2, 3차 백신 접종은 백신종류에 따라 시기를 결정한다. 임산부가 HBsAg 음성인 경우는 기본 접종방법에 따라 접종한다. 그리고 HBsAg 양성 혈액에 노출된 경우에는 HBIG(0.06ml/kg, 최대 5ml)와 함께 필요시 노출 7일 이내에 백신을 접종하는 것이 필요하다.

2) 수동면역

수동면역은 다른 사람이나 동물의 체내에서 형성한 특이성 항체를 함유한 전혈청이나 세포성 면역반응의 매개물질을 투여받아 면역효과를 얻는 것이다. 자연적인 획득방법으로는 임신 후기에 모체의 면역글로블린이 태반을 통하여 태아에게 전달되는 것과 모유를 통하여 면역글로블린이 전달되는 것이다.

혈청
혈장 단백질인 피브리노겐이 피브린으로 전환되는 혈액응고 과정에서 응고 후에 남는 혈장 부분

4. 선택 예방접종

1) 폐구균

폐구균 질환은 전 세계적으로 아동 건강을 심각하게 위협하며, 폐구균(streptococcus pneumoniae)이라는 세균이 유발하는 질환으로 급성 중이염과 세균성 폐렴과 뇌막염과 부비동염을 유발한다. 치료하지 않고 그대로 두거나 치료에 실패할 경우 폐구균 질환은 난청이나 마비로 진행되며 심할 경우 사망에 이르기도 한다.

부비동염
부비강(코와 인접해 있는 뼈에 있는 공동)의 급성 또는 만성 감염

폐구균이 일으키는 가장 심각한 질환 중 두 가지는 세균성 수막염과 균혈증이다.

① 합병증

㉠ 세균성 뇌수막염

세균성 뇌수막염은 뇌와 척수를 감싸고 있는 뇌수막에 염증이 생긴 것을 말한다. 뇌와 척수는 사람이 느끼고 생각하고 행동하는 모든 것을 관장한다. 세균성 뇌수막염은 난청, 마비, 정신지체 등 경우에 따라 영구적인 심각한 장애를 일으킬 수 있다.

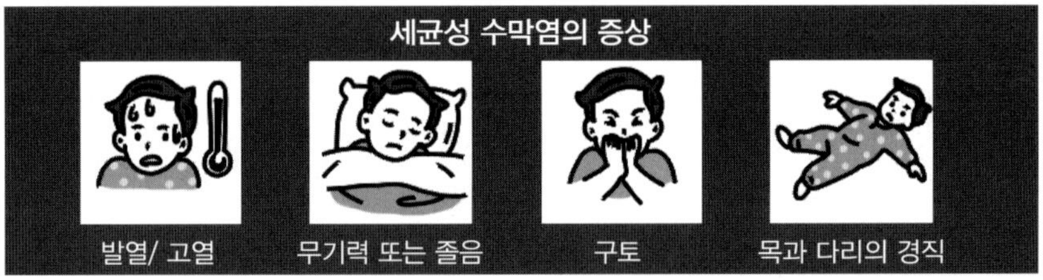
세균성 수막염의 증상
발열/ 고열
무기력 또는 졸음
구토
목과 다리의 경직

㉡ 균혈증

균혈증(bacteremia)이란 혈액 내에 살아 있는 세균이 있는 것을 말하며, 생명을 위협할 수 있는 질환인 뇌수막염으로 진행될 수 있는 심각한 병이다. 뇌수막염과 마찬가지로 균혈증은 아동의 난청과 학습장애를 일으킬 수 있다. 또한 균혈증은 패혈증(sepsis)이라는 심각한 병으로 진행될 수 있는데, 패혈증은 세균이 정상적으로 체내의 방어기전인 면역체계로 인해 소멸되지 않고 전신적으로 염증반

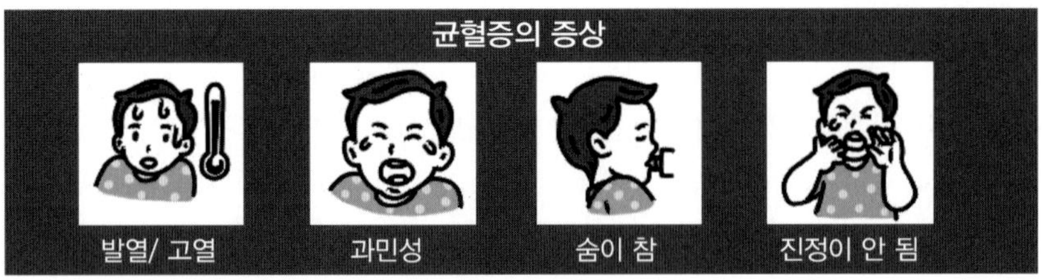

응을 초래한다. 조기에 치료하지 않을 경우 패혈성 쇼크, 불응성 쇼크, 다발성 기관 부전, 사망으로 진행된다.

② 전염경로

다른 폐구균성 질환과 마찬가지로, 세균성 뇌수막염과 균혈증을 일으키는 세균은 재채기나 기침에서 나온 비말이 공기 중에 퍼지면서 한 아이에서 다른 아이에게로 전파한다. 5세 미만의 모든 아동은 감염위험이 높은 편인데 특히 2세 미만의 아동은 더욱 위험하다.

③ 예방접종

접종대상 • 2~23개월의 모든 아기들, 24~59개월 아기는 접종 고려

접종시기 • 접종방법은 연령에 따라 24개월 이하에서는 2~4회 접종한다. 단, 생후 6주 이전에는 접종하면 안 된다.

접종부위 • 근육주사

초기 접종연령	기초접종	추가접종
2~6개월	8주 간격으로 3번	12~15개월
7~11개월	8주 간격으로 2번	12~15개월
12~23개월	8주 간격으로 2번	없음
24~59개월	1번	고위험군에 한함

④ 부작용

대부분의 아이들은 접종 후 별다른 이상을 보이지 않는다. 어떤 아이들은 보채거나, 주사부위의 가벼운 통증 등 경미한 이상이 있을 수 있다. 주사부위의 통증이나 발적은 접종의 가장 흔한 부작용으로, 일반적으로 걱정하지 않아도 된다. 접종 이후에는 미열이 발생할 수 있다.

2) 뇌수막염(헤모필루스 인플루엔자 백신)

뇌수막염은 구미지역에는 빈도가 높아서 기본 접종에 속하는데, 아기들은 제품에 따라 (HbOC 또는 PRP-T) 2, 4, 6개월과 15개월에 4회, PRP-OMP로는 2, 4, 12~15개월 3회 맞히면 된다. 북미와 유럽에서는 이 백신을 맞아야 유아원이나 유치원의 입학이 허가된다.

현재 유행하고 있는 무균성 뇌막염과는 서로 다른 계통으로 생후 2세 미만의 아이에게 주로 세균성 뇌막염, 폐렴 등을 일으키는 질환이다. 아직 우리나라의 표준 예방접종에는 포함되어 있지 않으나 b형 헤모필루스균(hemophilus influenzae type b)은 뇌막염으로 인한 정신박약과 경련 등의 후유증에 시달리는 경우도 있다.

국내에서는 외국에 비해 빈도가 적은 것으로 알려져 있고 고가이므로 표준접종에 넣지 아니한다.

접종시기 • 일반적으로 생후 2, 4, 6개월에 걸쳐 3회 실시하고, 15개월에 추가 접종한다.

3) A형 간염 예방접종

A형 간염의 특징은 어린아이에게는 별 이상을 일으키지 않는다.

A형 간염 바이러스는 거의 대부분 오염된 음식물이나 물을 통해 전파된다. 후진국에서는 소아 연령에서 대부분 앓게 되고 감염자와의 접촉으로 옮기게 된다.

어린아이가 감염된 경우에는 보통 열이나 몸살 증세로 그치기 쉽고, 2~3세 유아의 80%, 4~6세 소아의 50% 정도는 황달조차 발생하지 않아 간염에 걸렸는지도 모르게 지나가기도 한다. 그러나 연령이 증가함에 따라 A형 간염이 일으키는 증상은 점점 심각해진다.

성인의 경우에는 열이 오르면서 식욕이 떨어지고 소화불량과 구토로 밥을 제대로 먹지 못하게 되며 피로감과 황달, 복통, 설사 증세가 심하게 나타난다. 소아 A형 간염 환자는 98% 이상 완전히 회복되는 데 비해 성인이나 노년층에서는 드물게 급성 전격성 간염이나 만성 간염의 합병증으로 사망에 이르는 경우도 있다. 만 2세 이상의 어린이에서 2회의 근육주사로 면역을 획득하게 된다.

5. 주요 전염병

아동의 전염병 질환(communicable disease)의 빈도는 예방접종 실시로 발생률이 현저하게 감소되었고, 항생제 및 항독소 사용으로 인하여 심각한 합병증도 크게 감소되었다. 그러나 감염병은 꾸준히 증가하고 있으며, 신종 감염병이 발생하고 있다.

영아는 감염병에 대한 면역이 발달하고 있는 단계로 면역체계가 미숙하며, 감염병에 취약하므로 그 관리가 매우 중요하다. 어린 아동이 감염병에 걸린 영아의 대변, 타액, 콧물, 피부 등에 쉽게 노출되어 감염병에 걸리게 된다. 또한 영아들은 세균으로 오염된 손가락이나 장난감, 또는 여러 물건들을 습관적으로 입으로 가져가는 경향이 있으며, 감시 · 감독이 없다면 손을 잘 씻지 않는 비위생적인 행동방식을 가지고 있다. 감염의 전파가 이루어지는 3대 요소에는 감수성이 있는 사람, 미생물, 전파양식 및 매체가 있으며, 이 세 가지를 잘 관리하는 것이 감염관리를 잘 할 수 있는 방법이다.

(1) 디프테리아(diphtheria)

디프테리아는 corynehacterium균의 외독소에 의해 발생하는 급성 호흡기 감염병이다. 환자나 보균자의 호흡기에서 배출되는 균에 접촉하거나 피부병변 접촉에 의해 감염되며 드물게 분비물을 통한 간접 감염도 있고, 생우유가 원인이 되기도 한다. 균이 음성으로 증명될 때까지 식품, 특히 우유를 만지거나, 소아와 접촉하거나, 학교나 직장에 나가서는 안 된다. 접촉에 의한 전파를 막기 위한 격리가 중요하며, 항생제 치료 후 24시간 이상 경과 후 비강 및 인후부위 검체에서 모두 음성이면 격리에서 해제되며, 임상적으로 14일간의 치료가 끝나면 격리 해제한다.

• 임상적 특징

인두, 후두, 코, 때로는 다른 점막과 피부, 극히 드물게는 결막, 음부를 침범하는 급성질환으로, 2~5일간의 잠복기를 거친 후 인후와 편도 부위에 소량의 삼출물을 보이며, 발병 2~3일째 특이적 세포독소에 의한 회백색의 위막이 감염된 인두와 피부에 형성, 부착되는 것이 주요 징후이다. 특징적인 막은 회색을 띠고, 강하게 부착되어 억지로 떼려하면 출혈을 일으키기도 하며, 림프절이 종대되어 "Bull-neck appearance"를 보인다. 치료하지 않더라도 이 막은 발병 1주일 후부터는 소실되고 발열 등의 증상도 호전된다.

(2) 파상풍(tetanus)

신생아 파상풍은 출생 시 소독하지 않은 기구로 탯줄을 절단하거나 배꼽의 처치를 비위생적으로 한 경우 발생한다.

파상풍은 그람 양성 혐기성 간균(clostridium tetani), 흙과 분변에 많은 파상풍균이 생산하는 독소에 의해 중추신경계에 작용하여 전신의 근육이 경직되어 강직성 경련을 일으키고, 말초신경에 작용하여 동통성 근수축을 초래하며 움직이지 못하고 높은 사망률을 보이는 질병이다. 파상풍은 사람에서 사람으로 전파되지는 않는다. 개방성, 삼출성 병소가 없는 경우에는 격리시킬 필요가 없으나 개방성 병소가 있는 환자는 격리해야 한다.

외독소에 의한 질환으로 자연감염에서 회복되어도 디프테리아에서와 같이 예방접종을 해야 한다.

• 임상적 특징

전신증상은 증상 발현 후 1~4일 만에 나타나며, 경부근육이 경직되면서 차츰 심해져서 입을 열지 못하고 삼키지 못하게 되며, 전신 증세로는 과민, 두통, 미열, 오한, 전신성 통증이 발생한다.

더 진행되면 경련성의 근육수축이 일어나며, 안면경련이 나타나 입이 바깥쪽으로 끌려서 비웃는 표정(경소; risus sardonicus)이 나타나고, 사소한 자극(햇빛, 소리 등의 감각자극)에 의해 경련이 유발되며, 전신 경련 시 환자의 목과 등이 경직되어 활 모양으로 휘어서 이른바 후궁반장(Opisthotonus)이 나타난다. 후두 및 호흡기 근육경직에 의한 호흡곤란이나 방광 괄약근 경직에 의한 배뇨곤란이 발생한다.

(3) 홍역(measles)

홍역은 paramyxovirus과에 속하는 RNA 바이러스 감염에 의한 급성 발열성 발진성 질환으로, 과거에는 봄/ 가을로 흔한 질환이었으나, 요즈음은 많이 감소하였고 계절에 관계없이 일시적으로 유행하는 형태로 나타나게 된다. 감염된 환자와 직접 접촉이나 비인두 분비물에 오염된 물품의 매개로 전파되지만, 드물게는 공기매개로 전파(airborne transmission)될 가능성도 있다. 홍역 바이러스는 호흡기도를 통하여 침입하며, 기도점막에 정착해서 증식한다. 또한 홍역 바이러스는 태반을 통과하기 때문에 태아가 감염되어 선천성 홍역을 일으킬 수도 있다.

홍역은 증세의 경중에 관계없이 한 번 걸리면 강한 면역이 생기므로 두 번 다시 걸리는 일은 없다.

생후 3개월까지의 아기는 어머니로부터 받은 면역체를 가지고 있으므로 홍역에 걸리지 않는다. 그 후는 면역체가 감소하여 7개월 이후에는 없어져버린다. 따라서 생후 6개월까지는 걸릴 가능성이 적고 걸려도 경증이며, 7개월부터는 걸리기 쉬운 상태가 된다. 이 때문에 대부분의 사람은 유아기에 걸리지만, 최근에는 생백신의 보급으로 홍역환자가 감소했기 때문에 소아기에 감염되지 않고 성장하여 성인이 된 뒤에 감염(발병)되는 사람도 있다.

일단 환자와 접촉한 후 7일경부터 발진 후 5일까지 격리하여 환자를 관리하는 것이 필요하고 홍역이 유행할 경우 소아에서 발열과 감기 증상이 나타나면 발진의 출현이 없더라도 환자를 격리해야 한다. 발병했을 경우 특별한 치료방법은 없고, 안정과 대증요법으로 피부를 긁지 않고 외출을 삼가하며, 충분한 수분을 섭취하고 해열진통제를 복용하여 열을 내리게 한다. 필요에 따라 2차 감염을 방지하기 위해 항생제를 쓰기도 한다.

① 증상

㉠ 전구기

3~5일간 지속되며 발열, 불쾌감과 기침, 콧물, 결막염이 나타난다. 전구기 말에 구강점막에 충혈된 작은 점막으로 둘러싸여 있는 회백색의 모래알 크기의 작은 반점(koplik's spot)들의 출현으로 이 시기에 진단이 가능하다. 이 시기가 전염성은 가장 높은 시기이다.

㉡ 발진기

홍반성 구진이 귀 뒷부분을 포함한 머리부위에 생긴 후 24시간 내에 얼굴, 목, 팔, 몸통에 퍼진다. 2일째에는 대퇴부, 3일째에는 발에까지 순차적으로 퍼진 다음 발진이 나타났던 순서대로 소멸한다. 발진 출현 후 2~3일간은 40℃ 이상의 고열이 나는 등 임상증상이 가장 심한 시기이다.

㉢ 회복기

발진이 소멸되면서 색소침착을 남긴 후 피부가 작은 겨 껍질 모양으로 벗겨지면서 7~10일 내에 소멸되는 시기이다. 이 시기에의 문제점은 합병증이 잘 생기는 점이다.

합병증으로는 기관지염, 폐렴, 급성 중이염, 결핵 악화 등의 호흡기 합병증과 감염 후 뇌염, 아급성 경화성 전뇌염(subacute sclerosing panencephalitis) 등의 신경계 합병증이 있다.

② 치료 및 간호

감염 후 3일 이내에 gamma globulin을 투여하면 대부분 발병되는 것을 피할 수 있다. vitamin A를 섭취하고 발열기에는 안정하며 해열제를 투여한다. 이차 감염을 예방하기 위해 페니실린 등의 항생제를 투여한다. 발진 5일째까지 격리하며 입원 시에는 호흡기 전파를 주의해야 한다. 발열이 있는 전구기에는 안정을 취하고 적절한 휴식과 영양을 공급해 주고 적절한 환기와 온도를 유지하며 눈간호를 실시하며, 결막의 염증으로 인해 분비물을 관리해 주고 광선과민증이 발생할 수 있으므로 직사광선을 피해주고 조명을 약하게 하며 생리식염수로 눈을 세척하고 분비물을 제거해 준다. 피부간호를 위해서는 미온수 목욕으로 소양감을 완화시켜 주며 중이염 합병증이 발생할 수 있으므로 아동이 귀를 당기거나 불안해 보이는 증상을 잘 관찰한다.

(4) 볼거리(유행성 이하선염, mumps)

볼거리는 유행성 이하선염이라고도 불리며, paramyxovirus라는 바이러스에 의해 침샘의 한 가지인 이하선에 염증이 유발되는 질환으로, 침이 분비되어 입속에 있다가 재채기나 기침, 그 외에 어떤 힘에 의해 공기 중에 작은 물방울 형태로 존재하게 되는데, 여기에 바이러스가 포함되어 전파를 유발한다. 침에서 바이러스가 검출되는 기간은 침샘이 부어오르기 약 6일 전부터 9일 후까지이며, 이 중 전염성이 있는 시기는 부어오르기 1~2일 전부터 사라진 후 3일까지이다.

악하선 : 턱밑샘

① 주요 증상

약 2~3주간의 잠복기를 거친 후 발열, 두통, 근육통, 식욕 부진, 구토 등의 전구증상이 1~2일간 나타나게 된다. 대부분은 귀 아래쪽에 위치한 침샘인 이하선을 침범하게 되는데, 처음에는 한쪽에서 시작하여 2~3일 후에는 양쪽을 다 침범하게 되나, 환자의 약 1/4에서는 한쪽만 침범하게 된다. 이하선을 침범한 경우에는 귀가 위쪽으로 밀려나면서 귀를 중심으로 단단하게 부어올라 동통과 압통을 느끼게 된다. 그리고 이하선에서 생긴 침이 나오게 되는 구멍의 입구가 빨갛게 부어오르기도 하며, 보통 3~7일 정도에 차차 가라앉게 된다. 이하선 이외에 턱 아래쪽에 있는 악하선이나 혀 아래쪽에 있는 설하선에도 드물게 침범할 수 있으며, 악하선은 대개 이하선과 동반되어 나타나나 10~15%에서는 악하선 단독으로 발병하기도 한다.

② **치료**

침샘비대가 발생 후 9일까지 또는 부기가 모두 호전될 때까지 격리한다. 발열과 종창이 있을 때는 절대 안정시키고 통증경감을 위해서는 이하선에 종창이 있을 때는 국소적 냉습포나 온습포로 통증을 완화시킨다. 액체나 유동식을 섭취시켜서 음식을 씹는 것을 피하게 하고 진정제를 투여할 수 있다. 신음식은 침샘을 자극해서 통증을 증가시키므로 제한한다.

③ **합병증**

볼거리는 그 자체의 질환으로는 크게 위험하지 않으나 증세가 진행되어 합병증을 유발하게 되면 여러 가지 장애를 초래할 수 있다. 합병증으로는 뇌수막염, 고환염, 부고환염, 난소염, 췌장염, 신경염 등이 있으며, 고환염이나 부고환염, 난소염과 같은 질환은 이차적으로 수정능력의 장애를 유발할 수 있고, 제8뇌신경을 침범하여 청력장애, 그 외에 심근염, 심낭염, 신장염, 관절염 등을 일으킬 수 있다.

(5) 수두(varicella, vhickenpox)

림프
생물의 세포조직을 적시고 있는 엷은 액체. 체액의 균형을 유지하며 조직에서 세균을 없앤다. 림프는 림프통로와 림프관을 거쳐 혈액순환계로 들어감

수두는 헤르페스과에 속하는 수두-대상 포진 바이러스(varicella zoster virus)에 감염되어 발병하는 질환이다. 1세 미만의 영아의 경우에는 수두의 고위험군으로 다른 연령대의 영아보다 수두를 더 심하게 앓을 수 있다. 주요 감염경로를 살펴보면 환자가 기침을 하거나 말을 할 때 튀어나오는 비말에 의해 전파가 되거나 수포나 발진 부위를 통해 다른 이에게 전파된다. 대개 발진이 생기기 1~2일 전부터 딱지가 생길 때까지 전염력이 있으므로, 이 시기에 학교(학원) 등 사람이 많이 모이는 장소에 가면 감염위험이 높다. 또한 집 안에 소아 및 청소년 등 수두 예방접종을 하지 않았거나 수두에 걸린 적이 없는 사람들은 환자와의 접촉을 피해야 한다.

① 임상적 특징

수두의 증상을 한마디로 요약하면 미열 등의 가벼운 전신증상이 있으면서 '가려움증을 동반하는 수포성 발진'을 나타낸다. 대개 급성의 미열로 시작되고, 전신증상이 그리 심하지는 않다.

건강한 소아의 경우 열과 발진, 수포 등의 증상이 있은 후 스스로 회복되며 발진(수포)은 매우 가려워 자주 긁게 되며, 피부에 반흔을 남기는 경우가 있다. 주로 노출이 되지 않는 두피, 겨드랑이 구강점막이나 상기도 점막, 결막 등에 더 많이 발생한다. 평균 14~16일의 잠복기 후 발열과 피로감을 호소하는 1~2일간의 전구기를 거친 후 몸통에서 시작하여 얼굴, 어깨로 퍼져나가는 피부발진이 시작되며, 피부발진은 몇 시간의 반구진시기, 3~4일간의 수포기를 거쳐 7~10일 내에 딱지를 남기고 호전된다.

(6) 풍진(rubella, german measles)

풍진은 togavirus와 rubivirus에 속하는 RNA 바이러스가 원인이다. 귀 뒤, 목 뒤와 후두부의 림프절(임파선)이 붓고, 미열, 두통, 전신 쇠약감 등의 가벼운 전신증상과 피부발진, 결막염 등이 나타나며 후유증이나 합병증이 드물게 생기는 가벼운 병이다. 풍진은 증상이 심하지 않고 합병증이 별로 없어 병에 걸리더라도 별 문제가 아니지만 임신 초기에 풍진에 걸리면 태아도 역시 풍진에 걸려 선천성 기형이 생기기 때문에 아기를 낳으려는 여성들의 관심을 끄는 병이다. 임신 초기에 풍진에 걸렸을 때 태아도 풍진에 걸려 선천성 기형을 가지고 태어나는 것으로 선천성 풍진 증후군이라고 말한다. 임신 8주 전에 풍진에 감염되면 50~80%, 임신 중기에 감염되면 20~30%에서 생길 수 있으나, 임신 말기에 감염되면 선천성 풍진 증후군의 위험성은 비교적 적어진다. 이를 예방하기 위해 임신 전 풍진 예방접종이 필요한데 예방접종 후 3개월 동안은 피임하여야 한다.

풍진 예방접종 후 생긴 항체가 서서히 줄어들기는 하지만 풍진에 대한 면역력이 줄어들지는 않으므로 풍진 예방주사를 맞은 지 오래 지나도 추가 접종은 필요하지 않다.

(7) 일본뇌염

일본뇌염 바이러스를 가지고 있는 모기에 물려 돼지가 감염되면 침입한 바이러스는 돼지의 체내에서 증식하여 혈액 중에 많은 바이러스가 출현하여 바이러스혈증을 일으킨다. 이때 임신한 돼지에서는 감염된 바이러스가 혈류를 따라 태반에 이르러 태반감염을 일으켜 태아를 죽게 한다.

일본뇌염 바이러스는 작은 빨간집 모기(culex trytaeniorhynchus)가 병을 전파시킨다. 바이러스에 감염되어 있는 모기가 흡혈을 하면 돼지가 감염되고, 또 감염된 돼지를 흡혈한 무독상태의 정상모기가 보독(독 보유)모기가 되어 모기 → 돼지 → 모기의 순환감염이 지속되어 돼지는 일본뇌염 바이러스의 증폭 동물로서의 역할을 한다. 일본뇌염 바이러스를 가지고 있는 모기는 사람이나 말, 소 및 기타 동물에 대해서도 감염원의 역할을 한다.

환자나 환자와 접촉한 사람에 대한 격리나 특별한 조치는 필요없다. 일본뇌염에 특이적인 치료법은 없으며, 감염에 의해 나타나는 호흡장애, 순환장애, 세균감염 등의 증상에 대해서는 증상완화를 위한 일반적인 치료가 필요하다.

06 CHAPTER

아동의 증상과 간호 I

1. 기분저조/ 울음
2. 발 열
3. 발 진
4. 경 련
5. 탈 수
6. 호흡곤란
7. 코막힘
8. 청색증

CHAPTER 06 아동의 증상과 간호 I

1. 기분저조/ 울음

건강한 아동의 경우 활동적이고 끊임없이 성장 · 발달이 이루어지나 어떤 원인으로 인해 문제가 생기면 활동력이 저하되고 성장 · 발달에 영향을 받게 된다. 어린 영유아의 경우 자신의 의사를 자유롭게 표현할 수 없으므로 여러 가지 요구를 통하여 전신으로 표현하게 된다.

이 시기 가장 중요한 아동의 요구에 민감하게 반응하는 것이다. 그와 함께 자신의 요구를 표현하기 위해 울음이 중요한 의사표현이다. 영아가 소리 높여 우는 경우 생리적인 욕구(공복), 불쾌감, 통증의 표현이다. 이런 응석을 부리는 경우 안아주거나 하면 대부분 곧 그친다. 그러나 공복의 울음은 입술을 움직이고, 입가에 무언가 닿기만 하면 sucking reflex를 보인다.

2. 발 열

아동의 경우 체온이 쉽게 상승하고, 체온조절 기전이 불안전하며, 주위의 환경에 쉽게 영향을 받는다.

발열에는 두 가지가 있는데 그중 하나는 체열의 발산이 충분하게 이뤄지지 않아 체내에 열이 일시적으로 축적된 상태이고, 다른 하나는 병적인 원인으로 인하여 체온조절중추의 이상으로 인한 발열이 발생한다.

주의

해열제를 투여하기 전에 미온수 목욕을 시킨다면 시상하부는 낮아진 체온에 대한 보상작용을 실시할 것이고 환아는 몸떨림(열을 발생시키기 위한 근육 수축)을 하게 되고 미온수 목욕을 그치자마자 체온은 이전 상태로 돌아가게 됨 아동의 경우 성인에게는 별로 볼 수 없는 체열의 축적으로 인한 발열이 가끔 발생한다. 아동은 신진대사가 왕성하고 활동이 활발하므로, 체온이 정상적으로 성인보다 약간 높다. 체온조절 기능이 불완전하기 때문에 체온이 불안정하고 쉽게 변화한 추세이다. 특히 신생아에서는 이를 매우 분명하게 볼 수 있으므로 체온조절 기능이 가능한 시기는 10세경이다. 생후 6개월부터 4세경까지 영유아의 발열은 열성경련을 유발한다.

이를 위해서는 다음 사항을 관찰하여 기록하는 것이 필요하다.

- 갑자기 일어난 발열인지의 여부
- 전구증상의 유무
- 열이 나는 형태 등 발열상태
- 홍조, 발한, 맥박과 혈압의 상승, 설사, 구토, 발진, 발열, 동통(두통, 관절통, 근육통)의 유무, 혼동, 의욕상실, 호흡수의 증가, 호흡상태, 그리고 경련, 의식장애도 수반증상의 하나이지만, 특히 아동의 발열은 경련과 관계가 깊다.
- 경련의 전구증상으로서 불안, 기면 등이 동반되는지 살펴본다.

억제대

치료상 필요하나 안전을 위해 운동을 제한할 목적으로 사용

발열 시 간호

- 정확한 체온, 맥박, 호흡을 측정한다.
- 가능한 해열에 힘쓴다.

  처음 미지근한 물로 닦아주고, 체온이 38℃ 이상인 경우 얼음베개를 사용(얼음이 물에 뜰 정도)한다. 체온이 39℃ 이상으로 상승될 경우 등쪽에도 얼음베개 사용이 가능하다.

  해열제의 사용은 주의해서 사용해야 하는데 아스피린은 라이 증후군(reye syndrome)과 연관이 있으므로 사용 시 주의해야 한다. acetaminophen은 가장 많이 사용되는 해열제이다.

  주의) 높은 열로 미온수 목욕을 계획한다면 해열제는 미온수 목욕 30분 전에 투여해야 한다.

• 발열의 결과 탈수가 발생할 수 있으므로 수분을 제공한다.
• 발열의 결과 기초대사가 항진되어 체력의 소모가 많아지므로 고단백 고열량식을 제공한다.
• 전신질환의 결과로 전염성이 의심될 경우 다른 사람의 감염예방을 위해 격리한다.

3. 발 진

아동에게서는 발진을 동반하는 질병을 많이 볼 수 있는데, 그 대부분이 전염성 질환이다. 발진에는 전신증상의 하나로서 나타나는 것과 피부질환으로 나타나는 것이 있다. 아동에게는 주로 전자가 흔하다. 발진은 원발진과 속발진으로 크게 나눠진다. 발진에는 반(홍반, 자반, 색소반), 구진, 결절, 수포, 농포, 팽진 등이 있으며, 속발진에는 미란, 농양, 균열, 인설, 곰팡이 등이 있다.

발진에 대한 간호

• 발진의 부위, 상태를 관찰한다.
• 발열과의 관계를 파악(발진이 발열과 동시에 나타나는 것, 열후에 또다시 상승했을 때에 나타나는 것, 발열에 의해 일시적으로 나타나는 것)한다.
• 유행하고 있는 질환과 관련지어 생각(땀띠, 두드러기와 구별하고, 발진 이전에 복용했던 약 등)한다.
• 확진 시까지 격리시킨다.
• 분비물이 되도록 손에 묻지 않도록 하고 환자와의 접촉 후에는 손씻기를 시행한다.

대개 열성경련의 지속시간은 2~3분 미만이다.

• 피부 보호와 청결 유지에 힘쓴다.
• 발진이 구강점막에 발진이 있어 충혈된 경우 이때 과도한 양치질은 2차 감염의 위험이 있으므로 식염수 등으로 가볍게 닦아준다. 이때 입술에 글리세

린 등을 도포하는 것도 도움이 된다.

- 손톱을 짧게 깎거나 필요에 따라 장갑이나 억제대를 사용한다. 이는 피부 발진으로 가려움을 느껴 긁게 되는 경우 상처를 남기므로 이를 예방하기 위함이다.
- 눈에 염증, 발진과 함께 염증이 동반되어 있을 때에는 방을 어둡게 한다.
- 소화하기 쉬운 음식을 제공해야 한다. 이는 점막진이 있을 때에는 구내 및 위장점막에도 변화가 있어 과민해져 있으므로 설사, 구토, 구역질 등을 일으키는 경우가 많다.

4. 경 련

어느 연령에서나 임상적 경련은 중추신경계 내의 전기적인 활동의 발작성 돌발에 의해 일어나는 갑작스럽고 불수의적인 근육수축의 율동적인 반복을 나타낸다. 아동은 경련을 일으키는 빈도가 매우 높다. 3세까지 아동의 약 4%에서, 5세까지 아동의 7%에서 경험하고, 아동기에는 약 10%가 경험한다.

신생아기에는 분만 시 저산소증이나 출혈에 의한 뇌손상과 선천성 뇌결함의 결과로 나타나고, 영유아기에는 여러 가지 이유가 있지만, 이 시기는 뇌의 급속한 발달이 이루어지는 시기로 조정기능이 미숙하고 경련의 원인이 되는 인자가 늘어날 기회가 많기 때문이다.

경련 시의 간호

- 침착하게 눕히고, 타액이나 구토물로 질식될 수 있으므로 얼굴은 반드시 옆으로 돌린다.
- 경련 발생 시 옷을 느슨하게 해주어 신체의 압박을 감소시켜 준다.
- 발작 동안 다칠 수 있는 물건은 치워준다.
- 청색증, 호흡곤란의 증상이 있을 경우 인공소생술을 시행한다.

- 경련 발생 시 전구증상이 있는지 강직성인지 등을 살펴본다. 이때 경련 발생 시 반응을 관찰하면 이후의 치료과정에 도움이 된다.
- 의식이 돌아올 때까지 혼자 두지 않는다.
- 경련 발생 시간을 확인한다.

  주의) 경련 지속시간이 20분 이상인 경우 특별한 치료가 필요하다.

5. 탈 수

신체에 세포외액의 양이 불충분할 때 탈수가 발생한다. 아동은 성인에 비해서 체액에서 세포외액이 차지하는 비율이 높기 때문에 탈수에 더 취약하다. 원인과 관계없이 총배설량이 총섭취량을 능가할 때 탈수가 발생한다. 탈수의 원인에 따라서 등장성, 저장성, 고장성 탈수로 구분할 수 있다. 각 유형에 따라 임상증상에 차이가 있고 소실된 전해질의 양도 다르므로 수액요법 치료 시 주의해야 한다.

특히 등장성 탈수는 체액의 손실(수분과 나트륨의 손실)이 섭취량보다 크면서 수분과 나트륨의 손실이 거의 동일한 비율로 감소한 경우이다. 전체 순환하는 혈류량은 낮지만 혈청 나트륨은 정상범위에 있을 수 있으며 대부분의 체액손실은 세포외액에서 발생한다. 어린 아동의 구토나 설사에 의해서 흔하게 발현되는 일반적인 탈수유형이다.

간호방법은 다음과 같다.

(1) 탈수 유발요인을 파악한다

- 발열이 있을 때 : 발열에 의해서 불감성 수분 소실, 발한이 증가한다.
- 구토를 반복할 때 : 위액이 함유되어 있는 전해질의 상실이 나타난다.

빌리루빈은 적혈구의 헤모글로빈이 분해된 최종 산물로, 골수세포와 간에서 만들어진다.

- 설사할 때 : 장액이 포함되어 전해질의 상실이 유발된다.
- 수분섭취의 불량 또는 불가능할 때 아동은 기분이 나쁜 경우 입이 마르지 않으면 좀처럼 입을 열지 않는다.
- 혼수상태, 기면상태에 있을 때 : 혼수 · 기면상태에서 수액이 늦게 투여되는 경우
- 부적당한 조유 : 농축된 우유를 많이 먹었을 경우
- 분비물이 많은 경우 : 화상, 피부염, 누공 등이 있어 분비물이 계속 나오고 있을 때
- 흡인기로 계속 위액을 흡인할 때
- 부종이 있는 아동에게 이뇨가 시작되었을 때

(2) 탈수상태를 빨리 발견한다

- 구갈, 구순, 구강점막의 건조 : 입술은 얇아지고, 혀, 구강점막은 빨갛고 까칠까칠한 느낌이 드는 경우가 많다.
- 피부의 건조 : 까칠한 피부상태
- 안와의 함몰, 대천문의 함몰, 사지의 냉감, 기분저조, 불안, 경련, 의식장애
- 맥박, 호흡, 체온, 혈압, 체중의 측정을 통해 변화를 발견한다.
- 소변, 배설물의 정확한 관찰 및 측정한다.

(3) 수분공급에 힘쓴다

- 경구적 수분공급 : 아동의 1일 수분요구량을 기본으로 하여 설사, 구토가 있을 때에는 그 공급량의 목표를 세울 것(영아 : 150ml/Kg, 유아 : 100ml/Kg 1일)
- 필요시 전해질 물질을 첨가한 것을 제공할 수 있다.
- 수액 : 경구적 방법이 불충분하거나 불가능할 경우 즉각 정맥주입에 의한 수분공급이 필요

(4) 2차 감염 합병증의 예방

18개월 미만의 어린 영아는 천문을 확인하여 천문의 함몰 여부를 살펴보고 체중은 항상 일정한 시간에 측정하여 입원 전, 측정 날과의 변화량을 비교해야 한다.

섭취량과 배설량을 정확하게 기록하고 대변에 혈액이나 점액이 섞여 있는지를 확인하며 기저귀를 차고 있는 어린 아동은 소변의 양에 특히 주의한다. 이외에도 아이가 늘어지고 보채고 활동수준이 감소하는지, 환경에 대한 흥미가 떨어지는지, 과민하거나 울음소리가 약한지 등의 전반적인 특성도 함께 사정한다. 혈청 나트륨의 상승은 뇌에 영향을 미쳐 뇌세포의 탈수를 초래할 수 있으며, 이를 신속하게 교정하지 않으면 의식상실이 초래될 수 있으므로 정확한 사정과 중재가 요구된다.

6. 호흡곤란

영유아 호흡기의 특성

신생아는 주로 상기도 직경이 매우 좁고, 후두개가 상대적으로 크기 때문에 코로 호흡을 하지만 코막힘이 생기면 구강호흡을 하게되고, 심한 코막힘 만으로도 호흡곤란을 일으키기도 한다. 담배연기와 같은 자극물질 등 여러 자극에 민감하게 반응하여 쉽게 기관지 수축, 무호흡 등이 나타날 수 있다. 후두의 연골도 충분히 발달되지 않아서 흡기 시 형태를 유지하지 못하고 협착이 자주 일어난다. 기도직경이 작은 소아는 기도저항이 커서 기관지 감염이나 이물 심지어는 가래만으로도 기도폐쇄가 쉽게 발생하고 심한 호흡곤란을 일으키기도 한다. 산소의 지속적 공급은 인체조직의 생명유지를 위한 모든 과정 수행에 필수적이다. 호흡의 주 기능은 이산화탄소를 제거하고 산소를 신체에 공급하는 일과 신체의 산 · 염기 기능을 조절하는 것이다. 만일 이 체계에 장애가 온다면 산소부족과 이산화탄소 축척으로 세포는 죽게 될 것이다.

호흡할 때 어렵고 힘들고 통증이 수반되는 호흡상태로 과도한 운동 후에는 정상이지만 그 이외에는 질환의 증상으로 볼 수 있다. 호흡곤란은 갑작스럽게 또는 이차적인 질환의 결과로 발생할 수 있고, 나이가 어릴수록 호흡과 관계하는 장기와 호흡중추의 미숙으로도 발생한다. 신생아나 영아의 경우 코의 구조에서 비갑개가 차지하는 자리가 크고, 상중하 비도는 매우 좁거나 거의 막혀 있으며, 구강에 비해서 큰 혀 등의 구조적인 원인으로 인해 발생하기도 한다. 더구나 늑골의 위치가 성인과 달리 거의 수평으로 되어 있어서 호흡 시 흉곽의 확대가 거의 일어나지 않아서 호발된다.

호흡 곤란 시의 간호

- 비강 내 분비물의 배출이 용이하도록 실내 공기가 건조하지 않도록 유지한다.
- 비공을 항상 깨끗하게 하여 분비물이 막히지 않도록 한다.
- 횡격막의 운동을 방해하지 않도록 의복이나 침구로 너무 누르지 않는다.
- 한꺼번에 많이 먹이지 않는다.
- 필요시 견갑골 밑에 베개를 두어 턱이 가슴에 닿지 않도록 한다.
- 증세가 호전되지 않을 경우 연령에 맞게 산소호흡기를 사용할 수 있다.

산소 투여 시 간호

저산소혈증, 즉 동맥혈 내의 산소 분압이 감소할 때 산소를 적용한다. 산소 공급방법은 크게 고유량 장치(high flow system)와 저유량 장치(low flow system)로 분류할 수 있다. 고유량 장치는 산소유입이 환아의 요구만큼 충분히 주어지는 경우로 호흡양상에 관계없이 일정한 산소분율(FiO2)을 유지할 수 있고 온도와 습도를 함께 조절해 줄 수 있다. 산소마스크, 산소후두, 산소텐트 등이 여기에 속하며, 산소분무기(oxygen nebulizer)와 연결하여 사용할 수 있다. 저유량 장치는 실내 공기가 함께 혼합되는 기구를 사용하기 때문에 환아의 호흡상태에 따라 흡기산소분율(FiO2)이 수시로 변하고 환아의 요구량만큼 산소 공급이 충분하지는 못하다.

7. 코막힘

신생아나 영아는 코의 구조가 미숙하기 때문에 분비물에 의한 비공의 폐색, 비점막의 가벼운 염증 등 단순한 원인에 의한 코막힘이 호흡곤란의 원인이 되고, 이것이 수유곤란의 원인이 된다.

코막힘의 간호

- 면봉 또는 흡인기를 사용하여 분비물을 제거, 기도를 확보한다.
- 비점막의 울혈을 막기 위해 처방된 약제를 수유 15~20분 전에 투약한다.

8. 청색증

청색증은 산소포화도가 낮은 아동의 점막, 피부, 손발톱이 파란색으로 변한 것을 가리킨다. 이것은 비산화 혈색소(산소화 결합하지 않은 혈색소)가 혈액 중 5g/dL 이상 존재할 경우 나타난다. 청색증의 판단은 주관적인 것으로 피부색, 조명, 방의 색깔, 아동이 입은 의류에 따라 다양하게 나타날 수 있다.

수유 중 또는 수유 후 심하게 울었을 때 나타날 수 있고, 선천성 질환을 가지고 있는 경우 상기도의 염증이나 협착, 폐나 흉곽의 질환, 호흡중추의 마비, 기계적인 질식, 복식호흡의 강도, 중독, 혈액성분의 이상으로도 발생할 수 있다. 그러므로 수유 시나 울 때 입 주변 부위의 청색증이 발생하는지, 팔, 다리가 푸르거나 보라빛을 띠는지 관찰해야 한다.

청색증 시의 간호

- 기도를 확보한다.
- 신체활동을 저하하여 산소 소모량을 감소시킨다.
- 수유의 결과로 청색증 발생 시에는 수유를 중단한다.

- 호흡하기 쉬운 자세를 유지시킨다.
- 청색증의 결과 영양상태가 나쁘면 감염성 · 전염성 질환 발생의 위험이 증가하므로 질병예방에 힘쓴다.

07 CHAPTER

아동의 증상과 간호 Ⅱ

1. 의식장애
2. 쇼 크
3. 구 토
4. 설 사
5. 변 비
6. 황 달

CHAPTER 07 아동의 증상과 간호 Ⅱ

1. 의식장애

중추신경계 질환 이외에 대사성 질환, 내분비 질환, 감염증, 호흡순환장애, 중독 등 여러 가지 원인에 의해 유발된다. 의식수준의 단계는 5단계로 구분할 수 있고, 이 중 의식장애에는 기면, 혼미, 반혼수, 혼수를 말한다.

기면 (drowsy/ lethargy)	• 졸음이 오는 상태로 자극에 대한 반응이 느려지고 불완전하며, 환아로부터 반응을 보기 위해서 자극의 강도를 높여야 한다. 대개 질문이나 지시 또는 통증자극에 반응을 보인다. 혼자 두면 계속 잠에 빠져든다.
혼미(stupor)	• 환아에게 계속적이고 강력한 자극, 크게 소리를 지르거나 또는 통증을 주어서 의식적으로 깨울 수 있는 단계이다.
반혼수(semicoma)	• 자발적인 근육의 움직임이 없고, 고통스러운 정도의 자극을 주었을 때 어느 정도 이를 피하려는 반응이 나타난다.
혼수(coma)	• 보통의 자극에 대해서 완전히 반응하지 않고, 아주 고통스러운 자극에 지연된 반사적 반응이 나타난다.

의식장애 시의 간호

① 기도유지

- 초기간호 : 즉각적인 기도 청결, 목 주위 옷을 느슨하게 해줌
- spinal injury의 가능성이 있다면 목 보호를 위해 collar를 이용하여 무의식 환자를 이동

- 환자의 자세를 측위로 취하고 침상머리를 30° 정도 상승
- 초기 기도 유지를 위해서 인공기도 삽입, 기관 내 삽관 실시
- 호흡음 변화 확인, ABGA와 말초 산소포화도 결과 감시
- 필요시 인공호흡기 사용
- 체위 : 측위, 심스 체위

② 체액과 영양 균형 유지

- 연하 반사 소실 : 구강투여 금지, 비위관, 위관 영양
- 섭취량/ 배설량, 소변량, 점막, 피부긴장도 사정

③ 피부 통합성 유지

- 손톱을 짧게 해줌
- 회음부 : 여자환자의 경우 회음부 간호 요구
- 각막반사(corneal reflex) 없고 눈 뜨고 있는 경우 인공눈물 2시간마다 점적, 안대나 거즈 사용, 안와 부종 시 찬물 찜질

2. 쇼 크

생명유지에 필요한 장기, 조직에 충분한 산소와 혈액을 공급할 수 있는 혈액관류의 부전상태이다. 이때 혈압저하, 맥박의 변화, 피부창백, 사지 냉감, 의식장애, 소변량 감소, 피부탄력의 저하, 식은 땀, 복벽의 긴장 저하가 나타난다.

심장압전 : 심장을 구성하고 있는 심낭은 심장 전체를 보호하기도 하며, 심장이 제 위치에 자리 잡고 있는 것을 도와주는 역할을 한다. 심장압전이란 것은 심장의 구성성분 중에 하나인 심낭에 수액이 고여 있어 심장 자체가 압박받는 것을 의미한다.

원인을 살펴보면 다음과 같다.

- **심인성 쇼크**(cardiogenic shock)

심장박출량의 감소로 인한 쇼크로 심근장애, 부정맥, 심장압전 등의 원인이 되어 발생한다.

• **저혈량성 쇼크**(hypovolemic shock)

순환 혈액량의 감소로 인한 쇼크로 출혈, 탈수, 화상 등의 원인으로 발생한다. 급성 부신기능부전으로 인한 쇼크는 대사성 쇼크로 수분 및 나트륨의 상실로 인한 것으로 저혈량성 쇼크의 범주에 포함시킨다.

• **패혈증성 쇼크**(septic shock)

병원성 미생물이 생성하는 독소가 말초혈관을 확장시키고, 여기에 혈액이 저류되어 심장으로 되돌아오는 혈액이 감소하는 것으로 인한 쇼크로, 주로 체내 독소를 생성하는 경우와 독소를 생성하지 않는 말라리아, 바이러스성 감염의 결과로 발생한다.

• **아나필라틱 쇼크**(anaphylatic shock)

알레르기 반응에 의해서 세포로부터 유리된 혈관 확장 물질로 인하여 말초혈관의 확장이 일어나고, 혈액의 저류에 의해서 환류혈량이 감소하는 것이다.

• **신경성 쇼크**(neurogenic shock)

혈관운동신경의 가성 마비로 인한 것으로 생각되며, 강한 공포, 심한 통증, 마비, 신경차단제의 투여 등으로 인하여 발생한다.

쇼크 발생 시의 간호

- 쇼크의 원인과 유형을 규명한다.
- 순환 혈액량 복구를 위해 수액을 주입하고 전혈을 공급한다.
- 대사성 산증 등의 산-염기 불균형을 교정한다.
- 뇌, 심장으로 가는 혈류량을 확보하기 위해 앙와위로 수평 위를 유지한다. 그러나 폐울혈이나 심장에 문제가 없는 경우 하체를 30° 정도 올려준다.
- 몸을 따뜻하게 보온해 준다.

3. 구 토

위, 식도 및 복근의 협동에 의해서 위 내용물을 구강으로 배출하는 일련의 운동으로, 아동의 가장 흔한 증상인 일회적인 구토는 특별한 문제가 없지만 구토가 길게 지속되면 심각한 문제가 될 수 있다. 구토의 원인은 다양한데 감염이나 대사문제, 폐색이나 약물, 멀미 또는 섭식장애를 포함한 다양한 심리적 문제에 의해서 구토가 유발될 수 있다. 구토가 설사와 함께 나타나는 경우에는 위장염과 관련성이 높으며, 아동에게서 흔히 볼 수 있는 구토는 다른 질환의 증상으로써 나타날 수 있다.

임상증상은 다음과 같다.

위에서 소화되지 않은 음식물 덩어리가 나오는 것이 구토의 전형적인 증상이다. 구토의 색은 보통 녹색이나 갈색, 선홍색일 수 있는데, 녹색은 담즙일 가능성이 높으며 혈액기 섞이면 선홍색이나 갈색을 띠기도 한다.

구토 시의 간호

- 구토물을 관찰한다.
- 전구증상의 유무를 관찰한다.
- 구토 발생 시 양과 횟수를 관찰한다.
- 그 외 동반되는 증상을 관찰(발열, 설사, 복통, 복부팽만 등)한다.
- 중추성 구토의 경우 의식장애의 유무에 주의해야 한다.
- 영유아의 경우 오심을 호소하지 않으므로 안면창백, 발한, 침 흘리는 것, 탈수증상 등을 나타낼 경우 유심히 관찰해야 한다.
- 상태가 안정될 때까지 4~6시간 동안 구강섭취를 제한한다.
- 구강섭취를 다시 시작하게 되었을 때는 영아는 1회에 20~50ml, 유아는 50~100ml로 늘린다.
- 수유 후의 체위에 신경쓰며, 상체를 높여준다.
- 구토물로 인한 기도폐쇄에 주의한다.

4. 설 사

아동의 설사는 매우 다양한 원인에 의해 초래될 수 있는데 특정한 원인이 항상 밝혀지는 것은 아니다. 주된 기전은 염증으로 인해서 장의 흡수능력이 감소되고, 표면의 흡수면적이 감소되었거나 부교감신경의 신경분포 변화에 의해 초래된다. 위생상태가 좋지 않은 환경에서 장염의 발생위험이 증가한다.

수분이 많은 죽 같은 상태 또는 물 같은 변을 배설하는 것으로 대변 색깔의 변화, 양, 빈도, 묽기의 증가로 특징지어진다. 설사는 대장을 통과하는 유미즙의 속도가 빨라져 수분과 전해질을 대장에서 재흡수하는 시간이 짧아지게 되고, 설사와 함께 경련성 복통이 동반될 수도 있고, 어떤 경우에는 혈액과 과다한 점액이 대변과 함께 나오며 오심, 구토까지 일으킬 수 있다. 정상적으로 하루 세끼의 식사를 하면 약 9~10리터의 수분이 십이지장을 통과하는데 그중 2리터 정도는 음식물로 섭취한 것이며 나머지는 소화관에서 분비된 것이다.

대부분은 소장에서 흡수되고 1~2리터만 대장으로 가며 대장에서는 0.9리터 정도가 흡수되고 약 0.1리터만 배설된다. 이러한 장관에서의 분비와 흡수의 장애로 설사가 생긴다고 할 수 있다. 하루 4회 이상 총 200g 이상 보면서 2주에서 4주 이상 지속되어질 경우 만성설사로 본다.

① 원인

설사의 원인은 매우 다양한데, 심리적 불안이나 스트레스(장운동이 항진되고 점액분비가 증가), 음식물 알레르기(음식물의 소화를 감소), 기름진 음식(장운동을 항진시키고 장내 점액분비 증가)의 섭취로 발생할 수 있다. 그 외 장점막을 자극하는 철분제재나 완화제의 경우에도 발생하며, 항생제의 복용으로 정상균을 파괴하여 장내 세균의 불균형을 초래하여 발생하기도 한다. 그 외 장점막의 흡수장애와 관련된 장 질환이나 장점막의 감염 등도 원인이 된다.

② **분류**

가. 경증 설사

대변횟수가 약간 증가되고 좀 더 경도가 묽다.

나. 중등도 설사

아동은 매우 묽은 변이나 물 같은 설사를 한다. 다른 증상으로는 보채고 불안정하며 식욕부진, 오심, 구토가 동반될 수 있다. 중등도 설사는 보통 자연적으로 치유되며 치료 없이도 1~2일 이내에 호전된다.

다. 중증 설사

물 같은 설사가 계속된다. 아동은 수분과 전해질 불균형 증상을 나타내고 경련성 복통을 호소하며 불편감으로 매우 불안정하고 보챔이 심하다.

③ **병원을 방문해야 하는 경우**

청량음료는 가스가 많아 장운동을 활발히 한다.

설사의 발생으로 항상 병원을 방문하는 것은 아니지만 증상의 발생기간이 길어지고, 증세가 심해진다면 병원 방문이 요구되어지는데, 다음과 같은 증상이 동반될 경우 병원 방문을 통해 치료가 필요하다.

- 2일 이상 계속 1일 6~8회의 묽은 변을 볼 때
- 대변에 피가 섞여 있는 경우
- 체중 감소가 2kg 이상일 경우
- 복통이나 복부경련이 2일 이상 될 때
- 하루 이상 소변이 나오지 않을 때
- 열이 동반될 때

④ **간호처치**

일단 설사가 발생하면 질병 이전의 정상체중을 확인하고, 건강할 때의 대변횟수와 양상(묽기, 양, 색깔, 혈액과 점액 존재 유무), 설사와 함께 열, 복통, 체중 감소는 없는지, 그리고 소변빈도와 탈수 정도를 관찰하면서 다음의 간호행위가 요구된다.

- 탈수를 예방하기 위하여 수분을 공급(보리차, 끓여서 식힌 물)한다.
- 조금씩 자주 제공한다.
- 장운동을 천천히 하도록 만들기 위하여 섬유소가 적게 함유된 음식을 제공한다.
- 설사가 계속 될 때는 앙금이 적은 미음을 제공한다.
- 항문 주위가 붉거나 피부가 갈라지면 더운물을 사용하여 닦아주고 완전히 건조시킨다. 필요시 의사처방에 따라 항문 주위에 연고를 사용한다.
- 충분히 쉬도록 도와주고 긴장을 이완하도록 해준다.
- 소화기에 자극을 주는 음식은 피한다(잘 빻지 않은 거친 죽, 튀김음식, 콩, 날야채, 카페인 음식, 탄산음료, 감자 등).
- 매우 뜨겁거나 아주 찬 음식은 피한다.
- 청량음료를 마시지 않는다.
- 필요시 항생제를 제공(항생제 사용으로 균 교대현상이 나타날 수 있음 – 아구창이 생기는 경우가 많다)한다.
- 젖은 기저귀를 오래 채우는 것은 피하고, 하복부를 따뜻하게 해서 장의 연동운동이 완화될 수 있도록 한다.

5. 변 비

변비는 대변을 단단하게 만들어 특정한 질병, 즉 구조적, 내분비적, 대사적 장애가 없음에도 불구하고 대변이 단단해지는 것이다. 아동들이 자주 호소하는 불편감으로 부모는 종종 아동의 변비 때문에 소아과를 방문하기도 한다. 변비는 변의 통과횟수가 감소하고 양상이 단단하고 건조한 대변을 보는 것이 특징이다. 신생아에서의 변비는 선천성 거대결장이나 밀폐항문과 같은 대장이나 항문의 협착이나 폐쇄를 의심하게 할 수 있다. 아동의 배변주기는 다양하기 때문에 비정상적인 배변양상을 명확히 정의하기는 어렵지만 어린 아동의 경우에는 하루에 한번 배변을 하게 되며, 아동이 성장함에 따라 일주일에 3~4회 배변을 하는 것이 정상적이다. 변비의 진단은 아동의 일상적인 정상 배변양상에 근거해야 한다. 검사를 시행하기 전에 병력조사와 신체검진을 시행한다. 다른 질환들을 감별하기 위해서 혈액검사, 소변검사, 방사선 검사와 항문직장 내압검사, 배변조영술, 직장생검 등을 시행할 수도 있다.

1) 변비의 분류

(1) 급성 변비

• 일과성 단순변비

갑작스러운 일상생활의 변화 등으로 일시적으로 생기는 변비이다. 예컨대 병원에 입원하거나 학교에 처음 간 아이, 갑작스러운 병으로 자리에 드러누운 환자들, 여행 전과 여행할 때에 변비가 흔하게 나타난다.

• 기질성 변비

다른 병이 원인이 되어 변비가 온다. 급성 장폐쇄, 장내부 종양, 염증성 장질환, 대장게실증, 교액성 탈장, 장염증, 장중첩 등 위장관이 급성으로 폐쇄되어 복통, 구토, 복부팽만 증상과 더불어 변비가 온다.

(2) 만성 변비

• 기능성 변비(습관성, 특발성)

별다른 몸의 이상이 없는데도 대장의 기능에 이상이 생겨 변비가 되었을 때 이를 기능성 변비라고 한다. 대장 엑스선 촬영을 하거나 대장 내시경 검사 등 특별한 검사를 해봐도 장을 막고 있는 원인이 발견되지 않는 경우이다. 기능성 변비에는 이완성 변비, 직장형 변비, 경련성 변비로 구분한다.

• 기질적 변비

눈에 보일 만큼 몸에 이상이 있어 변비를 일으킬 때 기질성 변비라고 한다. 즉, 결장암이나 직장암, 대장게실증, 거대결장, 거대직장, 선천성 거대결장증 등 장관폐쇄, 갑상선 기능 저하, 당뇨병 등의 내분비 및 대사장애, 뇌혈관 질환, 척수손상 등의 신경계 이상 등 질병이 원인이 되어 변비가 생기는 경우로 질병의 원인이 제거되면 변비는 저절로 낫게 된다.

2) 변비의 증상

변비가 있어도 복통 등 심한 증상을 일으키는 경우는 드물고 대부분은 증상이 없다. 변비가 오래되면 하복부의 불쾌감으로 시작해서 복부팽만감, 복부압박감을 느끼고 때로는 대장에 가스와 변이 모여 있어서 우하복부나 좌상하복부에 동통을 느끼기도 한다. 또한 좌상복부의 동통은 식사 후 위, 대장반사에 의해 잘 발생하기도 하며, 배변 전에 심하고 배변 후에는 대부분 소실된다. 때때로 상복부로부터 좌하복부에 걸쳐 덩어리를 만질 수 있는데 이것은 모여진 변이나 수축한 대장이 만져지는 것이다.

변이 있어도 마음대로 배변이 되지 않고 둥글둥글하고 단단한 변이 소량 배출되는 것뿐이므로 배변 후에 잔변감과 불쾌감이 있는 것이 변비의 특징이라 하겠다. 변비가 오래되면 식욕저하, 두통, 오심, 여드름, 피부발진, 심하면 장폐색, 치질, 장궤양, 장게실증 등을 일으킬 수 있다고 한다. 또한 노인에게는 변이 너무 굳으면 변을 보려는 장의 운동이 항진되고 점액의 분비가 많아지며 한편으로는 항문괄약근은 이완되어서 마치 설사 같은 점액변을 보는 경우가 있는데 이것을 가상설사라고 한다.

만성 변비에서 변으로 인한 직장의 팽창이 만성화됨에 따라 환자는 점점 직장팽만감을 덜 느끼게 되고 대장운동은 점점 약해지며, 통증이 있는 치핵이나 치열이 동반되면 배변욕구는 더욱 억제된다. 이러한 문제를 피하기 위하여 환자는 만성적으로 완화제나 관장약을 이용하게 되고, 이에 의존하다 보면 배변은 점점 더 어려워지게 되는 것이다.

3) 간 호

병리적인 선행원인이 없는 경우에는 식사관리가 변비관리의 중요한 부분을 담당한다. 어린 영아의 변비는 흔히 수분의 양을 증가시키면 호전될 수 있다. 식단에서 변비를 유발하는 음식을 제거하고 대변을 부드럽게 해주는 과일이나 섬유질이 많은 음식을 섭취하게 한다. 바쁜 일과에 쫓기는 학령기 아동의 경우에는 화장실에서 편안히 이완할 수 있는 시간을 주어 정상적인 장운동을 회복할 수 있게 도와주는 것도 효과적일 수 있다. 스트레스와 불안도 변비를 유발할 수 있으므로 아동에게 안위를 제공하고 필요시 부모와 상담할 수 있다. 간호의 초점은 부모에게 아동의 정상적인 장운동 양상을 유지시킬 수 있도록 교육하는 것과 이를 위한 식이의 중요성에 대한 정보를 제공하는 것이다. 설사약의 사용은 자제해야 한다. 반복되는 설사약의 복용으로 장의 연동운동이 약화되어 기능성 변비를 유발할 수 있다. 관장의 경우도 3일 이상 배변을 하지 못한 경우에 실시(글리세린관장)하도록 한다.

6. 황 달

고빌리루빈혈증은 혈액 내 빌리루빈 수치가 상승한 것을 말하며, 피부, 공막, 손톱이 노랗게 변하는 황달이 나타나는 것이 특징이다. 즉, 피에 담즙색소인 빌리루빈 양이 정상보다 많아져서 피부와 점막이 누런빛을 띤 상태를 황달이라고 한다. 몸 안에서 빌리루빈의 과다생성, 간기능 장애 또는 담도가 막혀서 빌리루빈이 배설되지 못하기 때문에 나타나는 현상이다.

빌리루빈은 적혈구의 파괴로 인한 혈색소의 파괴산물이다.

신생아 황달은 생후 첫 주 내에 만삭아의 60%, 미숙아의 80%에서 관찰되는데,

대부분은 간접 빌리루빈이라는 물질이 피부에 침착하여 나타나는 것을 말한다. 이 간접 빌리루빈은 신경에 손상을 미칠 수 있기 때문에 신생아의 경우 황달은 일단 위험신호로 간주한다.

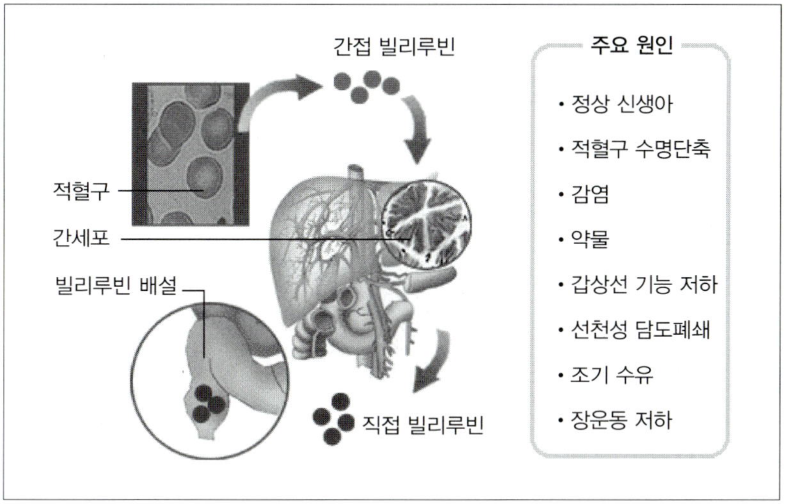

그림 7-1
황달

1) 병태생리

빌리루빈은 적혈구의 파괴로 생기는 헤모글로빈의 분해산물 중 하나이다. 적혈구가 파괴되고 나온 혈색소는 heme과 globin의 두부분으로 분리된다. 단백질은 globin은 체내에서 다시 이용되며, heme은 알부민과 결합된 불용성 형태의 비결합형 빌리루빈을 전환된다. 이 빌리루빈은 간에서 단백과 분리되어 간효소에 의해 직접 글리빈으로 변환된 후 담도를 통해 장으로 배설되게 된다.

그림 7-2
적혈구의 파괴

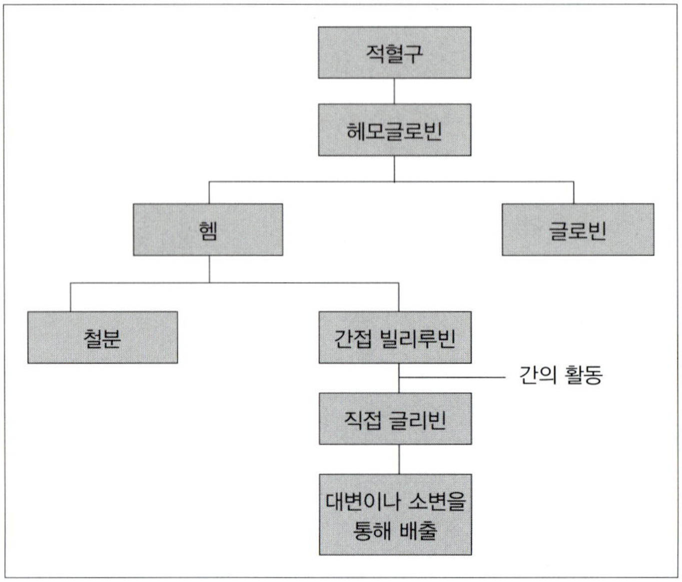

2) 신생아 황달의 원인

① 생리적 황달

생리적 황달은 신생아의 적혈구 생존기간이 성인의 120일보다 짧은 80일 정도로, 적혈구가 파괴된 후에 생성되는 빌리루빈의 양이 증가되어 일시적으로 발생한다. 그러므로 병적 황달과 구분하여 생각하고 있으며, 주로 생후 2~4일에 가장 빌리루빈 수치가 높아지고 약 5~7일 사이에 정상으로 돌아오게 된다.

② 모유 황달

모유수유 아동 200명당 1명에서 생후 4~7일 사이부터 황달이 나타나는데 모유수유를 2~4일간 중단하면 급격하게 황달이 없어지고, 다시 모유수유를 시작하여도 황달이 나타나지는 않는다. 원인은 정확하지 않으나 간의 활동을 통한 포합 빌리루빈 생성방해로 발생하거나 또는 모유수유 아동이 배변을 자주 하지 않을 경우 대변의 빌리루빈이 재흡수되는 시간이 연장되기 때문에 황달이 발생하기도 한다.

③ 병적 황달

생리적 황달에 비해 이 병적 황달이 더 중요하게 생각하는 것은 빌리루빈 수치가 높으면 높을수록 신경학적 증상을 유발해 예후가 나쁜 핵황달을 유발시킬 수 있기 때문이다. 그러므로 생후 24시간 이내에 발생하는 경우나 빌리루빈의 수치가 아주 빠른 속도로 증가하는 경우 등 병적 황달의 증거가 나타나는 경우는 꼭 정확한 원인과 치료가 조기에 실시되어야 한다.

이를 다시 다음과 같이 셋으로 크게 나누어 볼 수 있다.

- 폐색성 황달 : 담석이나 종양 등에 의하여 담관에서 장관으로 유출되어야 할 담즙이 담관의 폐색에 의하여 방출장애를 일으킨 경우이다.
- 간세포성 황달 및 간세담관성 황달 : 간세포의 기능장애에 의한 담즙분비장애를 일으키는 경우로 급성 간염에 의하여 대표되는 것이다.
- 용혈성 황달 : 과잉의 혈구파괴로 인하여 일어나는 것으로 주로 용혈성 빈혈인 경우이다.

✚ 핵황달

핵황달은 혈액 중의 고농도의 빌리루빈과 관련된 중증의 신경증상을 신생아가 가지는 상태로 황달을 일으키는 독성물질이 혈관을 타고 뇌에 들어가서 뇌성마비, 경련, 지능장애, 청력손실 등의 신경학적 합병증을 유발한다.

3) 예 후

초기에 고빌리루빈혈증을 발견하고 치료하면 불필요한 의학적 치료, 부모와의 격리, 모유수유 중단, 심한 뇌손상(빌리루빈뇌증) 등을 예방할 수 있다. 광선요법은 경증이나 중등도의 고빌리루빈혈증이 있는 신생아의 혈청빌리루빈 수치를 감소시키는 안전하고 효과적인 방법이다.

4) 신생아 황달의 치료

신생아 황달의 치료법으로는 약물투여, 광선요법 및 교환수혈 등이 있다.

가. 광선요법

간접 빌리루빈이 420~470㎚ 파장 사이의 푸른빛을 흡수하여 분해되는 현상을 이용해서 실시하는 요법으로, 약 1~3일간의 광선요법을 시행하면 빌리루빈의 수치를 낮출 수 있다.

광선요법을 받는 영아는 빛 아래에 두고 기저귀만 착용한 채 옷을 벗겨 가능한 피부가 빛에 많이 노출되도록 하며, 주기적으로 내성을 사정해야 한다. 광선요법이 시작되면 6~12시간마다 혈청빌리루빈 수치를 측정해야 하는데, 이는 황달을 눈으로만 확인하는 것은 정확한 사정이 되지 않기 때문이다.

광선요법 시 주의사항은 다음과 같다.

- 신생아의 눈이 빛에 노출되지 않도록 불투명한 안대를 적용한다. 신생아의 눈 분비물, 눈꺼풀의 과도한 압박과 각막 자극 여부에 대해 주기적으로 사정한다. 수유 중에는 안대를 제거하여 시각적 · 감각적인 자극을 제공한다.
- 광선요법이 체온 상승을 일으킬 수 있으므로 광선요법을 받는 동안에는 체온을 자주 측정하여야 한다. 기구지침에 따라 광선과 신생아 사이의 거리가 유지되도록 하며, 빛이 너무 근접하여 화상을 입지 않도록 한다.
- 묽은 녹색변, 일시적인 피부발진, 고체온, 대사율의 증가, 탈수, 저칼슘과 같은 전해질 장애, 그리고 지속적인 발기 등의 경미한 부작용이 있을 수 있다.
- 실제의 혈청 빌리루빈 수치보다 피부에 나타나는 황달의 색 정도는 연하게 보일 수 있으므로 육안으로 광선요법의 효과를 판정하는 것은 위험한 일이다. 이러한 광선요법의 부작용으로는 설사, 피부발진, 탈수현상, 각막손상 등이 있다. 증상이 심한 경우나 광선요법으로 만족할 만한 경과가 나타나지 않으면 교환수혈을 실시할 수 있다.

나. 교환수혈

황달이 너무 심한 아기의 피를 정상인 피로 바꿔주어 황달수치를 빨리 떨어뜨려 주는 치료방법이다.

- 교환수혈을 시행한 후에는 일시적으로 철분의 결핍이 나타날 수 있으므로 보충이 필요한 경우가 있으며, 생리적 황달의 예방과 치료법으로 약물을 사용할 수 있으나 핵황달 같은 병적 황달에서는 그 효과가 광선요법보다도 적으므로 사용하지 않고 있다. 약물요법으로는 Phenobarbital 5mg/kg, 3~7일간 투여하기도 한다.

✚ 딸꾹질이란?

임의로 조절할 수 없는 자율신경의 반사작용. 뇌에서 복부까지 연결되어 있는 미주신경이라는 자율신경 혹은 그 분지의 자극의 결과이다. 미주신경은 횡경막까지 전달된 횡경막 신경을 통해 폐 아래의 근육을 자극. 횡경막이 경련을 일으키고 수축하여 발생한다.
이를 멈추게 하기 위해서는

첫째, 미주신경을 자극한다.

이를 위해서는 설탕 한 스푼 먹이기, 양쪽의 귀를 손가락으로 막기, 깜짝 놀래키기, 물마시기, 혀 당기기, 입천장 자극주기 등을 할 수 있다.

둘째, 숨을 일시적으로 멈추는 것이다.

이는 혈액 내 이산화탄소의 농도를 높여 몸이 일산화탄소를 제거하는 데 집중시키기 때문이다.

08 CHAPTER

아동에서 유발되는 질환 I

1. 호흡기계 장애
2. 심혈관계 장애
3. 소화기계 장애
4. 알레르기성 장애
5. 피부 관련 질환
6. 기 타

CHAPTER 08 아동에서 유발되는 질환 I

1. 호흡기계 장애

신생아는 주로 상기도 직경이 매우 좁고, 후두개가 상대적으로 크기 때문에 코로 호흡을 하지만 코막힘이 생기면 구강호흡을 하게되고, 심한 코막힘만으로도 호흡곤란을 일으키기도 한다. 담배연기와 같은 자극물질 등 여러 자극에 민감하게 반응하여 쉽게 기관지 수축, 무호흡 등이 나타날 수 있다. 기도직경이 작은 소아는 기도저항이 커서 기관지 감염이나, 이물질, 심지어는 가래만으로도 기도폐쇄가 쉽게 발생하고 심한 호흡곤란을 일으키기도 한다. 기도에는 점액밀도가 높아서 감염 시 많은 분비물이 분비되고, 기관지 근육은 양이 적고 미숙하다. 3세 미만에서 이러한 특징이 두드러지는데, 이 연령 영유아의 쌕쌕거림은 근육의 수축보다는 주로 점막부종에 기인하고 기관지 확장제 반응이 성인에 비해서 민감하지 않다. 또한 신생아와 영유아는 폐포면적이 작아서 환기장애 및 확산장애가 일어나기 쉽다. 신생아는 저산소증에 대한 반응도 성인과는 달리 초기의 환기 증가 후에 지속적으로 환기저하를 보인다.

1) 상기도 감염

(1) 비인두염(nasopharyngitis, common cold, acute coryza)

코와 인후의 감염으로 아동에게 가장 흔한 호흡기 질환으로 일반적인 감기를 말한다. 급성 비인두염은 우선적으로 점막하조직이 부종과 혈관이완이 나타나고 뒤이어 단핵구세포가 침윤되고 이후 다형핵세포가 침윤된다. 섬모의 형태적·기능적 변화로 점액배출의 장애가 초래되고, 감염이 심한 경우 표재성 상피세포의 손상이 온다. 대개 2~4일간의 잠복기를 가지며 잠복기 말기 동안에 바이러스들이 전파되기 시작하며 질병의 급성시기 동안 내내 계속 전파된다. 합병증으로 중이염 등이 동반될 수 있다.

증상

- 비인두염은 나이가 어릴수록 증상이 심하며, 2~3일의 잠복기를 거친 후 증상이 나타난다.
- 나이든 아동은 열이 높지 않지만 3개월에서 3세 사이의 아동은 갑자기 38~40℃ 정도의 열이 오르면서 민감해지고 불안정하며, 식욕이 떨어지고 활동도 감소한다.
- 재채기, 콧물, 기침과 함께 비강의 염증은 비강통로에 폐쇄를 일으켜 구강호흡을 하게되고 이로 인해 수유가 어려워진다.
- 인후통과 두통, 근육통을 동반하고 구토와 설사를 보이기도 한다.

치료 및 간호

- 비인두염은 특별한 치료법이나 예방방법이 없고 자연경과를 보이며 대증요법을 통해 치료한다.
- 열을 떨어뜨리고 불편감을 완화시키기 위해 해열제를 처방할 수 있으나 항히스타민제는 점막을 건조시킴으로 사용하지 않고 항생제도 바이러스 치료에 비효과적이다.
- 비강 폐쇄 시 침대머리를 상승시키고 흡인을 하면서 생리식염수를 비강에 점적해 준다.
- 수분섭취를 격려하고 충분한 영양을 섭취하도록 한다.
- 비인두염은 분비물에 의해 전파되기 때문에 감염된 사람과의 접촉을 피하도록 한다. 가족이 비인두염에 걸리면 수건이나 식기를 따로 사용하게 하고 자주 손을 씻도록 한다.
- 부모에게 호흡기계 관련 합병증을 교육한다.

(2) 급성 인두염(acute pharyngitis)

편도염과 인두 편도염을 포함한 인두의 모든 급성 감염성 질환을 의미한다. 1세 이하에서는 드물고, 이후로 차츰 증가하여 4~7세에 절정에 달한다. 다양한 바이러스(아데노바이러스, 파라인플루엔자 등)와 A군 베타 용혈성 연쇄상구균(group A β-hemolytic streptococcus)이 가장 흔한 원인균이다.

증상
- 바이러스성 인두염은 비교적 서서히 진행되며 결막염, 코감기, 쉰소리, 기침을 동반한다.
- 연쇄상구균성 인두염의 증상은 선행 감기증상 없이도 일어날 수 있고, 아무 증상이 없는 것에서 심각한 독성을 나타내는 정도까지 다양하다.
- 갑자기 발병하고 두통과 발열이 있으며 어린 아동에서는 복통이 나타난다.
- 편도와 인두에 염증이 생기고 발병 2일경에 환아의 50~80%에서 삼출물이 작은 황백색의 점상소포와 위막(pseudomembrane)을 형성하고 압통이 있는 경부 림프절 비대를 보인다.
- 연쇄상구균성 감염은 4~7세 아동에서 흔하고, 2세 미만의 아동에게는 드물게 발생하지만 질병의 경과가 더 심하다.
- 부비동염, 인두후부 농양과 같은 합병증이 없으면 증상은 3~5일 내에 완화된다. 연쇄상구균성 인두염의 합병증으로 급성 류마티스열, 심장, 관절, 중추신경계의 염증성 질환, 급성 사구체 신염, 급성 신장염이 발생할 수 있다.
- 합병증으로 영구적인 손상이 발생할 수 있다.

치료 및 간호
- 바이러스성 인두염은 질병기간이 짧고 자연경과를 보이기 때문에 대증요법을 시행한다.

- 연쇄상 구균에 의한 인두염은 증상을 조절하고 균을 제거하기 위해 약 10일간 페니실린 요법을 시행한다. 페니실린에 민감한 아동은 erythromycin을 투여한다. 페니실린은 24시간 이내 상태를 호전시키기 때문에 약물치료를 중간에 멈출 수 있으므로 균의 완전한 제거를 위해 지정된 10일간의 투약의 중요성을 부모에게 교육시킨다.
- 급성기에 안정과 휴식을 시킨다.
- 인후통에는 아세트아미노펜이나 이부프로펜이 처방되며 경부의 통증을 완화시키기 위해 냉/ 온습포를 적용시키고 따뜻한 생리식염수로 목을 헹구도록 한다.
- 항생제 사용 후 24시간 이내까지는 비인두 분비물의 접촉을 통해서 전파되도록 감염된 아동은 유치원이나 학교에 보내지 않는 것이 좋다.

(3) 편도염(tonsillitis)

편도절제술과 아데노이드 절제술 시행을 어릴 때 할 경우 혈액의 과다손실이 초래되고, 제거된 임파조직의 보상작용으로 이관편도와 설편도가 커지므로 가능하면 4~5세까지는 실시하지 않는다.

편도는 인두가에 위치한 림프조직 덩어리이다. 편도선은 병원체 침입 시 병원체를 여과하여 호흡기와 소화관을 보호하고, 항체 형성에 관여한다. 편도의 크기는 다양하지만, 아동은 어른보다 편도가 훨씬 더 크다. 이 차이는 어린 아동이 특히 상기도 감염에 취약하기 때문에 이에 대한 방어기전으로 생각된다.

증상

- 편도염의 증상은 염증에 의해 초래된다. 구개편도가 부종으로 비대해지면 중간에 맞닿게 되고, 공기나 음식물의 통과를 방해하여 연하와 호흡문제를 초래한다.
- 아데노이드가 비대해지면 후비공 뒤의 공간이 막히게 되므로 코에서 목으로 공기가 흐르지 못하에 되며, 그렇게 됨으로써 아동이 구강호흡을 하게된다.

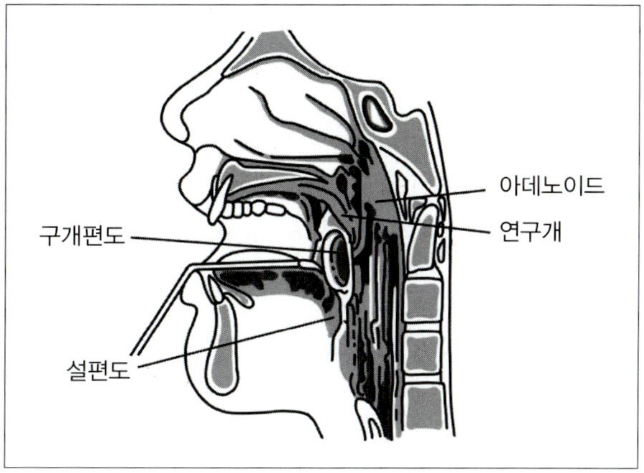

그림 8-1
편도와 아데노이드

치료 및 간호

- 편도염의 대부분이 자연소실되기 때문에 바이러스성 인두염에 대한 대증요법을 시행한다.
- 인후배양의 결과, A군 β-용혈성 연쇄상구균 감염에 양성인 경우 항생제로 치료한다.
- 열성 삼출성 편도선염은 바이러스성 감염인지, 연쇄상구균성 감염인지를 구별하는 것이 중요하다. 감염의 대부분은 바이러스가 원인이기 때문에 신속히 진단하여 불필요한 항생제를 투여하지 않도록 한다.
- 편도절제술(tonsillectomy)은 구개편도를 외과적으로 제거하는 것이다. 관련 적응증은 1년에 3회 이상 연쇄상구균에 의한 편도염이 있거나, 만성 편도염으로 먹을 때나 호흡 시 냄새가 나거나, 종양으로 추정되는 편측 편도 비대, 항생제에 반응하지 않는 연쇄상구균 감염에 의한 만성 편도염일 경우이다.
- 편도염이 있는 아동을 위한 간호는 아동을 편안하게 해주고 활동을 최소화하거나 갑작스러운 출혈을 중재하는 것을 포함한다.
- 수면호흡장애를 가지고 있는 환자는 기도와 수술 후 호흡에 대하여 주의 깊은 모니터링이 필요하다. 식사는 부드러운 유동식이 좋다.

- 냉가습기는 구강으로 호흡하는 동안 점막의 습기 유지에 도움이 된다. 따뜻한 식염수 함수, 인후정제, 아세트아미노펜(타이레놀)과 코카인과 같은 해열/ 진통제는 편안함을 증진시켜 준다.
- 타이레놀과 코데인의 병용과 같이 비마약성 약물과 마약성제의 병용요법은 통증을 완화해 주므로 4시간마다 규칙적으로 투약해야 한다.

(4) 중이염(otitis media)

귀는 크게 외이, 중이, 내이로 구분할 수 있는데, 중이염은 이중 중이의 감염으로 어린 아동에게 특히 많이 호발한다. 이유는 아동의 경우 이관의 길이가 성인에 비해 짧고, 넓고, 곧기 때문에 상기도 감염 후 균의 이동이 용이하기 때문이다. 어린 아동에게 흔히 유행하며, 5~6세에 약간 증가하나 성장함에 따라 점차 감소한다. 주요 원인은 상기도 감염 결과로 호발한다.

증상

- 중이에 삼출물이 축적되면서 압력이 증가하여 귀의 통증을 호소한다. 영아는 아픈 귀를 잡아 당기거나 머리를 좌우로 흔들면서 통증을 표현한다. 40°C 이상의 고열과 이로 인한 열성경련이 나타날 수 있으며 빨거나 씹는 행위로 통증이 악화된다.
- 삼출물이 지속적으로 축적되면 압력의 증가로 고막이 파열될 위험이 증가한다. 식욕저하, 구토, 설사가 있을 수 있다.
- 말을 할 수 있는 아동은 불편감이나 통증을 말로 표현하고, 자극에 민감하며 기면상태가 나타날 수 있다. 어릴수록 발열, 보챔, 구토, 전신쇠약 등의 전신증상이 뚜렷하다.
- 급성기에는 상기도 감염 후에 나타나며 이통이 심하다. 중이에 삼출물의 축적으로 압력이 증가되어 고막이 저절로 터지게 되면 통증은 완화된다.
- 만성기에는 청력상실, 의사소통장애, 귀의 팽만감, 이명, 현기증 등이 나타난다.

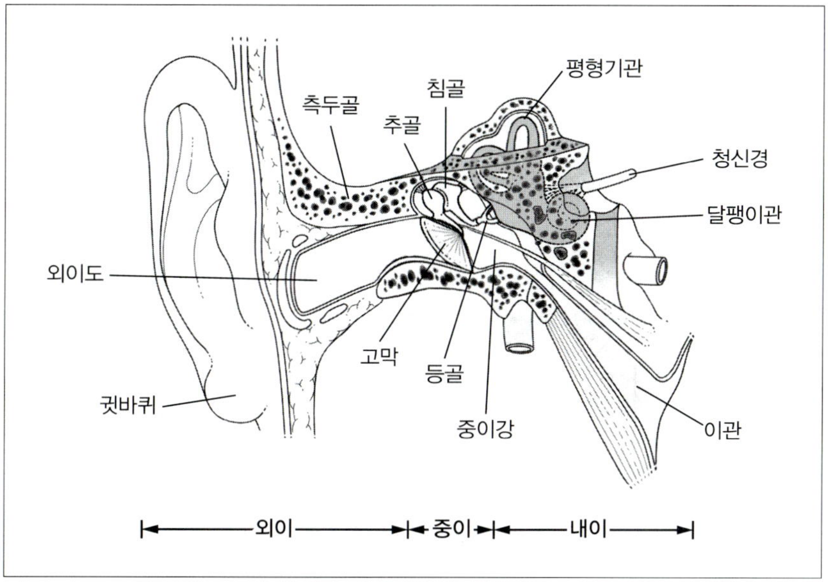

그림 8-2
귀의 구조

출처 : http://simple.wikipedia.orgwikiFilePlace del%27 Oreille Interne Schema.jpg

치료 및 간호

- 중이염의 치료는 외래에서 항생제를 사용하는 것이 일반적이다. 그러나 최근 약물-저항성 연쇄상구균성 폐렴과 다른 약물저항과 관련된 문제로 이 질환의 치료에 항생제를 주의 깊게 사용할 것을 권장하고 있다. 삼출성 중이염의 초기치료에 항생제의 사용은 불필요하나, 3개월 이상 삼출이 지속되면 사용할 수 있다.
- 급성중이염 아동을 위한 간호목표는 통증완화, 배농촉진, 합병증 또는 재발예방, 아동을 돌보는 것에 대한 가족교육, 아동과 가족에 대한 정서적 지지 제공 등이다.
- 국소적 열요법으로 통증을 경감시키고 배액을 촉진할 수 있다. 감염된 부위에 얼음팩을 대부면 부종을 완화시키고 압력을 떨어뜨려준다.
- 항생제와 해열진통제가 처방될 수 있다. 부모에게 중이염으로 인한 일시적 청력장애에 대한 정보를 제공한다.

- 항생제는 처방받은 대로 꾸준히 투여할 것과 간접흡연하지 않도록 하고 수유 시 앉은 자세를 유지하고 아동이 코를 세게 풀지 않도록 주의시킬 것을 교육한다.

2) 하기도 감염

(1) 기관지염(bronchitis)

일반적으로 상기도 감염에서 시작하는 경우가 대부분이므로 가장 쉬운 예방책은 감염이 있는 사람과의 접촉을 피하는 것이다. 상기도 감염증상과 같이 서서히 발병하고 마른 기침으로 시작한다. 기침은 많으나 심하지 않고 기침할 때 흉부 하부의 불쾌감을 호소한다. 분비물을 동반할 경우 구토를 유발할 수 있다.

간호
- 유아는 체위를 자주 바꾸어 폐 분비물을 배출시켜 주고, 큰 아동은 습도가 풍부한 환경을 만들어 준다.
- 수분섭취를 권장하여 분비물 배출을 도모한다.
- 충분한 휴식을 취함으로써 산소소모를 줄여 호흡곤란을 완화한다.
- 충분한 영양섭취로 질병회복을 도모한다.

(2) 세기관지염(bronchiolitis)

세기관지의 염증성 폐색을 초래한다. 생후 2~12개월에 주로 호발하고, 2세 이후에는 드물다. 겨울과 초봄에 가장 많이 발생한다. 감염은 보통 가벼운 호흡기 질환을 앓는 가족구성원이다. 큰 아동이나 어른들은 영아보다 세기관지 부종에 더 잘 적응하므로 바이러스에 감염되어도 세기관지의 염증증상은 잘 나타나지 않는다.

바이러스가 주 원인이며, 50% 이상에서 RS virus이다. RSV는 오염된 분비물에 노출되어 전이된다. RSV는 몇시간 동안 매개물에서 살거나 30분 동안 손에서 살

수 있다. 잠복기는 2~8일이다.

증상
- 기도의 부종, 점액이나 세포성 탈락물의 축척, 바이러스에 의한 기관지의 말단부위에 대한 침입으로 인한 세기관지의 폐색, 세기관지의 불완전 폐색 시 폐기종, 세기관지의 완전 폐색 시에는 무기폐가 나타난다.

진행과정
- 정상적인 가스교환을 방해하여 환기의 감소로 저산소증을 초래한다. 이산화탄소의 축적은 심하지 않을 경우 호흡수가 60회/분 이상이 될 때까지는 잘 발생하지 않는다. 심한 비강 분비물을 동반하는 바이러스성 상기도 감염(콧물, 재채기), 발작성 기침, 호흡곤란이 나타나게 된다.

간호
- 세기관지염 아동은 높은 습도, 적당한 수분섭취, 휴식, 투약 등과 같은 대증요법으로 치료한다. 아동의 대부분은 집에서 치료할 수 있으나, 가령 폐질환 혹은 심장질환이 있으며 쇠약하거나 간호제공자가 부적절한 경우는 입원치료를 해야 한다.
- 아동에게 흉부견축을 동반한 빈호흡이 있거나 지쳐 있고, 수분섭취가 부족한 경우에도 입원치료를 해야 한다.
- 호흡곤란과 저산소증을 완화하기 위한 분무요법은 후드나 텐트로 산소를 공급하는 산소요법과 병행한다. 빈호흡이나 무호흡이 있고, 흉부견축, 무기력, 낮은 수분섭취의 영아는 호흡부전을 주의 깊게 관찰해야 한다.
- 산소포화도가 90% 이하이면 적절한 산소량을 유지하기 위하여 습화된 산소를 집중적으로 공급한다.

3) 폐렴(pneumonia)

그림 8-3
폐의 구조

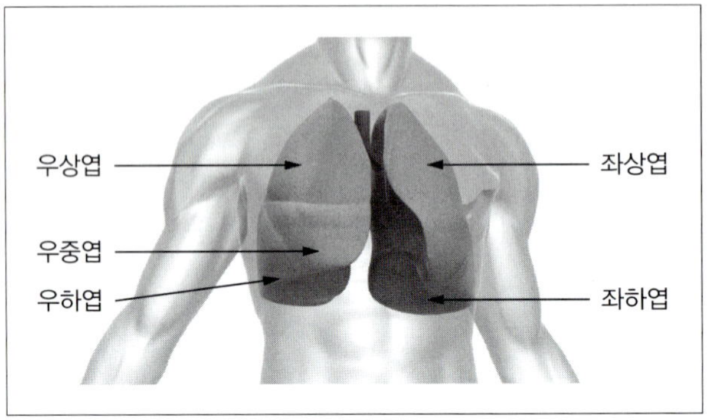

폐는 숨을 쉬는 기관으로 기관지와 폐포로 구성되어 있으며, 좌 · 우 각각 2개와 3개의 엽으로 구성되어 있다.

폐렴은 말단 세기관지 이하의 폐실질 조직의 염증이며, 직접 접촉, 비말 혹은 공기전염으로 전파된다. 원인에 따라 virus, bacteria, fungus, 기생충, 이물질, 알레르기 등이 있다. 폐렴은 선천성 또는 후천성 호흡기의 방어기전의 결여로 재발 또는 악화된다. 코의 여과기능 장애, 구개 및 기침반사 저하, 점액 및 세포의 청정기능의 장애, 폐포 대식세포의 세균박멸능력 감소 등을 일으키는 경우 방어기능은 저하된다.

(1) 바이러스성 폐렴

세기관지염, 기관지 주위염과 간질성 폐렴이 특징적이며, 신생아를 제외한 모든 연령에서 가장 흔한 폐렴이다.

원인균은 대부분 RSV, rhinovirus, adenovirus 등이다. 원인균에 따른 임상증상은 별 차이가 없으며, 원인이 바이러스인지 증상만으로 구별이 되지 않으므로 임상검사를 이용한다.

증상 • 발병은 갑자기 또는 서서히 나타나기도 한다. 미열, 가벼운 기침, 권태감부터 고열, 심한 기침, 허탈까지 다양하다. 청진 시 천명음이나 악설음을 들을 수도 있고, 흉부 X-선 검사상에서 반점상의 침윤이 기관지 주위를 따라 보일 수 있다.

(2) 폐렴구균 폐렴

아동기 폐렴의 90%를 차지하며 발병은 4세 이내가 가장 높고, 나이가 증가함에 따라 점차 줄어들며, 1세 미만의 영아는 발병률이 낮다.

증상 • 갑작스레 열이 나며 식욕이 감퇴, 경련을 일으킬 수 있다.
• 불안, 호흡곤란, 홍조

(3) 포도상구균 폐렴

아동기보다 영아기에 많이 볼 수 있다. 남아에게 빈번하다.

증상 • 열이 갑작스레 나며, 불안, 기면상태, 식욕부진, 비강분비물
• 위장장애(구토, 설사, 복부팽만)

합병증 • 폐농양, 농흉, 기흉, 기관지 확장증

검사소견상 백혈구 수가 상당히 증가되어 있고, 오히려 백혈구가 감소되어 있는 경우 예후가 불량하다.

(4) 흡인성 폐렴

흡인성 폐렴은 음식물, 분비물, 삽입된 기구, 휘발성 물질, 액체 등이 폐로 유입되었을 때 발생하며, 염증과 화학적 폐렴을 초래한다. 수분이나 음식물의 흡

인은 마비, 허약, 무기력, 선천성 기형, 기침반사의 부재 때문에 흡입할 수 없거나 흡입에 어려움이 있는 아동에게 특히 위험하다. 또한 울거나 빠르게 호흡하는 상태의 아동에게 강제로 음식물을 먹일 때 위험하다. 전형적인 증상은 기침의 증가, 냄새나는 분비물을 동반한 열, 악화된 흉부방사선, 하부기도 침입이 포함된다.

간호
- 호흡기능의 촉진을 위해 분비물을 묽게 하여 배액을 촉진하기 위해 습도를 유지한다.
- 수분섭취를 권장하는데, 이때 우유는 기침을 자극하고, 배출을 힘들게 하므로 피한다.
- 호흡기능의 증진을 위해 병변부위를 아래쪽으로 가게 눕는다.

천공
장에 구멍이 나는 것

2. 심혈관계 장애

심장의 발생은 다른 어떤 신체기관보다도 복잡하고 다양하며, 심장의 발달과정은 주로 재태 2주에서 6주 사이의 기간에 일어난다.

1) 선천성 심질환

선천성 심질환은 생후 1년 이내 사망의 주요 원인을 차지하며 대부분 정확하지 않으며 유전적인 요소, 환경적인 요소 또는 이들의 상호작용에 의해 일어난다.

유전적 요인으로 가족 중에 선천성 심장질환이 있거나, 다운 증후군, 터너 증후군 및 에드워드 증후군과 같은 염색체 이상이 있는 경우에 선천성 심장기형의 발생빈도가 증가한다. 만곡족이나 잠복고환, 소뇌증 등과 같은 다른 선천성 기형과 동반되기 쉽다.

환경적 요인으로는 임신 중 모체의 당뇨병이나 루프스와 같은 질병, 임신 초기 모체의 풍진이나 콕사키바이러스 감염, 임신 중 약물 복용, 임신 중 흡연 및 알코올 섭취와 방사선 조사, 40세 이상의 임신, 임부의 영양결핍이나 미숙아 출산 등이 선천성 심장기형의 발생빈도와 연관이 있다. 태아의 심장은 임신 8주경에 완성되므로 산전 정기검진을 통해 조기 발견이 가능하다.

선천성 심질환으로 인한 증상

- 심장질환을 가지고 태어난 아이들은 나이에 비해 몸이 작고, 수유 시 쉽게 피로해하고, 호흡곤란이 있어서 수유하기 어렵다.
- 심장문제가 장기화되면 폐정맥의 울혈로 호흡기 감염이 자주 발생한다. 활동이 증가되는 유아기가 되면 저산소증으로 활동 내구성이 감소하고, 활동 중 무릎을 가슴에 붙이는 슬흉위를 취하는 모습을 보인다.
- 이러한 자세는 대퇴 정맥을 좁혀서 우측 심장으로 돌아오는 정맥귀환을 줄임으로써 심장의 부담을 줄여준다.

① 심실중격결손(VSD : Ventricular Septal Defect)

심실중격에 비정상적인 개구부가 있는 것으로 결손의 크기는 다양하다. 선천성 심장질환 중 빈도가 가장 높다. 심실중격에 위치한 개구부를 통해 압력이 높은 좌심실에서 우심실로 혈류가 흘러(left to right shunt) 다시 폐순환을 하게 되므로 폐혈관에 고혈압이 생긴다. 결손이 직경 0.5cm 이하로 작은 경우는 수축기 잡음 이외에 증상이 없고, 수술을 하지 않아도 자연폐쇄의 가능성이 높다. 중등도의 결손이 있는 경우는 수유 시나 운동 시에 숨이 차고 쉽게 피로하며, 호흡기 감염의 빈도가 높다. 청색증은 일반적으로 보이지 않는다. 결손부위가 큰 경우는 출생 후 1~2개월에 수유곤란, 창백, 허약, 빈번한 호흡기 감염, 발육부전 등의 증상이 발현된다.

② 동맥관 개존증(PDA : Patent Ductus Arteriosus)

선천성 심질환의 12%를 차지하며 미숙아의 20~60%에서 발생하며 동맥관은 폐동맥과 하행 대동맥 사이에 위치하는 혈관으로 모든 태아에서 발견되며, 만삭아의 경우 출생 후 10~15시간 내에 기능적 폐쇄가 이루어지나 이것이 폐쇄되지 않고 계속해서 열려 있는 경우이다.

동맥관의 크기에 따라 무증상에서 심부전까지 증상이 다양하다. 특징적인 증상으로는 맥압 상승과 뛰는 듯한 맥박(bounding pulse)을 사정할 수 있고, 지속적인 기계소리 같은 심잡음이 좌측 쇄골 밑에서 가장 잘 들린다. 증상은 운동 시에 더욱 심해진다. 영아기에는 증상이 없다가 성장하면서 증상이 발현된다.

③ 심방중격결손(ASD : Atrial Septal Defect)

좌심방과 우심방 사이 중격에 비정상적인 개구가 있는 것으로, 대개 다른 심장질환과 동반되어 나타난다. 폐순환을 거쳐 이미 산화된 혈액은 좌우의 심방 사이 중격에 위치한 개구부를 통해 압력이 높은 좌심방에서 우심방으로 흐른 후 우심실을 거쳐 다시 폐순환을 하게 된다. 이 때문에 우측 심장의 용적과 크기를 증가시키고 이어서 폐동맥으로 가는 혈류가 증가된다. 결손부위의 크기에 따라 무증상에서 심부전까지 증상의 정도가 다양하다. 학령기까지 발견되지 않기도 한다. 울혈성 심부전이 심해져서 우심에서 좌심으로 산화되지 않은 혈류가 역류되지 않는 한 청색증은 나타나지 않는다.

2) 후천성 심질환

(1) 감염성 심내막염(bacterial endocarditis)

심장 내막이나 판막의 세균성 감염 또는 드물게는 진균성 감염을 의미한다. 심장 내에서 선천적으로 결손이 있을 경우 또는 판막의 기형으로 심실 내의 불규칙한 혈액의 흐름이 생기고, 이로 인해 심내막이 손상을 받아 혈소판과 섬유소 등이 침착하게 된다. 균혈증이 있으면 손상된 심내막에 쉽게 세균이 침입하여 심내막염이 발생하며, 특히 심장 기형이나, 협착성 구조를 갖고 있는 경우 혈류장애로 인해 심장조직 부위에서 세균증식이 잘된다. 증상은 시작시기가 불분명하고 점진적으로 시작된다. 급성기에는 고열이 나타나고, 아급성기에는 간헐적인 미열과 함께 식욕부진, 권태, 체중 감소 증상이 나타난다. 심장 외부에 색전 형성으로 인해 손톱 아래 출혈, 구강점막의 점상 출혈, 손가락과 발가락 끝의 완두콩만한 압통 결절, 혹은 손바닥이나 발바닥에 작은 무통성 출혈점이 나타난다. 심부전, 부정맥, 심잡음이 동반되기도 한다.

(2) 급성 류마티스열

류마티스성열 혹은 급성 류마티스성열은 상기도의 연쇄상 구균 감염으로 인한 심장과 관절, 중추신경계 및 피하조직을 침범하는 염증성 질환이다. 류마티스성열의 가장 심각한 장애는 류마티스성 심질환이다.

(3) 고혈압

수축기 및 이완기 혈압을 적어도 3회 이상 측정한 결과 연령 및 성별에 대비하여 정상치를 넘어선 혈압의 지속적인 상승상태이다. 소아의 고혈압도 성인과 마찬가지로 일차성(본태성)과 이차성 고혈압으로 분류된다. 일차성 고혈압이란 혈압 상승의 원인이 되는 질환이 없는 경우이며, 이차성 고혈압은 혈압을 상승시키는 질환에 의해 혈압이 상승한 것이다. 아동기에는 일차성 고혈압보다 이차성 고혈압이 더 흔하다. 일차성 고혈압은 어린 나이보다는 청소년기에 더 흔하고, 대부분 가족력이 있다. 반면에 이차성 고혈압은 6세 이하의 어린 아동에게서 더 흔하다. 일차성 고혈압의 경우는 대개 신체 검사 시에 혈압이 상승된 것을 발견할 때까지 무증상이며, 대부분은 과체중이다. 이차성 고혈압의 경우는 심각한 혈압상승과 함께 두통, 어지러움, 시력변화 및 경련의 증상이 나타날 수 있으나 대부분은 무증상이다. 어린 아동의 경우는 말로 표현할 수 없으므로 행동적인 특징을 관찰하여야 한다. 고혈압 아동에게 가장 중요한 간호는 자신의 질환이 앞으로 일생 동안 계속될 것이라는 것과 그것을 관리하기 위해 약물요법이 필요하며, 식이 및 활동 조절과 규칙적인 추후간호가 필요하다는 것이다. 생활습관이 성공적으로 개선되면 약물 복용이 필요하지 않을 수도 있다. 그러나 생활습관의 개선되었음에도 불구하고 고혈압이 지속되는 경우에는 약물치료가 필요하다.

3. 소화기계 장애

복막염
복강 내 염증

1) 복 통

아동의 상당수가 영아기에 복통을 경험하게 된다. 이때 감별해야 하는 중요한 사항은 이러한 복통이 일회성으로 나타나는 가벼운 복통인지 아니면 복부 질환의 결과인지를 사정하는 것이다.

아동의 복통부위와 통증의 정도를 위해 복부 주위를 촉진할 때의 아동의 표정과 행동을 통해 복부 질환 유무를 의심해 볼 수 있다.

(1) 만성 복통

아동에게 복통이 3개월 이상 지속될 경우 만성 복통이라고 한다. 학령기 아동에게 주로 많으며, 특히 남아에 비해 여아에게 흔하다.

발생원인은 다음과 같다.

- 복통의 주요한 원인으로 주로 아동이나 가족의 정서장애의 결과로 발생한다.
- 통증 때문에 밤에 일어나는 경우는 드물며, 성장에는 영향을 받지 않는다.
- 통증이 배꼽 주변에서 먼 부위의 통증이다.
- 통증이 밤에도 계속 나타난다.

혈액검사나 소변검사, 대변검사 등에서 이상이 없고, 정상적인 신체발육을 보이는 경우의 만성 복통은 기질적인 원인보다는 심리적인 원인에 기인한다. 이런

아동의 성향은 두 가지로 분류할 수 있는데,

첫째, 성취욕이 강하고 목적 달성에 집착하며 실패나 비판을 잘 견디지 못한다.

둘째, 형제나 동료와의 비교에 자신 없어 하며 소심한 경향을 띤다.

그러므로 이런 아동의 간호 시에는 심리적인 지지가 무엇보다 중요하며, 가족 간의 신뢰감 있는 관계가 형성되도록 도와주는 것이 필요하다.

2) 염증성 장 질환

염증성 장 질환은 장의 만성적 염증상태로, 예측할 수 없는 재발과 완화를 반복하는 염증성 장 질환 중 10% 가량은 두 질환 중 어느 하나라고 명확하게 구별하기가 어려워서 미확정 결장염이라고 부르기도 한다. 염증성 장 질환의 발병에는 유전적 요인과 환경적 요인이 관련되어 있는데, 일반적으로 이들 질환은 청소년기에 발병하며 아동기에 시작되는 경우는 거의 드물다.

(1) 크론병(Crohn's disease)

크론병은 만성적인 염증성 장 질환으로 입에서 항문까지의 위장관계 전 영역에 걸쳐 다양하게 발생 가능하며, 특히 회장, 결장과 직장에 주로 발생한다. 크론병의 독특한 특성은 루프사이나 근처의 장기 사이에 누관(fistular)이 형성된다는 점이다. 궤양성 대장염과 달리 염증이 장의 모든 층을 침범하며, 병적인 변화가 분포한 양상이 연속적이지 않고 드문드문 나타나는 경우가 많다. 대장과 소장이 연결되는 부위인 회맹부에 질환이 발생하는 경우가 가장 흔하며 특히 말단 회장의 15~25cm부위가 호발부위이다.

호발 • 청소년기를 전후해서 많이 발생

원인 • 유전적 요인

• 면역이상의 결과

증상 • 복통은 주로 식사 후에 나타나 배설 후 사라진다.
• 설사는 하루에 2~3회에서 10회 이상 나타난다.
• 체중 감소와 성장장애가 나타난다.

치료 • 약물치료
• 고열량 고단백 식이를 제공하며 되도록 액체상태로 제공한다.
• 수술

(2) 급성 충수염(acute appendicitis)

충수염은 맹장 끝부분의 작은 낭에 해당하는 충수의 염증으로 아동에게서 응급으로 복부수술을 요하는 가장 흔한 급성 외과적 상황이다. 충수염은 어느 연령에서나 발생 가능하지만 12~18세 아동 청소년기에 가장 발병률이 높으며, 5세 미만 아동에게서는 전체의 5% 정도에 불과할 정도로 드물게 발생한다. 충수염은 다양한 병리적 원인에 의해 발생할 수 있는데 가장 흔한 경로는 세균에 의해 충수의 벽이 침범되는 경로이다. 또 다른 경로는 충수돌기 내강의 폐쇄에 따른 내강압의 증가이며, 여러 가지 원인에 의해 충수 내강이 폐쇄된 상태에서 증가된 내강의 압력은 림프 및 혈관의 울혈과 부종을 유발하고 충수 내강이 폐쇄된 상태에서 점액분비가 계속되면 압력이 점차 증가하면서 정맥혈 흐름이 방해를 받게 되어 허혈성 조직손상이 일어난다. 여기에 세균의 침입이 쉽게 동반되면서 염증변화가 초래된다. 급성 염증반응이 심해지면 궤양 및 농양이 형성되며 충수 전 층에 걸쳐 괴사가 진행되기도 한다.

증상 • 갑작스러운 복통(배꼽 주변에서 점차 오른쪽 하부로 국한된다)
• 오심, 구토, 식욕부진
• 미열

치료 • 외과적으로 충수돌기 제거

3) 식중독

유해한 세균이나 유해한 화학물질이 포함된 식품의 섭취로 인해 일어나는 건강장애를 말하고, 대부분의 경우 급성 위장장애(구토, 복통, 설사 등)를 일으킨다. 최근에는 식품공업의 발달로 인한 화학물질의 투입 및 환경오염으로 인하여 식중독의 원인도 다양해지고 있다.

(1) 원인

① 세균성 식중독

비교적 자주 집단적으로 발생하며 감염형과 독소형으로 구분된다. 감염형은 전신 감염형, 장내 감염형, 단순 감염형으로 나뉘며, 독소형은 섭취되기 전에 식품 내에 형성된 세균 독소에 의한 것을 말한다.

감염형 • 식품을 통해서 소화기관에 들어간 세균이 식중독을 일으킨 것을 말한다.
예 장염비브리오, 살모넬라 등

독소형 • 세균이 만들어 낸 독소가 원인이 되어 식중독을 일으킨 것을 말한다.
예 황색포도상구균, 보툴리누스균

② 자연독에 의한 식중독

자연식품 중에 독성물질을 함유하고 있어 식중독을 일으킬 수 있는 식품에는 다음과 같은 것들이 있다.

식물성 독 • 독버섯류, 콩과식물, 감자싹, 목화씨, 생고사리, 벌꿀 등
동물성 독 • 복어, 조개

③ 화학물질에 의한 식중독

화학물질(방부제, 인공감미료, 색소), 유독 기구, 농약 등

호발시기 • 6월부터 9월까지 4개월간

(2) 식중독의 종류

① 살모넬라 식중독

살모넬라 식중독은 살모넬라에 속하는 특정의 균종이 오염, 증식된 식품을 섭취하여 일어나는 감염형 식중독이다. 발육 최적 온도는 25~37℃이고 43℃까지 발육·증식하지만 10℃ 이하에서는 거의 발육하지 않는다.

원인세균 • 살모넬라균

원인식품 • 알, 식육 및 그 가공품

• 증상잠복기는 12~48시간이고 발병의 정점은 12~24시간, 중독의 주 증상은 복통, 설사, 발열이고, 일부에서는 구역질, 구토 등도 수반된다. 발열은 38~40℃이고 때로는 40℃ 이상의 고열인 경우도 있다.

예방법 • 62~65℃에서 20분간 가열로 사멸

• 10℃ 이하에서 저온 보존

② 장염비브리오 식중독

장염비브리오 식중독은 호염균인 장염 비브리오균에 오염된 식품을 섭취하여 일어나는 감염형 식중독으로 병원성 호염성 식중독이라고도 부른다.

원인세균 • 장염 비브리오균

원인식품 • 해산물 어패류 및 가공품

중독증상 • 잠복기는 8~24시간이고, 발병은 15~20시간 내에 발병
• 복통과 설사
• 발병 후 12시간경부터 회복되기 시작하여 24~36시간이면 호전

예방법 • 10% 이상의 식염에서 성장이 정지
• 열에 약하여 60℃에서 5분, 55℃에서 10분 가열로 사멸
• 저온 보관 시 0~2℃에서 보존

③ 웰치균 식중독

원인세균 • 원인세균인 웰치균의 최적 온도는 일반 세균보다 높은 43~47℃이다.

발생상황 • 계절적인 편중현상은 거의 찾기 어렵고 다른 식중독에 비해 대규모의 집단 발생

원인식품 • 식육이나 그 가공품, 어류 및 그 가공품 등의 동물성 고단백질 함유식품

증상 • 복통과 설사

예방법 • 가열식품의 저온보존에 의해 아포의 발아증식을 방지하고, 섭취 전 가열에 의해 영양형의 균사멸을 유도

④ O –157

병원성 대장균 중 장관 출혈성 대장균으로 분류된다. 출혈을 동반한 설사(혈변)와 복통을 특징으로 하고, 신장이나 뇌 등 생명에 위협이 되는 중대한 장애를 줄 수 있다.

감염증상 • 경련을 동반하는 급성의 심한 복통
– 혈액성 설사
– 열이 나는 경우는 매우 드물다.

※ 심할 경우는 용혈 빈혈증, 혈소판 감소증, 신부전증, 자반병 등으로 발전하기도 한다

감염경로
- 식육(조리가 덜된 쇠고기, 햄버거 고기, 생간, 육회), 요구르트, 야채 과일 등으로 감염 가능
- 동물의 배설물에 오염된 물을 섭취할 경우(지하수, 수영장 물 등)
- 구강이나 항문을 통한 사람들 사이의 전파 가능
- 잠복기는 대개 3~8일 정도(평균 3~4일)

※ 병원체 배설(전염력 지속)기간 → 성인 : 1주일 이하, 아동 : 3주 정도

예방법
- 먹는 물은 반드시 끓여서 공급한다.
- 급수용기(컵, 주전자, 물통 등)를 청결히 관리한다.
- 고기와 동물의 내장 등은 반드시 68℃ 이상 고온에서 충분히 익혀서 제공한다.
- 과일, 야채 등은 흐르는 물에 충분히 씻어서 제공한다.
- 식중독의 원인이 되기 쉬운 식품은 보관 · 관리에 더욱 유의한다.

4. 알레르기성 장애

알레르기는 주위 환경에서 흔히 접하게 되는 항원에 대하여 변형된 면역반응을 보이는 것으로, 현대사회에서는 주거환경의 서구화, 대기오염, 식습관의 변화 등으로 인하여 발생빈도가 증가하고 있다. 또한 알레르기 질환은 가족적 소인에 의하여 영향을 받아서 동일한 환경에서 항원을 접하더라도 알레르기 질환의 유전적 소인이 있는 사람에게서 발현된다.

1) 기관지 천식

여러 가지 자극에 대한 기도의 과민성과 기도의 염증반응 및 기도평활근의 광범위한 연축으로 기도폐색을 초래해서 호기성 호흡곤란이 가역적으로 진행되는 질환이다. 천식환아의 80~90%가 4~5세 이전에 발병한다. 사춘기 전에는 여아

보다 남아에게 흔하나 그 이후에는 동일한 비율이다. 가족력이 있고, 다른 알레르기 질환이 있는 경우 호발 가능성이 높다.

천식아동은 비정상적으로 심한 기관지 협착이 나타나서 기도를 좁혀서 공기 흐름의 저항을 증가시킨다. 흡기 동안 정상적으로 확장되고 길어지며, 호기 동안 수축해서 좁아지기 때문에 호흡곤란은 호기 시 현저하게 나타난다.

천식의 전형적인 증상은 호흡곤란, 천명음, 기침이다. 알레르기원에 의한 기관지 수축은 즉각적으로 발생하며, 과민반응은 며칠, 몇 주, 혹은 몇 달 동안 지속될 수 있다. 처음 알레르기원에 노출된 지 6~8시간이 경과하면 기관지 수축 외의 다른 과민증상들이 나타난다. 천식의 일반적인 증상은 호흡기 감염 없이 밤에 기침이 나타나는 것이다. 심한 발작이 있는 아동은 짧은 호흡을 하며, 숨을 깊게 쉬려고 노력한다. 호기가 지연되며 천명을 들을 수있다. 이 기침 발작은 수면을 방해하며 낮 동안에 피로감을 증진시키고 학교생활을 힘들게 하고, 천명음은 점점 심해진다.

간호
- 습도가 풍부한 환경을 유지한다.
- 식사 전이나 투약 후 흉부 물리요법으로 분비물의 배액을 도모한다.
- 진정제는 천식아동에게 일반적으로 금기이며, 항생제는 이차성 세균 감염이 있을 때에만 사용하며, 항히스타민제는 진정 및 건조 작용 때문에 사용하지 않는다. 이는 호흡지연을 초래하게 되고 건조로 인해 호흡에 어려움을 초래하게 된다.

2) 알레르기성 장애

5~9%의 아동에게 볼 수 있으며, 흡입한 알레르기성 물질이 비점막에 접촉하여 과민성 면역반응을 일으키게 된다.

(1) 비염

① 계절성 비염

바람으로 운반되는 나무, 풀, 잡초 등의 꽃가루가 원인이며 학령기 이전의 아동에서는 계절성 비염은 드물다.

② 다년성 비염

계절과 관계없이 간헐적 혹은 지속적으로 증상이 나타나며, 집먼지 진드기가 주 원인이다. 6개월 이전의 영아의 알레르기성 비염은 음식, 특히 우유, 달걀이 주 원인이 된다. 주된 증상은 발작적인 재채기와 맑은 콧물, 이차적인 감염이 나타나면 화농성으로 변한다.

간호
- 증상을 완화시키기 위해서는 알레르기의 접촉을 줄여준다(집먼지, 온도 변화, 꽃가루).
- 생리식염수로 코와 눈을 씻어준다.
- 증상이 심각할 경우 항히스타민제와 스테로이드를 사용한다.

아토피란 말은 그리스어로 비정상적인 반응을 뜻한다.

(2) 아토피 피부염

아토피 피부염을 가진 사람들은 정상인이 능히 참을 수 있을 가려움도 비정상적으로 가렵고 참을 수가 없어 긁게 된다. 유아에게 흔해 어린이들만 걸리는 것으로 알고 있으나 성인에게서도 자주 발견된다. 만성화되면 피부과 의사의 치료로도 낫기 어려우므로 증상이 처음 나타났을 때 초기에 적절한 치료를 하는 것이 중요하다.

① 원인

성인들 가운데는 피부가 건조하고 거친 것을 보고 깨끗이 씻지 않아서 병이 생긴 것으로 오해하는 경우가 있다. 그러나 목욕을 자주 할수록 피부는 더욱 나빠진다. 가족 중에 아토피의 병력을 가진 경우에 걸릴 가능성이 많다. 아토피 피부염이 정확하게 어떤 양상으로 유전된다는 증거는 아직까지 알려진 것이 없다. 일반적으로 가족력이 있다고 알려져 있다.

② 증상

아토피성 피부염의 진행과정은 일정한 현상을 반복하는 순환과정을 거친다. 피부가 건조하게 되면 먼저 피부의 각질층이 파괴되기 시작하고 피부는 보습력을 상실하게 된다. 이 과정에서 세균이나 화학물질의 침투가 쉽게 이루어지게 되고, 진피층에 있는 혈관이 외부로 드러남과 동시에 발열과 발적, 부종이 생기거나 가려움증이 생긴다. 또한 구진이나 농포를 가진 발진이 생기기도 한다. 시간이 흐르면서 점차 피부염 증상의 일부는 완화되고 일부는 터지면서 궤양을 형성하고 진물을 배출하게 된다. 그 이후 상처가 회복되면서 딱지가 앉고 다시 가려움증이 시작되면서 피부가 또 건조해지며, 손으로 가려운 부위를 긁게 되어 피부에 또 다른 감염이 진행되고 다시 염증이 생기는 악순환을 반복한다.

영아기형 아토피 피부염은 2~3세가 되면 저절로 없어지기도 한다.

③ 특성

아토피성 피부염의 특징은 우선 만성으로 가려움이 심한 것도 특징이며, 긁으면 그 자리가 코끼리의 피부처럼 되어(태선화) 더욱더 가려워지는 악순환이다. 또 환자 자신이나 그 가계에 천식, 알레르기성 비염을 보게 되는 일이 적지 않다. 보통 온도나 습도가 민감한 겨울철이나 습한 여름에 잘 생기며 정서적으로 불안하거나 정신적 스트레스, 피로, 수면부족 등은 피부염을 더욱 악화시키는 요인이 된다.

④ 치료

아토피성 피부염은 재발하기 쉬우므로 먹는 약과 연고를 함께 사용하는 것이 좋지만 의사의 처방 없이 연고를 함부로 사용해서는 안 된다. 일반적으로 급성기에는 약간의 소독효과를 지닌 약물이나 생리적 식염수에 병변부위를 담그거나, 얼음으로 냉찜질하는 방법이 효과적이다. 이렇게 하면 수일 후 부종이나 진물이 줄어든다. 좀 더 심한 경우에는 먹는 약을 일시적으로 사용할 수 있다.

먹는 약으로는 항히스타민제, 부신피질 호르몬제(스테로이드)가 일반적으로 사용되고 있으며, 최근에는 우리나라에 감마리노릭산이라는 필수지방산 계통의 약이 소개되어 사용되고 있는데, 이 약은 과거에 많이 사용하였던 스테로이드 제품에 비해 장기간 사용하여도 부작용이 적다고 알려져 있다.

⑤ 간호

- 손발톱을 짧게 자르고, 깨끗하게 한다.
- 장갑이나 면양말을 착용한다.
- 직접적인 피부접촉을 줄이기 위해 되도록 긴팔 옷을 입힌다.
- 영아의 경우 자는 동안 억제대를 착용시킨다.
- 온도와 습도를 일정하게 유지하여 가려움증을 예방한다.
- 피부의 습도를 유지한다.
- 진물과 수포 등이 생겨 지저분해 보이므로 자주 목욕을 시키는 엄마들이 많은데, 너무 자주 목욕을 하거나 피부가 건조하면 증상이 오히려 악화된다. 피부가 건조할 때는 20분 정도 욕조에 몸을 담근 후 로션이나 크림을 발라주는 것이 좋다. 가려움증이 심할 때는 따뜻한 물에 녹말가루 2컵을 풀어 콜로이드 목욕을 하면 일시적 가려움증이 완화된다.
- 피부가 접히는 기저귀 부위 등은 맹물로 자주 씻어준다.

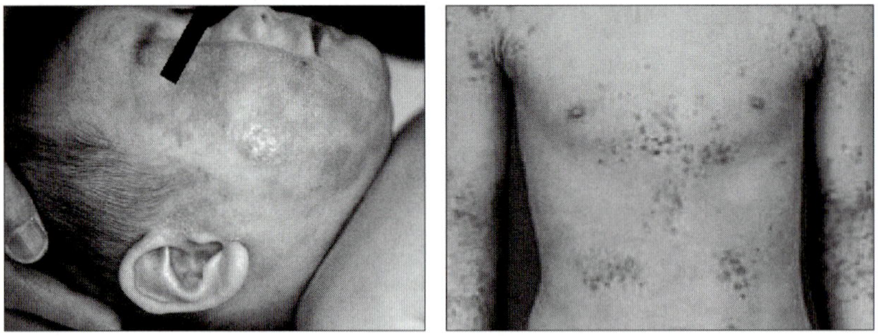

그림 8-4
아토피성 피부염

5. 피부 관련 질환

1) 세균성 감염

곰팡이균이 두피에 많아지면 이 질환이 심해진다는 사실이 보고되었다.

(1) 습진성 피부염

습진성 피부염은 가장 흔한 피부 질환 중의 하나로 외인성 및 내인성의 다양한 요인에 의하여 발생하는 피부의 염증반응이다.

① 원인

급성기에는 수포성 구진, 홍반, 부종 등이 나타나고 심한 경우 삼출성의 병변을 보인다. 만성기에 이르면 육안적으로 피부가 두꺼워지는 태선화 현상이 나타나고 때때로 인설이 보인다.

남에게 옮기지 않으며 음식과 무관하므로, 자유롭게 가족들과 생활하며 아무 음식이나 먹어도 좋다.

습진성 피부염은 그 분류에 있어서 다소 차이가 있으나 크게 세 가지로 나눈다.

외부요인에 의한 것	• 원발성 자극피부염 및 알레르기성 접촉피부염, 광독성 및 광알레르기성 접촉습진성 피부염 중에는 계절에 따라 각각 호발하는 것들도 있는데, 특히 봄철에는 공기 중에 꽃가루나 새와 동물들의 가느다란 털 등이 많이 날리며, 온도와 습도가 점차 높아지면서 진드기가 번식하게 되고, 또한 야외활동이 증가하여 발생하거나 또는 악화될 수 있다. 피부염, 다형 광선 유발성 피부염, 감염성 습진양 피부염 등
내부요인에 의한 것	• 약물에 의한 습진성 피부염, 자가 감작 또는 자가 습진성 병변
기타 원인 미상에 의한것	• 아토피 피부염, 지루 피부염, 화폐상 습진, 신경 피부염, 한포진, 백색 비강진, 건성 습진, 유아 습진, 영양 결핍성 피부염 및 박탈성 각질 박리증 등

② 습진의 치료

그 질환을 정확히 진단하고 원인별로 분류하여 각각에 맞는 적절한 치료를 하는 것이 필요하지만 대부분에서 그 원인을 모르는 경우가 많기 때문에 모든 습진성 피부염에 일반적으로 적용시킬 수 있는 치료법을 알아두는 것이 중요하다. 습진을 치료할 때는 우선 습진을 급성기, 아급성기 및 만성기 등으로 구분할 필요가 있다. 이는 각 단계별로 치료법에 차이가 있기 때문이다.

급성기
- 임상적으로 홍반과 부종이 심하며 수포형성이 현저하여 진물이 흐르는 상태이다. 이때는 휴식과 함께 냉습포를 시행하면 증상의 호전을 보일 수 있다. 냉습포의 종류는 약간의 항균이나 소독작용이 있는 약물을 사용하거나 그러한 작용이 없는 생리식염수, burrow 용액 등을 사용한다. 습진이 전신적으로 심한 경우 스테로이드제의 경구 투여를 요한다.

아급성기
- 스테로이드 크림이나 로션을 많이 사용한다.

만성기
- 로션은 사용하지 않으며 스테로이드 크림이나 연고를 주로 사용한다.

(2) 지루성 피부염

암놈의 생존기간은 약 1개월

지루성 피부염은 피지선이 몰려 있는 두피와 얼굴, 그중에서도 눈썹, 코, 입술 주위, 귀, 겨드랑이, 가슴, 서혜부 등에 발생하는 만성 염증성 피부질환이다. 이 증상이 머리에 약하게 나타나는 경우를 '비듬'이라고 한다.

원인
- 유전적 요인, 가족력, 음식물, 곰팡이균의 활동, 세균감염, 호르몬의 영향, 정신적 긴장에 의해 발생

증상
- 홍반, 인설, 딱지 등이며 대개 가려움증이 동반

호발부위
- 두피뿐 아니라 안면, 겨드랑이, 등의 피지선이 잘 발달되는 부분과 서혜부와 같은 몸의 마찰부위

치료방법
- 비타민 B2, B6 등을 내복한다.
- 증상이 심할 경우에는 부신피질 호르몬제가 함유된 내복약 복용
- 원인균이 곰팡이라면 항 곰팡이제 크림을 사용할 수도 있다.
- 증상이 심할 경우 하루에 한 번 약용샴푸를 사용해 머리를 감아주는 것이 좋다.
- 붉은 기가 심할 때에는 부신피질 호르몬제를 바르고, 두꺼운 딱지가 앉았을 때에는 아연화 연고 등을 바르고 가제를 붙인다(일주일에 2~3회).
- 기름진 음식을 피하고, 머리 등을 손톱으로 긁어서 자극하지 않도록 한다.
- 2차적 세균감염이 발생하면 항생제 계통의 약을 사용한다.

(3) 농가진

농가진이란 접촉에 의해 전염되는 연쇄상구균 또는 포도상구균에 의한 피부의 표재성 화농성 감염이다. 주로 여름철에 소아에게 발생한다.

농가진은 단 하루 만에 쌀알만한 반점이 메추리알 크기로 변해 몸 전체로 퍼지곤 한다. 손으로 만지는 곳은 어디든지 감염되기 때문에 가려움을 참지 못하고 환부를 건드렸다가 쉽게 진물이나 화농을 묻혀 또래 친구와 형제들에게 옮겨줄 수도 있다.

원인
- 화농성 연쇄상구균
- 어린이에서의 감염은 애완동물, 오염된 손톱, 환자 등이 감염원이며, 어른에게는 미용실, 수영장, 사우나탕 등이 감염원이 된다.

증상
- 5~10mm의 맑거나 노란색의 물집이 생기며 빨갛게 번진다. 물집 주위가 몹시 가려워 조금만 긁어도 터지면서 진물이 나다가 딱지가 생기는 것이 특징이다.

진행과정
- 수포가 터지지 않으면 내용물이 점차 흡수되어 치유되나 수포가 터지면 점차 황갈색의 엷은 가피가 형성되고 치유

치료 및 간호
- 농가진의 치료로는 원인균을 제거하며 환아의 안위를 제공하고 합병증을 예방하는 데 초점을 맞춘다. 병소부위를 깨끗이 씻어주

고 습포로 딱지를 제거하며 새로운 병소의 발생을 막기 위해 항생제를 국소 도포한다. 병소가 넓거나 고열 등 전신증상이 있는 경우에는 구강으로 항생제를 복용하거나 정맥주사를 시행한다.

- 농가진을 가진 아동의 간호관리는 감염의 해결, 감염의 전파예방, 합병증 예방과 관련된 보호자 교육에 초점을 맞춘다. 감염의 전파를 예방하기 위해 환아와 접촉 전후에는 반드시 세심한 손씻기가 필요하며, 간호 중에는 장갑을 착용하도록 한다. 대부분의 아동에서는 기분전환술을 이용하여 따뜻한 비눗물에 부드럽게 담그고 가피를 제거하며 손톱은 짧게 깍아줘야 한다. 환아와 가족은 농가진의 전염성을 이해하고, 항균비누를 이용한 철저한 손씻기와 같은 올바른 위생관리 방법에 대해 교육을 받아야 한다. 또한 환아가 사용한 수건이나 물건들은 공동으로 사용하지 말아야 한다. 농가진은 치료를 빨리 시작하면 농가진으로 인한 반흔는 남지 않는다.

2) 진균성 피부염

(1) 옴

옴 진드기가 피부의 각질층에 길을 내고 살며 알을 낳는다.

원인균	• sarcoptes scabiei라는 진드기에 의해 감염
증상	• 감염 30~60일 후 감작되며 소양증, 구진, 심한 습진
호발부위	• 손가락 사이, 겨드랑이, 샅부위
치료	• 1% lindane 크림, 크로타미톤 연고 등을 바른다. • 치료 시 가족 모두 치료가 필요하다. • 옴 치료 후 증상은 2~3주 지속되므로 이에 따른 치료가 요구된다.

(2) 머릿니

학령기에 흔한 기생충 질병으로 피부 근방의 머리카락에 알을 낳으며 알은 7~10일 후 성충이 된다. 진단은 머리카락에 붙은 알을 보고 진단한다.

이는 뛰거나 날지 못하지만 빗이나, 모자, 코트, 그 외 머리에 사용하는 물건을 통해 쉽게 전파된다. 그러나 애완동물을 통해서 전파되는 것은 아니다.

이는 두피에서 제거되면 48시간 이상 생존하지 못한다.

증상
- 소양증
- 소양증 때문에 긁어서 두피염증이 동반될 수 있다.

치료
- 살충제를 도포하고 알을 제거한다.
- permethrin 1% 크림 린스를 도포한다.
- 1회 도포로 성충과 알을 모두 제거할 수 있다.
- crotamiton 샴프를 사용한다.
- 참빗을 사용하여 알을 제거한다.

6. 기 타

1) 호흡기 내의 이물

영유아들은 손에 잡히는 데로 물건을 입안에 넣고, 삼키려는 경향이 있기 때문에 기도로 이물질이 들어가는 경우가 종종 있는데, 특히 1~3세 아동들에게서 가장 잘 발생하며 4세 미만 아동의 사망원인에서 약 20%가 이물질 흡인에 의한 경우였다. 이물질 흡인은 이물질로 폐쇄된 부위, 흡인물, 폐쇄 정도 등에 따라 심각성이 결정된다. 흡인되어서 팽창될 수 있는 씨앗, 땅콩, 말린 옥수수와 같은 견과류는 더 심각한 문제가 야기될 수 있다.

간호 • 국소마취하에 감자(forcep) 등을 사용하여 가능한 이물질을 빨리 제거한다.
• 외이의 이물은 작은 미생물인 경우 이세척으로 제거한다.
• 콩 등은 습기로 인해 더 커지므로 알코올 등으로 탈수하여 용적을 적게 한 후 제거한다.

2) 영아돌연사증후군

영아가 잠을 자다가 예기치 못하게 사망하는 것을 말한다. 여아보다 남아에게 더 많으며, 생후 2~3개월의 영아에 가장 많고 대부분이 6개월 이하며, 계절적으로 겨울철에 가장 많다. 주로 심폐조절기전에 관여하는 뇌간의 이상이 원인인 것으로 추정한다.

원인 저체중아, 흡연한 임신모, 다태출산, 중추신경계 장애가 있는 영아, 경제수준이 낮은 경우 등 호발한다.

간호 • 엎드려 재우는 것을 피한다.
• 푹신한 침요나 베개를 사용하지 않는다.

영아돌연사증후군으로 영아를 상실한 부모는 여러 가지 위기에 대처해야 한다. 모든 가족구성원은 영아의 예상하지 못한 갑작스러운 죽음으로 심한 스트레스를 경험하므로 지지간호를 제공한다. 간호사는 가족에게 영아돌연사증후군에 대한 정보를 제공하여 죄책감과 비난을 완화하는 데 도움이 되도록 한다. 가족이 아동의 죽음에 대해 수용하도록 돕고 가족에게 개인 시간을 주어 느낌을 해소할 수 있도록 한다.

09 CHAPTER

아동에서 유발되는 질환 Ⅱ

1. 근골격계 장애
2. 신경계 장애
3. 내분비계 장애
4. 혈액 조혈 장애
5. 감각장애

CHAPTER 09 아동에서 유발되는 질환 II

1. 근골격계 장애

먼저 발의 구조를 살펴보면 다음과 같다. 발은 26개의 뼈가 모여서 이루어지며, 이 뼈들이 서로 만나서 움직이는 것을 관절이라고 한다. 이 뼈들 사이를 연결시켜 주는 것을 인대라 하며, 이 뼈들에는 종아리 등에서부터 내려오는 근육이 붙기도 한다. 이 발은 다리에서 내려오는 경골과 비골이 만나 관절을 이루게 된다.

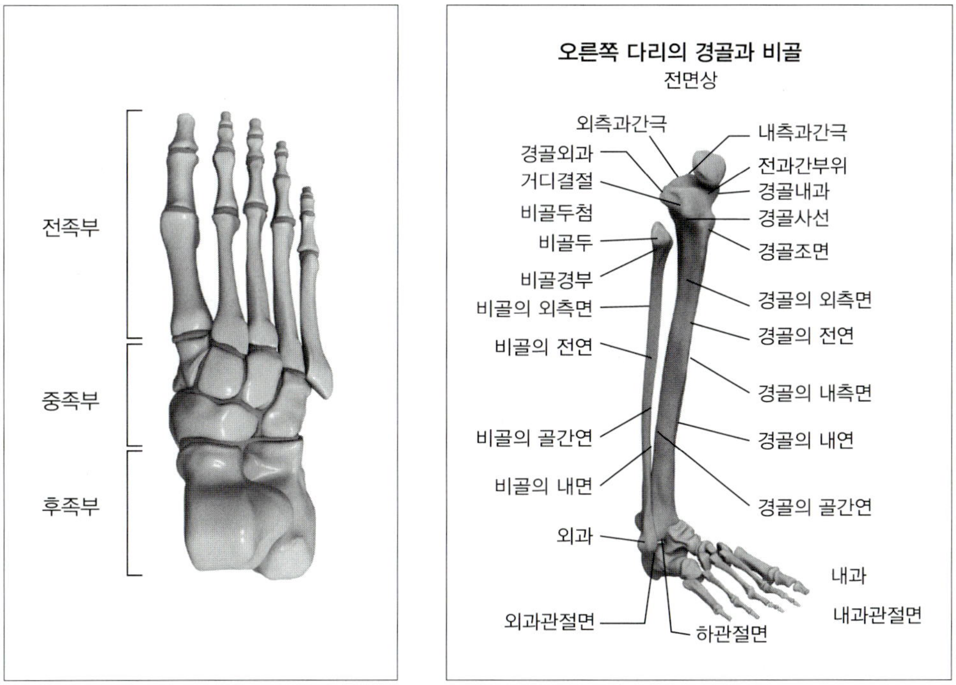

그림 9-1
뼈의 구조
(좌 : 거골
우 : 경골과 비골)

내반

발바닥이 안쪽으로 향하는 변형

첨족

발뒤꿈치가 들리고, 발의 앞쪽 끝이 바닥 쪽으로 향하는 변형

선천성 만곡족 환자일 경우 그 사이에서 태어나는 아이나 형이 선천성 만곡족 환자인 경우 그 동생이 정상인 경우보다 선천성 만곡족인 경우가 더 많기 때문이다.

선천성 만곡족에 대한 적절한 치료를 시행하지 않고 걸음마를 시작할 경우에는 골프채 모양의 발 변형이 생기고, 그림에서와 같이 발바닥이 아닌 발등으로 땅을 딛고 걷게 된다.

1) 선천성 질환

(1) 만곡족

선천성 만곡족은 발에 생기는 가장 흔한 기형 중 하나이다. 여아보다 남아에게서 약 2배 정도 흔하게 나타난다. 양쪽 발에 동시에 나타나는 경우도 있으나, 한 쪽 발에만 나타나는 경우가 더 흔하다.

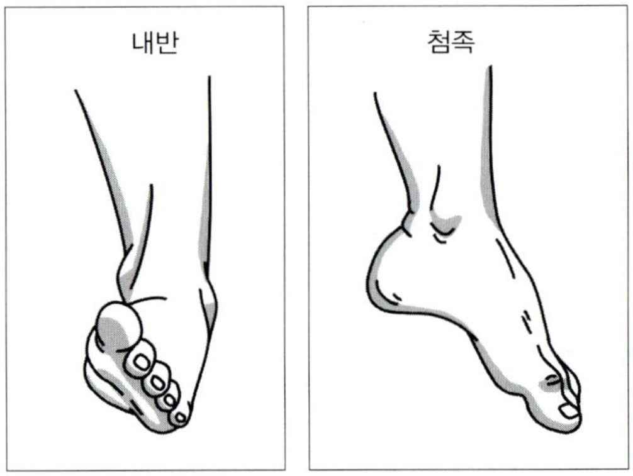

그림 9-2
만곡족

원인

① 선천성 만곡족

다른 병 없이 태어날 때부터 생기는 것으로, 뒤꿈치가 들리고, 발바닥이 안쪽으로 향하며, 발의 앞쪽 끝부분이 안쪽으로 휘어져서, 전체적으로 골프채와 같은 모양의 변형을 보이는 선천성 기형이다.

선천성 만곡족에 대한 원인이 정확하게 밝혀진 바는 없고, 현재로서는 몇 가지 가설만이 알려져 있다.

자궁기형설 • 그 내용으로 아기가 엄마 뱃속에 있을 때, 자궁 내에서 팔 · 다리 · 발 등이 눌려 있어서 발에 변형이 생기고, 이것이 계속되어 선천성 만곡족이 된다.

신경근육설 • 종아리와 발 사이에 위치하는 근육과 이 근육에 작용하는 신경의 이상으로 호발한다.

유전가능설 • 아기가 부모로부터 전해받은 유전자의 이상 때문이라는 유전자 요인설 등이 있다.

② **이차성 만곡족**

소아마비, 뇌성마비, 골 관절 감염증 후에 생기는 후유증, 척수 수막류, 척수 종양 등이 원인으로 나타날 수도 있다.

주된 증상

골프채 모양의 발 변형으로, 발이 뒤틀린 것 외에 종아리 부위가 가늘고, 발뒤꿈치가 작아 보이며, 복숭아뼈가 잘 보이지 않는다.

선천성 만곡족과 함께 동반되는 선천성 기형으로, 목에 있는 한쪽의 근육이 짧아져서 고개를 한쪽으로 돌리고 있는 선천성 사경, 흔히 '히프'라고 말하는 고관절이 빠져 있는 발달성 고관절 탈구 등이 있다.

치료받지 않은 선천성 만곡족 소아환자는 발의 변형이 고정되며, 심한 경우 정상적인 신발을 신을 수 없고, 발등으로 땅을 딛고 걷게 되어서 발등에 굳은 살이 생길 수 있으며, 절뚝거리면서 걷게 된다. 비정상적인 걸음걸이로 발, 발목, 무릎 등이 아플 수 있고, 노화현상이 빨리 진행되어서 심한 퇴행성 관절염이 동반될 수 있다. 따라서 이러한 이차적인 변화가 동반되기 전에 조기 치료를 시행하는 것이 바람직하다.

치료

선천성 만곡족에서의 치료의 목적은 골프채 모양의 발의 변형을 될 수 있으면 정상에 가까운 발 모양으로 만들어서, 정상적인 신발을 신을 수 있고, 아프지 않게 발바닥으로 땅을 딛고 걸을 수 있게 해주는 것이다.

중족골

손/ 발의 중수골에 해당하는 육상 척추동물의 뒷다리 발가락과 발목뼈 사이의 관처럼 생긴 뼈의 총칭

• 수술적인 치료

너무 어린 경우 X-ray 사진에서도 뼈가 잘 보이지 않기 때문에 6개월 이후에 실시하는 것이 바람직하다.

• 비수술적인 치료

선천성 만곡족 소아환자의 맨 처음 치료로 시도될 수 있는데, 손으로 변형된 발을 만져서 교정해 주는 도수 정복 후에, 이를 유지해 주기 위해서 '기브스'라고 불리는 석고붕대나 접착대 등으로 고정해 주는 방법이다. 1주에 1번 내지 2번 정도 도수 정복을 하고, 석고붕대나 접착대 등으로 고정한다.

(2) 무지외반증

무지외반증이란 무지 중족지관절 내측의 종괴성 비후와 제1중족골의 내반변형, 무지골의 외반변형을 일으키는 상태를 말하며 점차 진행되면 제2, 3족지의 변형도 유발된다. 하이힐과 좁은 신발을 많이 신으면 발생하고 신발을 신지 않는 종족에게서는 발생하지 않는다.

(3) 내전 중족

신생아 시기와 초기 아동기 동안에 볼 수 있는 발의 기형으로 전족부는 후족부에 비해 중앙선에서 안쪽으로 내전되어 있고, 비교적 똑바른 발의 외연과 요철굴곡을 가진 신장모양의 발을 가지고 있다. 내전 중족은 간단히 수동적으로 교정된다.

(4) 편평족

평발이란 체중을 부과하고 설 경우 발바닥의 아치가 비정상적으로 낮아지는 발로 주위에서 아주 흔히 볼 수 있다. 발바닥 모양을 잉크로 찍어보면 중간 부위가 과도하게 넓어진 것을 볼 수가 있고 심한 경우에는 뒤꿈치를 뒤에서 보면 바

깥쪽으로 기울어지고 전족부도 바깥쪽으로 휘고 발의 안쪽이 튀어나온 것을 느낄 수 있다.

원인 • 뼈 자체의 정열 이상이거나 인대의 과도한 유연성, 근육의 불균형, 건의 손상 등 여러 원인이 단독 혹은 복합되어서 발생
• 나이를 먹어감에 따라 발생

증상 • 무릎 통증, 스트레스 골절, 아킬레스건염, 굳은살 등을 유발
• 심하면 다리가 붓고 장딴지에 쥐도 잘 나게 된다.

치료 • 정확한 진찰이 필요

(5) 내반슬과 내반지

내반슬(O-자 다리)은 무릎관절(경골과 비골이 대퇴와 연결된 관절)이 외측으로 활 모양으로 휜 상태를 의미하며, 발목을 붙이고 다리를 폈을 때 무릎이 밖으로 벌어진 상태이다. 하퇴골 또는 대퇴골 단독 변형 혹은 양자의 변형이 합하여 발생한다. 내반슬이 있는 환자는 하퇴골이 안쪽으로 비틀린 내염전이 동반되어 이차적으로 발가락이 안쪽으로 향하게 된다. 이러한 변형은 소아의 앉은 자세에 따라 악화될 수 있다.

증상

소아의 무릎은 내반슬 형태와 O-자형 다리로 시작되며, 2세부터 다리 모양은 나란한 1자 모양이 되어 약 4세 전후까지 지속되고, 이때부터는 X-자형 다리가 나타나기 시작하고, 6세 전후가 되면 아버지나 어머니 등의 유전적 성향을 가진 다리로 모양이 변해간다. 그러나 성인이 될 때까지 내반슬로 남는다든지 무릎에 병을 앓거나 다치거나 해서 내반슬로 남아 있으면 퇴행변화가 빨리 오고, 관절염이 더 잘 생긴다.

〈표 9-1〉

내반슬의 등급

1) 제1등급 : 슬관절 간격이 2.5cm 이하
2) 제2등급 : 2.5~5.0cm
3) 제3등급 : 5.0~7.5cm
4) 제4등급 : 7.5cm 이상

5.0~7.5cm 이상은 반드시 정형외과나 방사선과를 방문하여 진찰을 받아야 한다.

치료

- 예방적으로 소아에서는 내반슬을 주기적으로 관찰하고 잠잘 때나 앉을 때 악화되지 않게 한다. – 수면 시 엎드려 재우기
- 비만아는 체중을 감량시킨다.
- 앉을 때, 텔레비전을 볼 때 꿇고 보는 자세(television position)를 피한다.
- 보행 시 교정용 보조기를 사용한다.
- 3~4등급은 교정절골술을 4~5세 이후에 고려한다.

(6) 외반슬

외반슬은 무릎이 과도하게 내측으로 휘어져 X자형이 된 것을 말하며, 한쪽이나 양쪽에 올 수 있다.

증상
- 다리의 모양이 정면에서 보면 X자형이며, 걸을 때 무릎이 닿지 않으려고, 다리를 많이 벌리고 걷는다.

원인 및 병태생리
- 외상이나 감염으로 인한 골단판의 손상, 영양결핍에 의한 구루병 등이 원인이 될 수 있다.

치료
- 3~7세의 소아에서 경도 및 중증도의 외반슬은 생리적이며, 2~3년 내로 자연 교정되므로 치료할 필요가 없다. 다른 원인이 있을 때는 이에 대한 치료가 필요하다. 구두 내측을 적절히 높여주거나, 외반슬 보조기를 착용시키기도 하며, 정도가 심한 경우는 수술(골단판유합술, 절골술)을 시행하기도 한다.

(7) 다지증

손에 손가락이 5개 이상 존재할 때 이를 다지증이라고 한다. 합지증과 함께 손의 가장 흔한 선천성 기형 중 하나이며, 유전되는 질병이다.

동양인이나 백인에게서는 엄지손가락이 두 개인 경우가 많고, 흑인에게서는 새끼손가락에 잘 생긴다.

증상
- 양쪽 손에 생길 수도 있지만 한쪽 손에 생기는 경우가 더 흔하며 손에 손가락이 5개 이상 존재한다.

원인 및 병태생리
- 유전적 원인이라 함은 염색체 내의 이상 유전자에 의해 유전된다는 것을 뜻한다.
- 환경적인 원인은 임신 중 모체 내 자궁의 환경 변화를 말하는 것으로 약물, 각종 환경오염 물질, 방사선 물질, 모체의 바이러스 감염, 자궁 내 물리적 압박 등을 뜻한다. 그러나 아직 가능성만이 제시되었을 뿐 확실한 원인으로 확인된 것은 거의 없다.

치료
- 수술로써 과잉 손가락을 제거한다.
- 수술 시 교정의 원칙은 기능이 적은 손가락을 제거하고 기능이 더 좋은 손가락을 남겨서 재건하도록 하는 것이다.

(8) 합지증

합지증은 손(발)가락이 붙은 것으로 흔한 수부의 선천성 기형으로 대부분 태생 7~8주에 계획된 세포 소멸에 의해 손(발)가락이 서로 떨어지지 못해 생기는 분화의 실패가 원인이며 손가락에서는 세 번째와 네 번째 손가락 사이가, 발가락에서는 두 번째와 세 번째 발가락 사이가 붙어 있는 경우가 가장 흔하다.

수술시기는 2~3세에 시행한다.

치료

다른 부위의 선천성 기형과 동반되는 경우가 흔하며 수술로써 붙어 있는 부위를 분리시킨다. 수술시기는 기형의 복합성이나 관련된 부위에 따라 다르며 대개는 1세 이전에 해주는 것이 좋으나 손의 기능을 알 수 있는 2세까지 기다리는 경우도 있다. 다지증과 같이 기능이 중요하므로 기다려 보아야 하는 경우도 많다.

(9) 두개골유합증

두개골유합증이란 머리뼈가 비정상적으로 조기에 붙어 두개봉합선이 없어지고 두개골의 성장과 발육에 이상을 일으키며, 이로 인해 뇌의 발달이 방해받아 신경학적 장애를 남기게 되는 질병이다.

대천문은 생후 8개월, 후천문은 생후 3개월 이내 봉합된다.

여러 뼈가 동시에 만나는 곳으로 머리 앞쪽에 대천문, 머리 뒤 꼭지부분의 후천문이라는 부위가 있다. 각각의 봉합선도 위치에 따라 시상봉합(머리 중앙의 앞뒤로 연결하는 봉합선), 관상봉합(머리 앞쪽 머리카락이 나 있는 곳의 좌우로 연결하는 봉합선), 삼각 봉합(뒤통수 부위의 봉합선), 전두봉합(앞이마 부위)으로 나눌 수 있다.

증상

구루병

비타민 D 결핍증이라고도 함. 영아나 소아기 때 비타민 D 섭취 부족 때문에 뼈의 성장에 결함이 생기는 질환

증상은 머리뼈가 붙는 부위에 따라 머리모양이 변형되어 비정상적으로 보이게 되나, 심하지 않은 경우에는 쉽게 알기 힘들 때도 있다.

아기의 발달이 늦거나, 시력장애, 안구돌출(눈이 튀어 나오는 것), 경련발작, 청력장애, 마비 등이 나타날 수도 있다. 또한 두개골유합증이 있는 경우에는 선천성 기형(손가락이 붙거나, 언청이, 수두증, 심장기형)이 동반되기도 한다.

원인

원인은 아직 확실하게 밝혀진 것은 없으나 대개는 유전적인 요소, 임신 중 태아 머리의 압박, 대사성 질환(갑상선기능항진증, 구루병, 혈액질환) 등이 원인이 되는 것으로 알려져 있다.

진단

진단은 조기 유합이 일어나는 위치에 따라 돌출된 것을 육안으로 보거나 만져서 알 수 있다. 유합되는 봉합선에 따라 두개골이 변형되어 두개골 모양이 비정상적으로 보이게 된다.

- 단순 두개골 X-ray 촬영
- CT 촬영
- 동위원소 주사

두개골유합증이 진단되면 수술적 치료가 필요하며, 수술 목적은 새로운 봉합선을 만들어서 정상적인 두개골의 성장을 유도하여 뇌가 정상 성장을 하도록 하고, 두개강 내압을 정상화시키는 것이다. 수술시기는 빠를수록 좋으며, 특히 다발성 유합증인 경우에는 조기 수술을 못할 경우 지능장애를 남기게 되기 쉽다. 따라서 생후 1개월부터 3개월 사이에 하는 것이 가장 이상적이며 생후 1년이 넘으면 예후는 좋지 못한 것으로 알려져 있다.

봉합선

사람의 머리뼈는 여러 개로 나누어져 있는데, 위치에 따라 두개의 전두골, 두개의 측두골, 두개의 두정골, 하나의 후두골로 나누어져 있고, 이들이 서로 만나는 부분을 말함

2) 외 상

아동 골절은 골화되지 않은 연골, 성장판, 두껍고 강하며 골 생성을 잘하는 골막이 존재한다. 낮은 미네랄 함량과 다공성(porosity)으로 성인에 비해 변형이나 골절을 일으키기 전에 더 많은 에너지를 흡수할 수 있다. 두꺼운 골막은 골절의 전위 여부를 결정짓는 가장 중요한 인자이며 골절 도수 정복 시에 장애물로 작용할 수도 있고 정복 후에는 골절을 안정시키는 데 도움이 될 수도 있다.

(1) 골절과 골단분리

골절은 뼈의 연속성이 파괴된 것으로, 골단분리는 분리된 그 뼈의 계속적인 성장장애의 가능성을 가져오므로 다른 골절과 차이가 있다. 이에 대한 치료로써 골편을 다시 정렬하여 맞추는 것이다. 그리고 치유가 이루어지는 동안 움직이지 않도록 부동하는 것이다.

(2) 전박골절

팔에는 요골과 척골이 있는데, 손목 쪽과 팔꿈치 쪽에 각각 하나씩의 요척관절로 연결되어 있고, 요골두의 중심을 축으로 회전운동이 일어난다.

전완부 골절 시 골절부의 위치에 따라 근육의 작용이 달라 골절부 정복과 유지가 어렵고, 이때 부정 유합, 과다 가골 등이 발생될 경우는 회전운동이 안 된다.

요척

요골–척골

가골

골진이 많이 나오는 경우

발생원인

전완의 골절은 교통사고 또는 직접 타박에 의한 직접력(direct force)에 의하거나, 손을 짚고 넘어질 때 발생하는 간접력(indirect force)에 의하여 발생한다.

직접력은 두 뼈의 같은 수준에 횡형골절(transverce fracture)을 유발하고, 간접력은 서로 다른 수준에 사형 혹은 나선형 골절을 일으킨다.

전완부의 동시골절은 흔히 교통사고나 직접 타박으로 발생되는 성인의 경우보다는 대개 넘어져서 발생하는 소아에게 호발한다.

진단

전 · 후면과 측면 사진으로 대개 확진할 수 있다. 그러나 많이 아프다든가 관절이 불편하면, 필요에 따라서 사면 촬영, 손목 관절과 팔꿈치 관절의 촬영을 하여 선상골절이나 탈구를 확인해 봐야 한다.

치료

신전
손등 쪽으로 젖히는 운동

치료는 정상적인 팔의 모양이 잡히도록 해부학적으로 뼈를 맞춰 팔의 회전을 회복하는 것이 제일 중요하다. 소아나 성인에서 전위가 심하지 않은 경우에서는 도수 정복 후 석고고정을 시행한다.

보통 수상 후 부정 유합, 불유합, 회전 장애가 있을 수 있고, 수상 당시 신경이나 혈관 손상은 가능한 빠른 시간 내에 확인하고, 필요시 수술을 해야 한다.

(3) 상박골절

팔은 보통 전박을 가리키나 팔꿈치 관절을 기준하여 손 쪽을 전박, 어깨 쪽을 상완이라 구분한다. 상완에는 상완골이라는 한 개의 뼈가 있어 원통형을 이루지만 팔꿈치 쪽은 편평하고 어깨에 이르러 부풀어 둥근 골두를 만들고, 견갑골의 오목한 관절와에서 만나 돌출 면과 오목 면으로 안정성을 유지하며 두 뼈가 연결되어 견관절을 이룬다.

이 상완골은 팔이나 어깨를 움직이는 근육이 붙기도 하고 생겨나기도 하며,

손과 전박으로 가는 상완 동맥이나 정맥 같은 혈관과 척골신경, 요골신경, 정중신경, 근피신경 등의 신경이 지나가는 통로가 되기도 한다. 그래서 상완골이 부러져 혈관이나 신경이 손상될 경우 응급으로 수술을 해야 하는 경우도 있다.

골절 후 전위가 일어날 경우, 골절부위나 방향, 힘의 강도, 상완부 근육과 부러진 팔의 무게 등의 요소 때문에 골편이 근위나 원위, 내측이나 외측으로 움직여 원래대로 맞추기가 어렵다. 손목이나 손가락을 신전시키는 요골신경은 상박골 원위 1/3 정도의 지점에서 뼈에 가깝게 지나가므로, 이 부근이 부러졌을 경우 골편 사이에 신경이 끼어 손상받게 되면 손목이나 손가락이 펴지지 않기 때문에 수상 후 응급처치나 수술 시에 특별한 주의를 요한다.

진단

단순 방사선 촬영을 전 · 후면과 측면 촬영을 하여 쉽게 진단할 수 있으나, 분쇄상이나 사면이나 나선 골절일 경우는 사면 촬영이 필요하다. 또 동반 손상으로 혈관이나 신경의 손상을 수상 당시뿐만 아니라 수상 첫 3일 내에는 자주 확인하여 필요시 응급수술에 대비해야 한다.

3) 감염성 질환

(1) 급성 골수염

급성 골수염은 외상을 받아 개방성 골절 등 외부로부터 세균이 들어올 수 있는 상태가 되어서 감염되어 발생할 수도 있고 골조직 주변의 농양, 근염 등에서 2차적으로 파급되어 생길 수도 있다.

발생 • 원위감염부위로부터 혈행성 – 국부적(localized)
– 미만성(diffuse)

원인균 • 70~80%에서 원인균은 황색포도상구균(staphylococcus aureus)

호발	• 소아연령, 남아
호발부위	• 경골(tibia), 대퇴골(femur), 상완골(humerus), 요골(radius), 척골(ulna) 등의 골간단부(metaphysis)이며, 이곳은 골성장이 활발히 일어나는 부위
증상	• 급격한 체온의 상승, 침범된 부위의 국소 동통, 발적, 종창 등이 중요한 증상
합병증	• 패혈증
진단	• 침범된 국소에서 천자하여 농을 채취하여 원인균을 도말법, 배양법 등으로 검출하며 동시에 항생제에 대한 감수성 검사를 시행
	• 항생제 치료는 전신증상, 국소증상을 보고 혈침속도의 하강을 측정해 가며 비교적 장기간 투여해야 하며, 보통 3~6주간 치료를 요한다. 보통 급성기 이후에는 경구투여로 바꾸도록 한다.
치료	• 항생제 치료 이외에도 견인 또는 석고고정 등으로 환부를 고정시키고 수액치료 또는 수혈 등의 대증치료를 병행하여야 한다. 수술적 치료로는 골에 다발성 천공술(multiple drilling)을 시행하거나 개창술(fenestration)로 골수강 내 농을 배농시킨다.

2. 신경계 장애

각 인간 개체의 발달은 수정에서부터 이루어지기 시작한다. 특히 임신 초기 3개월간은 태아형성, 장기형성이 가장 신속하게 이루어지는 시기로, 중요한 중추신경계의 기형은 여성들이 자신의 임신 사실을 지각할 수도 없는 이 시기의 이상에 의해 발생한다.

임신 5주 말경이 되면 신경계 기본적인 구조의 대부분이 형성된다. 신경계는 임신 약 18일경에 나타나는 외배엽인 신경판에서 분화된다. 임신 3~4주가 되면 신경관이 폐쇄되는데, 이것이 실패하면 무뇌증이나 척수수막류라는 심각한 기형이 발생하게 된다.

1) 선천성 신경계 장애

(1) 소두증

뇌의 성장결함으로 뇌 크기가 정상 수준보다 작아져 있으며, 일반적으로 정신지체를 나타낸다. 진성 소두증은 정상적인 뇌 성장을 보이나 두개의 봉합이 조기에 폐쇄되는 두개협소증과 구분해야 한다. 두개협소증은 역시 두위가 저하되어 있으나, 천문이 비정상적으로 빨리 닫히며, 이마가 튀어나오고 뇌압 증가 증상이 나타난다. 이런 아동은 빨리 발견하여 수술하면 뇌성장이 정상적일 수 있다.

소두증을 가진 환아의 예후는 뇌성장 억제의 정도와 원인에 따라 달라진다.

2) 경련성 장애

(1) 열성경련

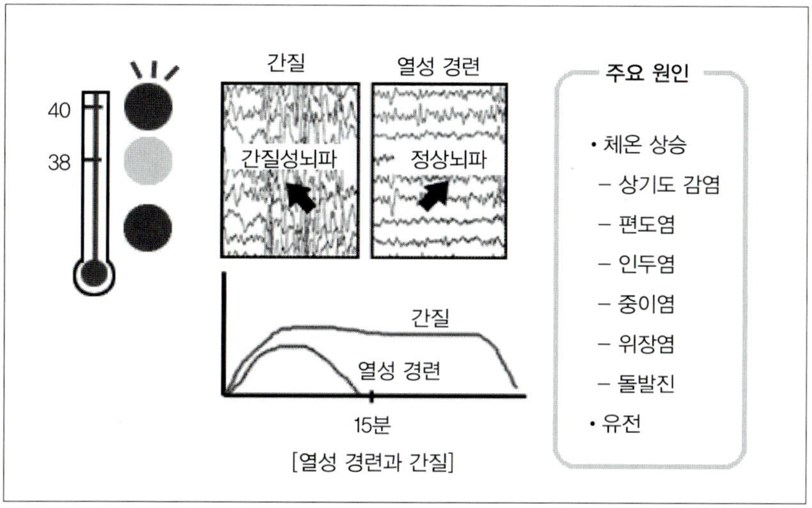

그림 9-3
열성경련

열성경련은 생후 6개월부터 4세 사이에 급작스럽게 38~40℃의 고열이 나면서 경련하는 것을 말한다. 열성경련의 빈도는 아동의 3~4%에 달하며 부모와 형제의 열성경련 가족력이 있는 경우가 많다.

원인 • 바이러스나 세균으로 인해 편도선염, 후두염, 요로감염, 중이염 등으로 고열이 동반될 때 발생한다.

증상 • 단순 열성경련은 체온이 갑자기 39℃ 이상으로 오를 때 잘 발생한다. 처음에는 긴장-간대성의 전신발작을 수초에서 드물게 15분까지 지속할 수 있다. 발작 후 단기간의 졸음을 보이고 24시간 동안 1차례의 발작만 보인다.

• 눈을 치켜뜨고 입을 악물고 손발이 뻣뻣해지고 떨면서 전신의 근육이 반복해서 경련을 일으킨다. 또한 호흡이 막히고 입에 거품을 물게 된다. 수 분이 지나면 차차 가라앉게 된다.

열성경련이 일어났던 어린이의 절반은 경련을 다시 일으키지 않는다. 그러나 반복해서 경기가 일어나거나 열이 없이도 경기를 하면 간질의 증세라고 생각할 수 있다. 열성경련 중 3% 정도가 간질로 이행하기 때문에 섬세한 관리와 예방이 필요하다.

간호 • 빨리 옷을 벗기고 편안한 자리에 누이고 목이 막히지 않도록 천을 물린다. 경기가 끝날 때까지는 무리하게 병원에 가지 않는 것이 좋다.

• 찬 물수건으로 계속 전신을 문질러 주면 열이 내리고 도움이 된다.

• 입안에 고인 침이나 거품을 닦아주고 침이 밖으로 흘러나오게 몸을 반쯤 옆으로 하거나 머리를 돌리게 하고 엎드리게 한다.

• 조금 있으면 정신이 돌아온다. 당황해서 엄마가 울거나 호들갑을 떨면 어린이가 불안해 하므로 침착하게 대처해야 한다.

• 아동의 의식이 돌아오면 식사, 운동, 활동을 다 정상으로 하게 한다.
• 경련 후 1, 2일간은 기름진 음식, 단 음식, 인스턴트 식품을 제한한다.

(2) 간질

뇌신경 세포에 생긴 돌발적인 기능이상 때문에 정신기능이나 의식상태, 감각, 운동기능의 장애가 돌발적으로 반복해서 나타나는 질환이다.

원인
• 특별한 원인을 발견할 수 없는 간질증후군 : 대부분은 원인이 있으리라 추측하지만 현대 의학기술로도 원인을 발견하지 못하는 경우
• 명확한 원인이 발견되는 징후성 간질
  – 대뇌의 선천성 발달기형, 출생 전후에 발생한 저산소 허혈성 뇌증, 뇌염, 두부외상 및 대사성 뇌질환, 뇌종양, 뇌혈관 기형을 들 수 있다.
  – 소아에서는 주로 전신적 질환(예 급성장염으로 인한 탈수 및 저나트륨혈증, 저칼슘 혈증 및 저혈당 등)에 의한 일시적인 뇌의 기능변화로 간질발작이 생기는 경우를 흔히 볼 수 있다.
  – 실제로 소아 간질환자들 중에서 60~70%는 원인을 발견할 수 없고 30% 정도에서만 특정한 원인을 찾을 수 있다.

나이 어린 영아에서는 뇌막 자극 증상이 잘 나타나지는 않는다.

간호
• 먼저 발작이 나타나기 시작하면 우선 환자를 안전하고 환기가 잘되는 곳으로 옮긴다.
• 환자의 몸이 경련발작으로 인해 다치지 않게 주변의 딱딱하거나 날카로운 물체를 치우고 환자의 옷은 느슨하게 풀고 머리 밑에 부드러운 천을 깔고 환자를 눕힌다.
• 이불을 덮거나 사지를 움직이지 못하게 꽉 잡지 않는다.
• 입에서 나오는 분비물은 닦아주어야 하나 이를 악무는 강직상태에 있는 환자의 입에 어떤 물건도 강제로 밀어넣지 말아야 한다.

뇌의 발달이 미숙하여 고열 자극에 대해 예민하게 반응하는 아이들에게서 발생한다. 그러나 뇌에는 아무 이상이 없고 뇌파검사에서도 정상을 보인다.

그림 9-4

간질

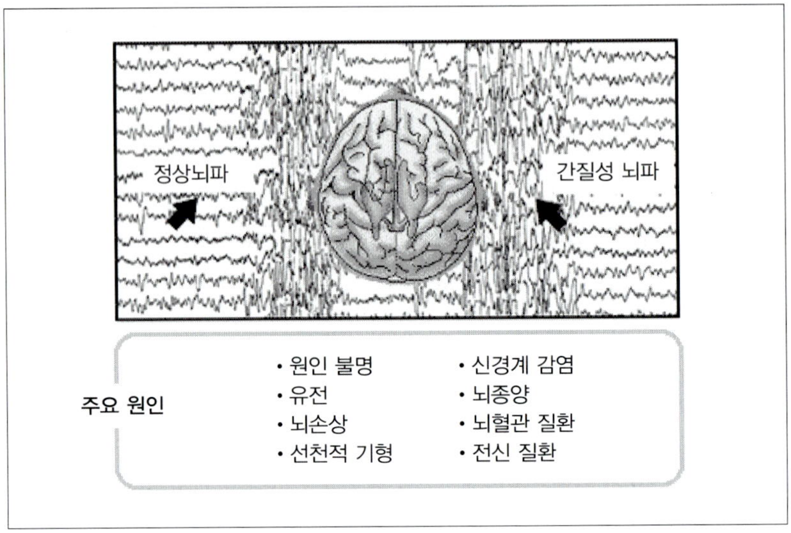

발작 중인 환자를 주무르거나 손을 따는 등의 행위들은 발작을 멈추게 할 수 없을 뿐 아니라 환자에게 손상을 초래할 수 있다.

- 발작 후 환자는 깨어나지만 일시적인 착란상태로 빠지기 때문에 아이에게 우유나 음료수는 주지 말고 완전히 깰 때까지 부모가 곁에서 지켜야 한다.
- 발작이 5분 이상 지속되거나 간질발작으로부터 완전히 회복되기 전에 발작이 연이어 발생하거나, 발작으로부터 회복되었지만 지체의 마비 등 신경학적 후유장애가 발견되는 경우는 즉시 병원으로 환자를 후송하여야 한다.

응급처치는 누구나 할 수 있는 간단한 일이다. 중요한 것은 놀래고 두려운 나머지 당황하는 감정을 이겨내고 할 수 있다는 자신감을 갖는 이성적 자세이다. 약물치료로서 상당수 치료가 가능하나 약물치료로 조절이 불가능한 소수에 있어서 수술적 방법을 시행할 수 있으나, 수술은 뇌의 손상을 초래하므로 신중하게 고려해야한다.

3) 감염성 장애

(1) 세균성 뇌막염

나이에 따라 원인균의 빈도에 차이가 있으나, 일반적으로 b형 인플루엔자균이 제일 많고, 폐렴구균, 수막구균의 순으로 많으며, 뇌수술 후의 뇌막염에서는 포도상구균이 많다. 1개월에서 1년 사이의 소아에서 발생빈도가 제일 높다.

조기 진단 및 치료가 매우 중요한데, 뇌척수액검사는 가장 필수적인 검사이며, 도말검사와 배양검사로 균을 증명하면 확정적 진단을 내릴 수 있다. 원인균을 알아내는 데 중요하다.

b형 인플루엔자균과 폐렴구균에 의한 뇌막염은 며칠간의 상기도 감염이나 위장증상이 선행되며 진행양상이 빠르지 않은 반면, 수막구균 뇌막염의 발병양상은 급작히 시작하여 빨리 진행하여 쇼크, 자반, 파종성 혈관 내 응고, 의식저하가 뒤따르며, 패혈증이 동반되어 드물지 않게 사망에 이르기도 한다.

임상증상
- 비특이적인 소견(발열, 식욕 부진, 상기도 감염, 근육통, 관절통, 저혈압, 점상 출혈 등)과 특이적인 소견으로 뇌막 자극 증상(경부 강뇌압의 상승에 의한 증상 예 대천문 팽창, 두통, 구역질, 심부 건반사 항진 등)이 나타나고, 더욱 심해지면 의식장애, 뇌신경 마비, 반신불수, 혼수 등이 나타난다.

합병증
- 항이뇨호르몬 분비 이상 증후군(약 30~50%), 경막하 삼출(약 10~30%, 대부분 무증상), 뇌농양, 파종성 혈관 내 응고(점상 출혈, 자반, 저혈압), 수두증, 뇌실염 등이 있다.

치료
- 항생제로 치료한다.

(2) 무균성 뇌막염

세균과 무관하게 뇌막에 생긴 염증으로 원인을 규명하지 못하는 경우가 많으나, 규명된 경우 바이러스가 가장 많다. 장(腸) 바이러스가 전체 무균성 뇌막염 원인의 85%를 차지하는 것으로 알려져 있으며, 바이러스 이외에 가장 많은 무균성 뇌막염의 원인은 부분적으로 또는 부적합하게 치료된 세균성 뇌막염이다. 가장 흔한 장 바이러스성 뇌막염은 주로 여름과 가을에 발생하는데, 사람에서 사람으로 전파되며, 4~6일의 잠복기를 갖는다.

초기	• 두통, 지각 과민
임상증상	• 영유아기에는 보채기 때문에 다루기 힘들다. 사춘기아는 발열, 구역, 구토, 목의 동통, 광선 공포증을 흔히 보이나 경련은 드물게 있다.
치료	• 대증요법을 통한 수분 공급과 안정 • 해열제를 사용할 경우 레이 증후군이라는 부작용이 있으므로 아스피린을 사용해서는 안 된다.

3. 내분비계 장애

인체 내에서 내분비계는 신경계와 유사하게 세포의 작용을 조절하고 통합하는 작용을 한다. 인체 내 호르몬의 농도가 일정 수준 증가되는 경우 더 이상 분비되지 않도록 막는데, 이 과정을 음성 되먹이기 기전이라고 한다. 크게 이러한 호르몬 분비조절은 호르몬성, 체액성 그리고 신경성 자극에 의해 조절된다.

호르몬이란 내분비선에 의해 혈액 내로 분비되는 화학물질로 다음의 세 가지 기능을 한다.

- 대사를 조절한다.
- 성장과 발달을 자극한다.
- 성적 성숙과 수정을 조절한다.

그러나 이러한 내분비계의 이상이 발생 시 다양한 질환을 유발할 수 있다.

1) 갑상선 장애

갑상선 호르몬은 신진대사, 신체의 열생산, 심박출량과 심박 수를 자극하며, 태아기, 영아기, 아동기, 청소년기 동안 대부분의 조직의 성장과 발달은 갑상선 기능에 의존한다. 정상적인 갑상선 기능이 중요한 시기는 태아기와 출생 후 6개월까지 뇌가 발달하는 시기이다.

(1) 갑상선 기능저하증

① 선천성

여아가 남아에 비해 3배 정도 많으며, 일찍 치료를 시작하면 신체적 성장에 대한 예후는 좋으므로 조기 발견과 조기 치료가 매우 중요하다. 생후 몇 달 동안 정상적인 뇌의 발달은 충분한 갑상선 호르몬에 의존하므로, 이 시기에 갑상선 기능저하 현상이 수반되면 뇌의 구조와 기능에 영구적인 결함이 초래할 수 있다. 일반적인 증상으로는 얼굴의 부종, 소천문 open, 대천문이 큼, 낮은 콧등, 큰 혀를 밖으로 내밀거나 좁은 이마, 목쉰 소리, 제대탈장, 복부돌출, 차갑고 얼룩덜룩한 피부, 무긴장증, 그리고 반사작용의 지연 등의 증상이 있으며, 신생아기엔 조용한 아기로 보일 수도 있다. 그리고 발육저하가 나타난다. 예후는 발견 및 치료가 빠를수록 좋다. 1개월 이전에 조기 발견하여 치료 시 정상적 성장 · 발달을 이룰 수 있다. 그러나 치료 지연 시 지능 발육에 대한 예후는 불량하다. 따라서 갑상선 기능저하가 의심될 경우 즉시 호르몬 치료가 요구된다.

아침, 점심, 저녁 식사 외에도 상오 10시경과 하오 3시경 그리고 취침 전 하루에 3번 정도 간식을 먹도록 한다.

② 후천성

아동기의 어느 시기라도 나타날 수 있으며, 가장 흔한 원인은 갑상선의 자가면역반응에 의한 것이다. 6세 이후에 나타나는 경우 지능저하는 없으나 중요한 증상은 성장지연과 골연령의 지연이 나타난다. 심한 비만은 없으나, 얼굴과 체간의 비율이 부적절하다. 서맥이 나타나고, 맥압이 낮으며 피부와 사지의 순환부전으로 창백하고 행동이 느려진다.

(2) 갑상선 기능항진증

① Graves병

아동 후기와 사춘기 때에 흔하며, 여아보다 남아가 6~8배 더 많다. 갑상선 호르몬의 생산이 증가하는데 원인은 확실하지 않으며 혈액 내에서 자가항체가 생성되어 계속적으로 갑상선 호르몬의 생성과 분비를 자극하여 발생되는 자가면역성 질환이다.

임상증상은 다양하나 성인처럼 심각하지는 않다. 행동과다, 정서적 불안정, 울음을 보이며 손가락을 펴면 손이 가늘게 떨리는 미세진전이 나타나고 빈맥과 수축기압의 상승으로 볼의 홍조, 따뜻하고 축축한 피부를 관찰할 수 있다. 비대한 갑상선이 촉진된다. 안구돌출로 인해 안검이 견축되거나 눈물을 흘리는 증상이 있다. 성장속도는 급격하나 체중이 감소한다. 고열, 부정맥, 구토, 설사, 불안정, 그리고 심하면 사망에 이르는 갑상선 위기를 겪을 수 있다.

② 신생아 갑상선 기능항진증

일과성 신생아 갑상선 기능항진증은 생후 3~6개월에 소실되며, 이때 빈맥, 빈호흡, 저체중과 과다행동 등이 나타날 수 있다. 이를 위한 치료는 증상이 심할 때 진정제를 투여하고, 강심제 및 산소공급이 가능하다.

2) 부갑상선 장애

① 부갑상선 기능저하증

아동에서는 비교적 드문 질환으로 부갑상선 호르몬의 분비가 감소된 경우와 부갑상선 호르몬의 표적 기관인 골과 신장이 부갑상선 호르몬에 반응하지 않는 가성 부갑상선 기능저하증으로 구분한다. 공통된 증상은 테타니, 경련, 손목과 발의 경축, 감각이상 등이다. 이때 경련의 응급치료로서 칼슘을 투여하고, 비타민 D 치료 시행이다.

② 부갑상선 기능항진증

골격에서 Ca이 빠져나오고, 신장에서는 P이 과량 배출된다. 이때 소화기계 증상으로는 식욕부진, 오심, 구토, 변비, 신장의 소변농축능력이 저하된다. 선종 등으로 인한 항진의 경우 제거술을 시행하고 과형성의 경우 부분절제가 필요하다.

3) 대사장애-당뇨

당뇨병이란 여러 가지 원인에 의해 혈액 내 포도당이 정상 이상으로 높은 상태를 말한다. 당뇨병은 대부분 췌장에서 분비되는 인슐린 부족 및 세포에 대한 인슐린 작용 이상에 의하여 발병되는 만성 대사 질환이다.

인슐린 투여는 가능하면 하루에 체중 kg당 0.5~1.0단위가 되도록 하며 1일의 음식섭취는 100+(나이x100) kcal이다.

(1) 제2형 당뇨

유전적 영향이 크다. 발병과정이 완만해 초기에는 특별한 증상이 없는 것이 특징이다. 40대 이후 성인에게서 주로 발생하며 비만을 동반하는 유형과 거꾸로 체중이 감소하는 유형 두 가지로 분류한다.

비만을 동반하는 경우는 인슐린 분비기능은 비교적 정상으로 유지되면서도 말초세포의 인슐린 수용체 결함 때문인 경우가 많다. 체중 감소가 나타나는 유형은 제1형 당뇨병처럼 인슐린 분비 부족으로 인한 경우가 많다.

정상 혈당치는 100~110mg/dl 정도

공복 시 혈당이 126mg/dl 이상이거나 식후 혈당치가 200mg/dl 이상일 경우는 당뇨병으로 진단

(2) 제1형 당뇨 : 소아당뇨

우리나라 사람들이 주로 걸리는 당뇨병은 식생활 등 생활습관 변화에 따라 인슐린의 작용이 부족하게 됨으로써 나타나는 제2형이다. 전체 환자의 80~90%가 이 유형에 속한다.

인슐린 부족으로 인하여 탄수화물, 지방 및 단백질 대사에 장애가 생겨 고혈당증과 당뇨가 나타나는 대사 증후군이다. 소아당뇨는 거의 대부분 유전적인 배경이 있는 것으로 알려져 있고, 여기에 환경적인 요소가 첨가되면서 췌장의 베타세포가 점차적으로 파괴되어 소아당뇨가 발생한다. 어린이 당뇨병의 대다수는 인슐린 주사가 필요한 인슐린 의존형 당뇨병이지만, 중학생, 고등학생으로 연령이 높아감에 따라 인슐린 비의존형 당뇨병이 많아진다. 즉, 과식이나 운동부족 등의 요인이나 췌장세포의 바이러스 감염 등이 원인으로 생각한다.

증상

- 다뇨

  정상 성인의 소변량은 1.5l/day이지만 당뇨환자의 경우 3l/day를 넘는 경우가 많고 횟수도 10회 이상으로 증가한다.

- 다갈

  다뇨로 인한 탈수와 고혈당에 의한 혈액의 삼투압 상승으로 목마름을 느끼고 입안이 끈적끈적함을 느낀다.

- 다식

  인슐린 작용의 불충분으로 인하여 체내에서 에너지원인 당질의 이용이 낮아지고, 또 소변 속에 대량의 당을 잃기 때문에 몸이 기아상태를 느껴 요구량이 증가한다.

- 체중 감소

  당뇨병은 인슐린 부족으로 인해 먹은 것이 에너지원으로 완전하게 이용되지 않고, 일부가 포도당으로 소변에 섞여 배출되기 때문에 에너지원의 부족현상을 느끼게 된다. 보충하기 위해 체내에 저장되어 있는 지방이나 단백질에서 포도당이 만들어지지만 이것도 인슐린 부족으로 충분히 이용되지 못해 체내 저장된 지방과 단백질이 감소하여 체중 감소가 나타난다.

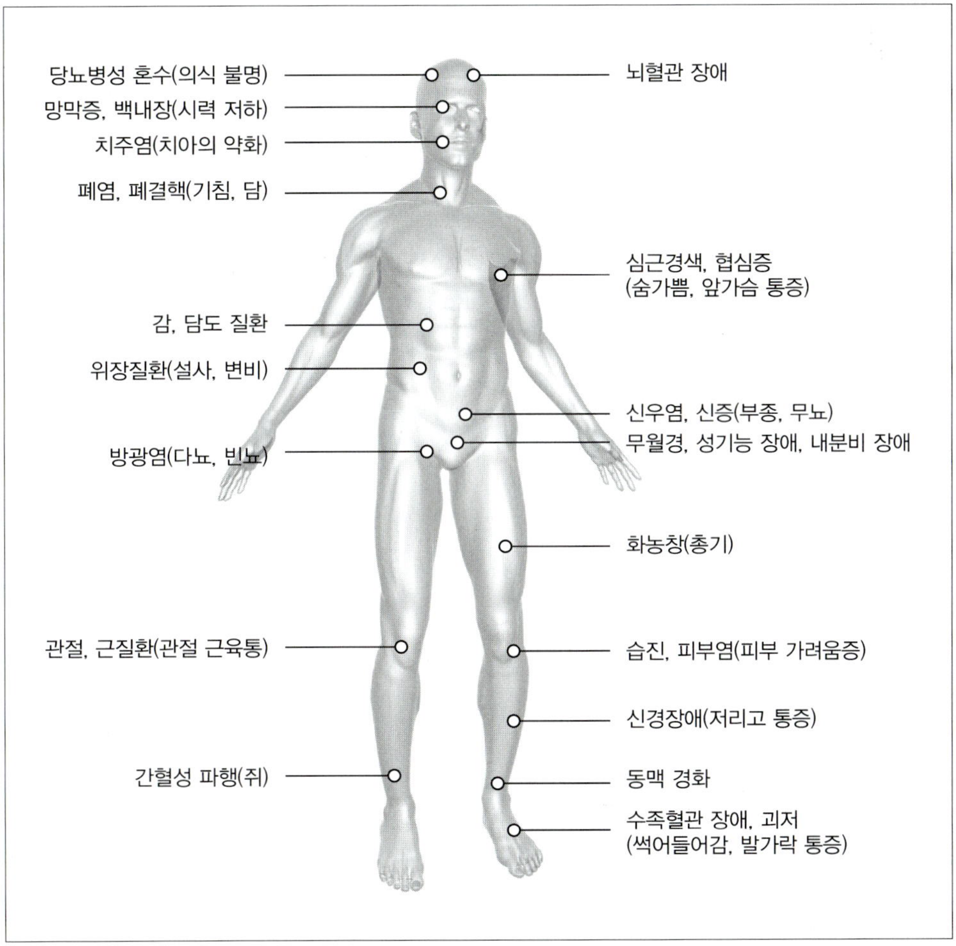

그림 9-5
당뇨 합병증

- 그 외 피로감, 무기력증을 경험한다.

합병증
- 당뇨병성 케톤산혈증, 저혈당증, 신장 및 망막의 합병증

치료
- 식이요법
- 운동요법
- 약물요법

4. 혈액 조혈 장애

아동의 혈액 혹은 조혈 장애는 다른 기관의 기본적인 기능에 영향을 미치므로 광범위하게 나타날 수 있으며 선천적 · 유전적 요소가 관계되는 경우가 많다.

적혈구 • 세포조직에 산소를 공급하고 이산화탄소를 운반하는 것이다.
적혈구의 생성은 신장에서 형성되는 erythropoietin이라는 호르몬에 의해 조절된다.

백혈구 • 과립성 세포 – 중성, 호산성, 호염기성 백혈구
• 임파구성 세포
• 단핵구성 세포

혈소판 • 핵이 없는 원반형의 과립체이며, 일차적인 기능은 지혈과 혈액응고에 중요하다.

1) 적혈구 장애

혈액을 침범하는 질환 중 가장 흔하며 그중 빈혈로 인한 장애가 가장 많다. 빈혈은 혈색소량이나 적혈구 수 혹은 그 두 가지 모두가 정상보다 저하된 상태이다.

(1) 철 결핍성 빈혈

조혈물질 중 철분이 부족해서 일어나는 빈혈로 볼 수 있는 가장 흔한 혈액질환이다. 태아는 모체가 다소 빈혈이 있어도 충분하게 필요량을 저장해 두고, 출생 후 6~8주까지 조혈이 일시 중단되어 낮아지나 유리되는 헤모글로빈의 재이용이 이루어진다. 만삭아는 5~6개월, 미숙아는 2~3개월까지 저장철로 인해 유지하다가 점차 성장함에 따라 수요량이 급속히 증가한다. 6개월에서 3세 사이의

성장이 빠른 영유아기에 가장 흔하다. 임상증상은 창백이 가장 중요한 징후이다. 빈혈이 서서히 일어나면 보상기전으로 창백 이외에 증상을 안보일 수도 있지만, 심한 빈혈 또는 급성 빈혈 발생 시 과민성, 식욕감소, 빠른 맥박, 심장비대, 수축기잡음 등을 보일 수 있다. 철 결핍은 신경학적 기능 및 지적 기능에 영향을 미친다. 빈혈을 동반하지 않은 철 결핍일지라도 영아와 청소년에서는 주의 집중기간, 각성도 및 학습에 영향을 미친다. 일차적인 치료의 목표는 적절한 영양과 철분 보충을 통한 예방이다. 먼저 식이 상담을 통해 수유방법에 따른 상담을 권장한다. 예를 들어, 인공수유를 하는 경우에는 철분 강화 조제유나 철분 강화 곡류를 먹이도록 하는 것이 좋지만, 12개월 이하 영아는 우유단백질에 대한 알레르기로 인해 위장관 출혈이 발생할 수 있으므로 생우유는 제한하는 것이 좋다.

(2) 재생불량성 빈혈

골수기능의 저하로 인한 모든 세포의 생산이 감소되어 적혈구, 백혈구, 혈소판이 저하된다.

① 선천성 재생불량성 빈혈

상염색체 열성유전에 의한 질환으로 가족적인 경향을 나타내며 4~10세에 흔히 호발한다.

가능한 경우 골수이식을 시행할 수 있으며, 기타 수혈, 항생제 등의 대증요법을 시행한다.

② 후천성 재생불량성 빈혈

방사선, 약제, 벤젠, 바이러스, 자가면역질환, 호산성 근막염, 임신, 수혈과 관련된 이식편대숙주병 등이 있지만 대부분 원인이 밝혀지지 않은 특발성이다.

(3) 용혈성 빈혈

적혈구가 정상적인 수명을 채우지 못하고 빨리 파괴됨으로써 발생되는 빈혈이다. 정상에서는 1% 정도의 적혈구가 제거되고 생성되는데 용혈성 빈혈의 경우는 골수의 기능이 항진되어 말초혈액 내 망상 적혈구가 2% 이상 증가한다.

2) 백혈구 장애

① 전염성 단핵구증

말초혈액에 이상 단핵구가 많이 나타나는 것을 특징으로 하는 급성 전염성 질환이다. 이로 인해 발열, 권태감, 상기도 감염증상으로 편도선염이 현저하다.

② 무과립구증

혈액 중의 호중구의 수가 현저히 감소하는 질환이나 대개는 백혈구 감소를 동반한다.

③ 급성 전염성 임파구증가증

말초혈액에 이상 단핵구가 많이 나타나는 것을 특징으로 하는 급성 전염성 질환이다.

3) 출혈성 질환

말초혈액에 이상 임파구가 많이 나타나는 것을 특징으로 하는 급성 전염성 질환이다.

출혈은 크게 세 가지 원인으로 발생할 수 있다.

- 혈관장애로 인한 것이다.
- 혈장의 응고장애로 인한 것이다.
- 혈소판 이상으로 인한 것이다.

① **혈우병**

혈액응고 인자가 유전적으로 결핍되어 오는 선천성 출혈성 질환이다. 선천성 응고장애 중 가장 흔한 질환으로 VIII, IX, XI인자의 결핍으로 나타난다. 임상증상은 지속적인 출혈(신체 어디서나 가능), 관절, 두개 내, 위 장관, 척추 내, 목, 흉강 등 자반증상을 보인다. 이들에게는 출혈예방과 출혈억제가 일차적인 치료의 목적이 된다.

② **자반증**

전반적인 피부, 점막, 내부기관, 피하의 출혈경향을 나타내므로 피하에 출혈반을 형성하는 질환이다. 출혈의 경향은 일정하지 않다.

5. 감각장애

1) 안검질환

(1) 안검하수(ptosis)

상안검거근의 근육 자체 또는 신경지배의 이상으로 상안검이 쳐지고 검열이 작아진 상태를 의미한다. 선천성이 많으며 출생 시부터 상안검이 아래로 처져 있으며 치켜뜨지 못하고, 이마에 주름이 많으며 머리를 뒤로 젖히고 본다. 안검하수가 심해서 동공을 가리면 시력 발달이 저해되기 때문에 1세 이전에 조기 수술을 하며 그렇지 않으면 3~5세에 실시한다.

(2) 맥립종

안검의 급성 화농성 염증으로 외맥립종과 내맥립종이 있다. 초기에는 발적 소양감이 있으며 이후 종창이 되고 통증이 유발된다. 4~5일 경과 후 통증이 감소하면서 농양이 되고 피부로 배농한다. 치료는 감염부위의 자극을 피하고 항균제의 점안 또는 전신투여하고 배농시킨다.

2) 결막질환

눈은 외부로 노출되어 있어서 미생물의 침범이 쉽고 먼지, 꽃가루, 약품, 화장품 등과도 쉽게 접촉하는데, 이러한 결과로 발병한다. 질병 발생 시의 주요 자각증상은 통증, 소양감, 이물감, 발적 및 종창, 눈꼽이고, 타각증상은 충혈, 분비물, 결막부종, 가성안검하수, 결막하출혈이다.

(1) 바이러스성 결막염

일반적으로 유행성 눈병으로 알려져 있으며, 충혈, 통증, 눈물 흘림, 이물감, 눈부심, 심한 눈꼽, 임파선 종창 등이 나타난다. 전염성이 매우 강하여 직접 및 간접 접촉에 의해 전염된다. 특별한 치료가 없고, 대개 1~3주 정도 지나면 자연치유되고 2차 감염을 위한 항생제 치료와 steroid 점안제를 사용한다.

(2) 세균성 결막염

가장 흔하며 여러 가지 세균에 의해 일어나며 보통 한쪽 눈에서 시작하여 손에 의해 반대쪽으로 전염되고 다른 사람에게 전파된다.

3) 백내장/ 녹내장

백내장은 수정체가 불투명해지는 것으로 풍진이나 갈락토스혈증으로 인한 선천성일 수도 있고, 외상이나 수정체 후부증식증으로 오는 후천성일 수도 있다. 치료는 눈에서 수정체를 빨리 제거하는 것이다.

녹내장은 안구 내압의 비정상적인 상승의 결과로 영아 초기에 나타나는 선천성 녹내장은 다른 선천성 안질환과 관련이 있으며, 보통 상염색체 열성유전 형태를 취한다. 이때 수명증(photophobia), 각막직경의 확대, 안검경련, 눈물의 다량 발생 등이 나타난다.

4) 사 시

양안의 시선이 동일점을 향하지 못한 상태, 한쪽 눈은 보려고 하는 물체를 보고 있지만 반대쪽 눈은 시선이 다른 곳에 가 있는 상태로 신생아 시기는 양안이 정위가 아닐 수도 있지만 3~4개월이 지나면 양안은 정상으로 된다. 어릴 때는 코가 낮아서 각막 내측에 있는 공막이 피부로 덮여 가려지게 되면 양안이 안쪽으로 몰려 있는 것 같이 느껴져서 내사시처럼 보이는 것을 가성내사시라고 하게 된다.

✚ 소아사시 '자가진단법'으로는

첫째, 아이가 자꾸 TV 앞에 바짝 다가가 보려한다.
둘째, 눈을 자주 비비거나 깜박거린다.
셋째, 고개를 자주 기울여 본다.
넷째, 눈알이 떨리는 등 시선고정이 잘 안 된다.
다섯째, 밖에 나가면 눈부셔 하며 눈을 감는다.

사시의 치료는 안경이 때로는 사시안을 교정하는 데 도움이 되기도 한다. 특히 내사시 어린이가 원시인 경우에 효과가 있다. 안경만으로도 교정이 가능하여 수술이 필요 없어지기도 하나 경우에 따라 수술이 병행되어야 하기도 한다. 수술은 1회 시행으로 교정되나 경우에 따라 과교정 또는 부족교정으로 인해 재수술이 필요할 수도 있다.

5) 안 진

안구진탕이라고도 하며 불수의 안구운동을 의미한다. 운동 향상에 따라 안진의 속도가 양쪽 방향으로 일정할 때를 진자성 안진이라고 하고, 안진의 속도가 한쪽 방향으로는 느리고 반대쪽으로는 빠를 때를 이상성 안진이라고 한다. 날 때부터 혹은 나서 얼마 지나지 않은 때를 나타내고 유전적인 경향을 가진다.

6) 청각장애

아동의 약 3%가 청력장애를 가지고 있으며 약 5%는 언어문제를 가진다. 영유아의 경우 언어가 형성되는 단계인데 이때의 청각장애가 아동에서의 적절한 언어발달을 저해한다. 원인은 전도장애(중이염에 기인), 감각신경성 청력 상실(와우각이나 청신경의 발달상 결손인 자궁 내 문제의 결과)의 결과이다. 영아기에 소리에 대한 반응부족이나 6개월에 언어발달의 실패, 말하는 것의 어려움과 왜곡을 겪게 된다. 치료를 위해서는 전도장애의 경우에는 보청기, 감각신경성 청력 상실의 경우에는 입술읽기, 몸짓 등을 통해 언어적 의사소통이 가능하도록 돕는 것이 필요하다.

10 CHAPTER

아동의 응급처치와 간호

1. 심폐소생술
2. 중 독
3. 익 수
4. 화상(열상)

CHAPTER 10 아동의 응급처치와 간호

1. 심폐소생술

심폐소생술이란 갑작스러운 심장마비나 사고로 인해 폐와 심장의 활동이 멈추게 되는 때에 필요한 기본적인 생명연장 차원의 꼭 필요한 기술이다.

보통 심폐소생술은 의사나 간호사 혹은 특별하게 훈련받은 전문요원들이나 할 수 있다고 생각하기 쉬운데, 심폐소생술은 조금만 배우고 익히면 의학지식이 많지 않은 일반인도 응급상황에서 심폐소생술을 하여 전문 의료진이 도착할 때까지 생명을 연장시키는 데 커다란 도움을 줄 수 있다.

1) 심폐소생술의 목적

우리 몸에 가장 기본이 되는 장기인 심장, 뇌, 그리고 그 외의 장기에 산소를 공급하자는 데 있다.

이때 가장 중요하게 기억해야 할 것이 시행하는 속도이며, 이것이 또한 심폐소생술의 성공 여부를 결정하는 중대한 열쇠이다. 심장마비가 일어난 후에도 우리 몸속의 폐와 혈관 내에는 6분 정도까지는 생명을 유지시킬 수 있는 산소의 여분이 있다. 만약 숨이 먼저 그쳐도 수 분 동안은 심장이 뛰게 되어 폐 속의 산소는 계속 이용되게 된다. 그러나 심장이 멈추게 되면 폐와 혈관 속의 여분의 산소가 더 이상 순환될 수가 없으므로 이때 심폐소생술이 그 위력을 발휘할 수 있다. 심장과 폐가 멎고 나서 즉시 4분 이내에 심폐소생술이 시행되면 거의 대부분에서 완전소생의 기회가 높다. 그렇지만 4~6분 이상 혈액순환이 안 되면 뇌에 손상이 올 가능성이 크다. 6분 이상 이러한 상태가 계속되면 거의 전부에서 뇌의 기능이 완전히 정지되고 생명을 잃게 된다.

이러한 이유에서 유사 시에는 무엇보다도 중요한 것이 바로 심폐소생술을 해야 하는지의 여부를 파악해야 하고, 필요한 경우로 판단되면 즉시 올바른 심폐소생술을 실시하여 환자를 소생시키거나, 혹은 전문 의료진이 도착할 때까지 생명을 연장시켜야 한다.

2) 심폐소생술의 부위

성인의 심장위치는 흉골 1/2 하방과 등뼈(늑골 6~12번) 사이, 흉부의 중앙에서 약간 왼쪽에 있다. 흉부압박을 할 때 이러한 장기가 손상됨이 없이 혈액순환이 잘 되도록 충분한 압력을 주어야 하며 늑골은 약해서 잘 부러질 수 있으니 조심해야 한다.

3) 심폐소생술의 기본 원칙

유아의 심폐소생

① 기도유지

가장 중요한 소생술의 기본이다. 무의식 환자에서는 혀가 기도를 막는 가장 흔한 원인이다.

그러므로 아래턱을 앞쪽으로 올려서 혀를 앞쪽으로 오게 하면 기도를 열게 할 수 있다.

② 호흡유지

기도가 유지되어도 호흡이 멎으면 장기에 필요한 산소가 부족 내지는 없어지게 된다. 그러므로 인공호흡은 환자의 폐에 산소를 공급하는 기본이 된다.

내쉰 숨에도 호흡이 없는 사람에게 필요한 충분한 양의 산소가 있으므로 전문

팀에 의한 인공호흡이 실시되기 전까지는 계속 호흡을 유지시켜 주는 것이 이상적이다.

③ 순환유지

심장박동이 멎은 경우, 가슴을 압박하여 다시 심장박동을 소생케 하려는 시도이다. 이로써 혈액을 뇌와 다른 기본 장기에 공급하게 된다. 인공호흡과 함께 실시해야 효과가 있다.

영유아에서의 심폐소생술 시행

① 위치교정

아이를 평평하고 단단한 곳에 똑바로 눕힌다.

등 밑에 수건을 대서 아이의 머리와 몸통이 수평이 되게 유지한다.

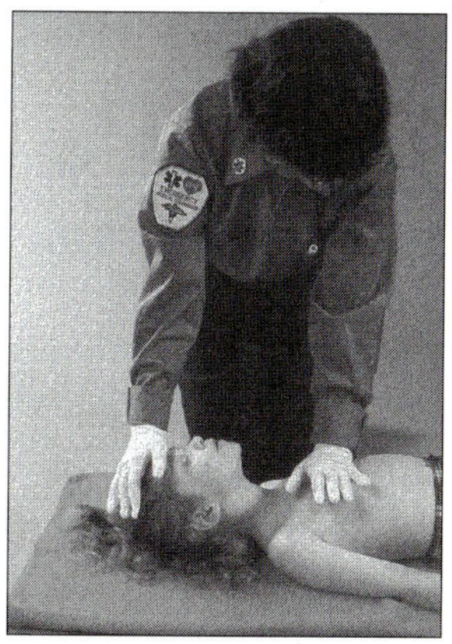

② 흉골 끝으로부터 검지손가락 크기 정도의 공간을 남겨두고 한손의 손바닥을 수직으로 위치시킨 후, 압박을 가해주되 너무 심한 압력이 가해지지 않도록 주의한다.

③ 속도는 1분에 100회 정도(3초에 5회의 비율), 깊이는 2.5~3.5㎝ 정도로 30회 압박을 시행한다.

④ 입으로 아이의 코와 입을 덮은 다음 풍선에 바람을 넣듯이 (소량으로) 2회 불어넣기를 시행한다.
⑤ 위의 과정(30번 압박, 2번 불기)을 1분 정도 반복한다.
다음에 상완동맥에 엄지와 검지를 대고 맥박 여부를 확인한다.

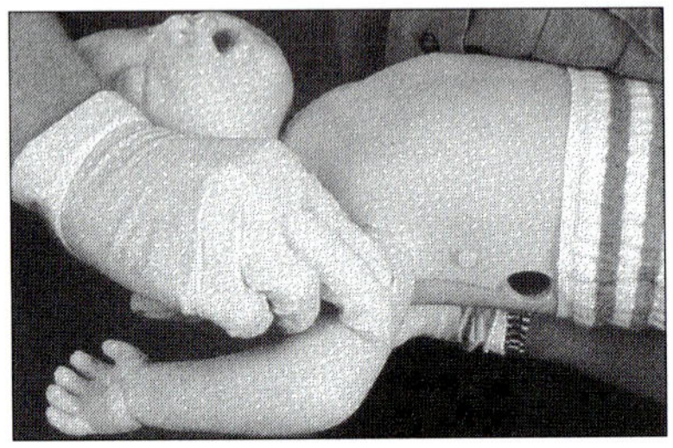

⑥ 구강 내에 구토물의 존재 여부 확인한다.
⑦ 기도폐쇄의 증상이 있는지 확인한다.

2. 중 독

1) 중독의 정의 및 발생원인

중독이란 다량의 물질이 신체에 들어가 영구적인 손상이나 일시적 손상을 일으키는 것으로 아동의 중독이 가장 많이 발생하는 연령은 호기심이 많은 4세 이하가 가장 많다.

- 1~2세 때 • 손이 닿을 수 있는 곳에 보관된 가정용품이나 비약물성 중독
- 2~3세 때 • 기어 올라가서 조금 높은 곳에 놓아둔 약물
- 청소년기 • 본드나 향정신성 약물에 의한 중독사고

2) 중독아의 응급처치

중독으로 사망하는 가장 흔한 원인은 호흡부전, 저산소증, 뇌부종, 부정맥이므로 이에 대한 응급처치가 중요하다.

(1) 중독 경로별 응급처치

경구중독

섭취된 중독물질은 얼마 동안 위장 내에 머물게 된다. 위장을 통해서는 극히 적은 양이 흡수되고 대부분은 소장을 통과하면서 흡수되는데, 중독물질이 장관에 도달하기 전에 제거하는 것이 중요하다.

① 중독물질 확인

먼저 주위에 섭취한 약물, 화학물질의 상품명, 회사를 확인한다. 그리고 주위에 잔량이 있다면 용기를 보관한다.

② 구토유발

되도록 위장관의 흡수를 줄이기 위해 의식이 있는 경우 일차적으로 구토를 할 수 있도록 하는 것이 중요하다. 무릎에 엎어 뉘고 손가락이나 숟가락을 목 안에 넣어 자극을 주어 구토하게 한다. 그러나 의식이 이미 혼미하거나 경련이 동반될 경우 흡인위험이 높으므로 구토유발을 제한하고, 강산이나 강알카리를 섭취한 경우에는 구토과정에서 식도의 손상과 흡인으로 인한 기도손상의 위험이 있으므로 구토를 유발시키는 것이 부적절하다.

③ 위세척

구토가 일어나지 않을 때에는 병원을 방문하여 위세척을 시도해야 한다. 그러나 혼수상태이거나 경련 중인 아동에 대해서는 위세척이나 구토는 금기이다. 뿐만 아니라 석유나 강한 부식제 사용 시에도 금기사항이다.

④ **흡착제의 투여**

활성탄 등은 시안 이외 다수의 화학물질을 흡착하여 이들 화학물질이 소화관에서 흡수되는 것을 막아준다.

⑤ **하제투여**

흡수가 느린 중독성 약물의 경우에 해당된다.

⑥ **흡수된 독물**

독물이 이미 흡수된 경우 신장으로의 배설을 촉진하고, 치명적인 약물의 경우 혈액투석이나 복막투석 등을 시행할 수 있다.

(2) 흡입중독

중독물질을 흡입한 가장 기본적인 처치방법은 아동을 노출환경으로부터 안전지대로 옮기고 신선한 공기를 흡입하게 한 후 충분한 휴식을 취하게 한다.

(3) 경피중독

피부에 접촉된 중독물질은 흐르는 물로 15분 이상 충분히 씻어준다. 빨리 제거할수록 손상을 줄일 수 있다.

페놀접촉의 경우 알코올이 더 잘 씻기지만 응급상황에서는 먼저 물로 씻어주고, 산성 중독 접촉 시에는 비누로 깨끗이 씻고, 알카리 물질에 노출된 경우 희석된 레몬쥬스나 식초 등을 사용한다.

3) 기타 중독에 노출된 경우

① **일산화탄소**

일산화탄소의 경우 산소보다 250배나 강하므로 혈색소의 산소 운반능력이 감소된다. 그래서 가장 중요한 것은 기도유지와 호흡요법이다. 신선한 곳으로 옮기고 환기를 충분히 확보하고, 호흡을 돕고, 체열을 막기 위해 보온을 유지한다. 구토를 하는 경우 청결히 해주고 호흡이 중지되었다면 인공호흡, 그 외 산소치료의 방법을 사용한다.

② 살충제

살충제의 경우 노출되더라도 경미하거나 때로는 증상의 발현이 없을 수도 있다. 독성효과가 먹은 지 2시간 이내, 피부흡수의 경우 6시간 후에 증상 발현이 나타난다.

살충제 중에서도 염화탄화수소의 경우는 신경기능을 차단해서 타액분비를 증가시키고, 구토, 복통, 중추신경계 억압, 발작 등을 일으킨다. 유기인 제제의 경우에는 두통, 어지러움, 진전 등의 경미한 증상에서 소화기계 증상, 호흡곤란, 폐부종 등의 심각한 증상까지 범위가 매우 넓다. 치료방법은 대증치료요법이다.

중독 시 관리는 구토를 유발하거나 위세척의 시행, 피부가 오염된 경우 물과 비누로 세척하고, 호흡 곤란 시는 산소를 공급하며 상기도 분비물을 흡인하는 등의 치료가 시행된다.

③ 아스피린 중독

아동에 있어 가장 일반적인 약물중독의 원인이다. 일반 가정에서 흔히 비치하고 있어 쉽게 중독에 노출될 수 있다.

아스피린과 같은 salicylate는 호흡중추 자극으로 과호흡을 유발하여 호흡성 알카리증을 초래하고, 대사성 산독증을 야기한다. 중독의 결과 혼돈, 의식상실이 나타날 수 있고, 적절한 치료가 이루어지지 않으면 혼수, 사망을 초래할 수 있다.

이 약물에 중독되었을 경우 일차적인 목표는 뇌로 가는 것을 최소화하는 것이다. 이를 위해 약물이 위에서 최대한 빨리 제거되도록 하는 것이 필요하다. 위에서의 최대 흡수는 섭취 2시간 이내에 이루어진다.

④ 납중독

납중독은 비정상적으로 많은 양의 납이 몸에 흡수되는 것을 말하는데, 주로 낮은 사회경제적 상태로 오래된 거주지에 사는 아동들에게 잘 발생하며 납의 독작용은 위장계, 혈액, 신경계 등에 나타난다.

위장계 증상은 심한 복통, 오심, 구토, 식욕부진, 변비가 나타나고, 혈액소견을 살펴보면 저색소성, 소구성 빈혈 등이 나타나며 아동은 중추신경계 증상, 성인은 말초신경계 증상이 나타난다.

치료의 목적은 혈액 중에 존재하는 납의 양을 감소시키는 것이다. 이를 위해 납의 환경적 근원을 찾아내서 이를 제거하고, 체내에 축척된 납을 감소시키기 위해 소변으로의 배설을 촉진시킨다.

3. 익 수

1) 익수의 병태생리

물에 빠지면 코와 입으로 물이 들어가서 기침을 하면서 다량의 물을 삼키게 된다. 소량의 물이 후두 및 기관으로 들어오면 더 이상 물이 들어오지 못하도록 일시적인 방어기전으로 후두경련이 일어난다. 후두경련이 얼어나면 저산소증이 초래되어 의식을 잃게 된다.

민물인 경우 폐에 들어간 물은 폐포를 지나는 모세혈관보다 농도가 낮으므로 삼투현상에 의해 폐포막을 통과하여 모세혈관 속으로 들어가 혈액이 희석되어 용혈이 일어나서 전해질의 균형이 깨어져 심실세동이 발생하여 혈액의 박출이 사라진다.

해수인 경우는 폐포 내 해수가 혈장보다 농도가 높으므로 모세혈관 내 체액이 폐포 쪽으로 이동하여 심한 폐수종이 유발되는데 혈류 내의 다량의 체액이 폐포로 이동하면 저혈량성 쇼크가 나타난다.

2) 익수의 응급처치

심장마비의 유무, 의식상태, 물의 종류, 체온, 다량의 물을 마셨는지, 외상의 유무를 확인한다. 익수인 경우 약 8분 내에 사망하게 되므로 응급소생술의 시행이 요구된다.

4. 화상(열상)

화상은 범위와 손상된 피부의 깊이와 침범된 신체부위, 나이, 화상의 방법 등에 근거한다.

1) 화상의 깊이

화상은 덴 부위의 깊이에 따라 1, 2, 3도 화상으로 구분한다.

1도 화상

피부가 빨갛게 되면서 부어오르나 물집은 생기지 않는다.

2도 화상

피부가 빨갛게 되고 타는 듯한 통증 때문에 상처가 붓고 물집이 생긴다. 피부 속 깊은 곳까지 염증이 생기는 상태이다.

3도 화상

피부가 하얗게 타서 피부 속 깊은 곳까지 화상을 입은 상태이다. 피하신경이 타서 오히려 통증을 못 느끼지만 가장 정도가 심한 화상이다.

그림 10-1

화상의 깊이

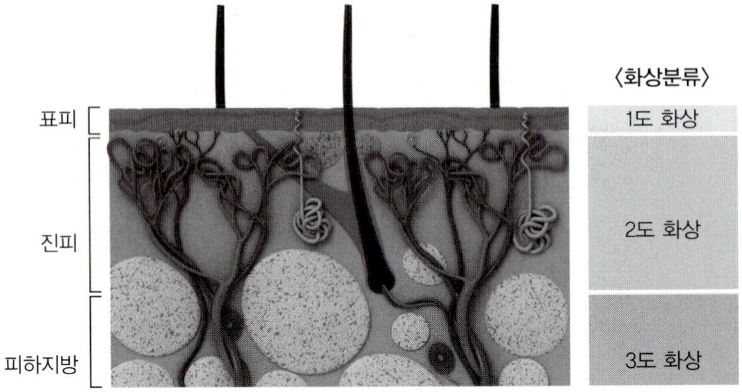

2) 화상의 범위

화상의 범위는 대개 전체 체표면적에 대한 화상을 입은 비율을 측정한다.

그림 10-2

화상의 범위 측정(9의 법칙)

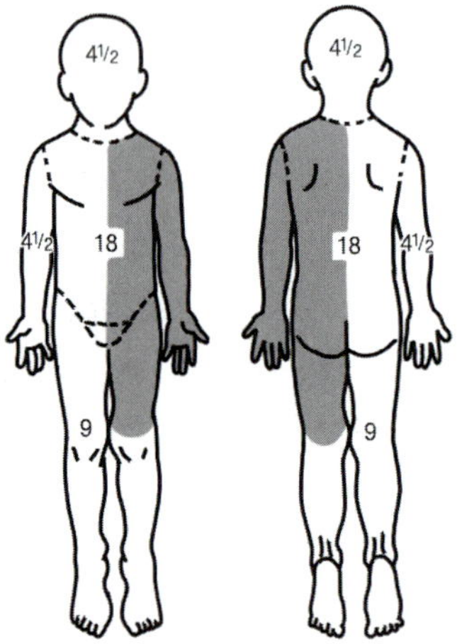

화상범위의 계산

신체부분	전 면	후 면	계
머리	4½	4½	9
우측 상지	4½	4½	9
좌측 상지	4½	4½	9
체간	18	18	36
회음부	1		1
우측 하지	9	9	18
좌측 하지	9	9	18
			총 100%

두부와 한쪽 상지 전체는 각각 체표면의 9%이다. 몸통 부위는 앞, 뒤는 각각 18%이고, 다리도 각각 18%이다. 여기까지의 총합은 99%이고, 회음부 1%를 더하면 100%가 된다.

3) 화상의 중등도

화상의 중등도는 손상을 입은 부위의 면적, 심도 등으로 결정되며, 화상의 중등도 판단기준은 다음과 같다.

① 경증 화상

체표면적 15% 이하의 2도 화상과 2% 이하의 3도 화상으로 외래에서 치료가 가능하다.

② 중등도 화상

체표면적 15~25%의 2도 화상과 어린 아동은 예외지만 10% 이하의 3도 화상으로 얼굴, 손, 발 혹은 생식기 화상이 있는 경우로 일반적으로 입원치료를 요한다.

③ 중증 화상

호흡기관의 손상, 체표면적이 25% 이상의 2도 화상, 2도 화상일지라도 얼굴, 손, 발 혹은 생식기의 화상을 동반할 경우 체표면적이 10% 이상의 2도 화상으로, 비만, 당뇨, 심장, 신장질환을 동반할 경우 입원치료를 요한다.

4) 화상의 응급처치

화상이 발견되면 다음의 순서에 따라 응급처치가 이루어진다.

① 쇼크상태의 조기 발견

화상을 입은 초기 전신증상은 화상의 정도, 범위에 따라 다르지만 화상 직후에 쇼크상태가 되는 경우가 있다. 부종, 순환혈액량의 감소 및 농축, 산소결핍,

순환혈액량의 감소로 인한 신장기능의 저하, 간장장애 등이 겹쳐서 2차성 쇼크 상태가 된다.

② 일반적인 상태 관찰

일단 병원으로 옮겨지게 되면 화상 환아에 대한 일반적인 건강상태의 관찰이 선행되어야 한다. 화상을 입게 되면 체온 상승이 나타나고, 체액 소실의 결과 혈압이 하강하고, 부족한 수행의 결과로 빈맥이 나타나며, 높은 체온 등으로 인해 짧은 호흡이 관찰된다.

화상 환아의 체액 소실의 정도를 예측하기 위해 체중의 측정이 필요하다.

③ 기도유지

화상이 상반신이나 안면에 있을 경우 또는 뜨거운 바람을 들이마셨을 때는 호흡기도 내의 손상이 우려된다. 이를 위해 즉각적으로 기도유지가 되었는지의 확인이 필요하다.

④ 수액요법

화상으로 인한 체액의 손실, 순환혈액량의 확보, 그리고 전해질의 보충과 쇼크상태를 예방하기 위해서 수액요법이 필수적이다.

⑤ 소변량의 측정

화상은 전신 상태를 수시로 변하게 하므로 수액내용을 결정하는데 소변량이 중요한 자료가 된다.

⑥ 통증의 완화

처치를 하기 전이나 통증을 호소할 때에 진통제나 진정제를 사용할 수 있다.

⑦ 정서적 지지

아동의 정서적 쇼크를 완화하도록 힘쓰고, 화상이 대부분 부모의 부주의에 의해 발생하는 경우가 많으므로 부모가 죄의식에 빠지지 않도록 위로가 필요하다.

⑧ 감염예방

화상의 정도에 따라서 감염을 예방하기 위해서 마스크, 가운을 착용하고 손을 철저히 씻으며 대소변 등에 의해 화상부위가 오염되지 않도록 주의한다.

✚ 가정에서의 화상 응급처치

가정에서 아동이 화상을 당하게 되었을 경우 침착한 대응이 필요한데, 다음의 방법 등을 참조하여 신속하게 대응하는 것이 필요하다.

① 즉시 흐르는 물에 식힌다.

차가운 물로 열기를 식혀 고통을 줄이고 염증을 가볍게 할 수 있다. 수돗물을 틀어둔 채로 가능한 한 오랫동안 식히는데, 이때 너무 오랫동안이 아닐까라는 생각이 들 정도로 20~30분 동안 상처부위를 흐르는 물에 식힌다.

② 얼굴이나 머리에는 얼음주머니를 이용한다.

얼굴이나 머리 등 직접 냉수를 끼얹을 수 없는 곳의 화상은 얼음주머니를 환부에 살짝 대서 열기를 식힌다. 얼음주머니는 쉽게 구할 수 있는 비닐봉지에 얼음과 약간의 물을 넣어 만든다. 계속 새 얼음으로 교체해 주는 것을 잊지 말자.

③ 옷은 벗기지 말고 입은 채로 식힌다.

아이가 옷을 입은 상태에서 뜨거운 것을 뒤집어썼다면 억지로 옷을 벗기지 말고 옷을 입은 상태에서 찬물을 끼얹는 것이 원칙이다. 무리하게 옷을 벗기려 하면 피부가 벗겨질 위험이 있고 옷을 벗기는 시간조차 지체하지 말고, 화상을 입었을 때는 곧바로 열기를 식혀 주어야만 상처가 덜하고 고통도 경감된다.

④ 바르는 약은 쓰지 않는다.

열기를 식힌 후 희미하게 붉은 기가 남는 정도라면 집에서 치료해도 좋다. 그러나 연고 같이 바르는 약은 바른 뒤가 불결해지기 쉬우므로 피하는 것이 좋다. 청결한 거즈를 대고 밴드를 붙여서 경과를 지켜보는 것이 최상의 방법이다.

⑤ 어린이가 화상을 입었을 때는 붕대로 감아준다.

화상 입은 부위가 다시 상처를 입을 수 있는 부위이거나 어린이가 손을 대기 쉬운 부위라면 거즈나 붕대로 감아준다. 만약 피부가 벗겨지거나 진물이 흐르는 경우에는 붕대가 상처에 달라붙을 수 있기 때문에 붕대로 감는 것을 피해야 하며 염증예방 등을 위해 의사의 진찰 및 치료를 받는 것이 좋다.

11 CHAPTER

발달과 장애의 문제

1. 장애아의 간호

2. 장애아의 특징과 간호

3. 장애로 연결되는 질환을 가진 아동의 간호

CHAPTER 11

발달과 장애의 문제

1. 장애아의 간호

1) 장애아의 정의

장애아라 함은 신체나 정신에 결함을 가지고 있으며, 정상적인 활동을 할 수 없고 정상인이 할 수 있는 일을 성취하기 어려운 경우를 말하는데, 특수학교에 재학 중인 18세 이하의 정신박약을 주로 나타내며, 자폐, 뇌성마비, 다운 증후군 등의 다른 장애를 복합적으로 나타내거나 혹은 나타내지 않는 아동을 말한다. 종래에는 정형외과적 불구에 많은 주의를 기울였으나 근래에 와서는 거의 모든 결함을 다 포함한 넓은 의미로 취급되고 있다.

이러한 장애를 크게 세 가지로 분류할 수 있다.

① 기능장애(impairment) – 생물학적 기능의 감소로 인한 영구적 또는 일시적 병리상태

② 능력 혹은 기능저하(disability) – 일상적인 활동을 함에 있어 생산적인 능력의 감소로, 이것은 정신적 · 신체적 손상의 결과이거나 혹은 현재 상태에 따른 개인 적응의 결과

③ 사회적 불리(handicap) – 선천적, 질병 또는 사고로 인해 정신적 · 신체적 상태가 일시적 또는 영구적으로 손상되어 독립적인 생활, 교육, 취직이 저해되어지는 상황

장애의 개념

• 개별적 모델
장애라는 현상을 질병, 종양, 건강문제 등의 개인적으로 야기되어진 개별적 문제로만 보고, 개인의 장애문제에 핵심을 두고, 이러한 문제의 원인이 장애가 발생시키는 근본적인 제한 혹은 심리적인 상실에 기인한다고 보는 것

• 사회적 모델
사회적 모델은 장애현상을 장애를 가진 사람의 통합이라는 관점에서 '사회적인' 문제로 간주하며, 장애는 개인에게 귀속된 것이 아니라 사회적 환경에 의해 창조된 조건들의 복합적인 집합체로 인식

장애인복지법 제2조(정의)

'장애인'이라 함은 지체장애, 시각장애, 청각장애, 언어장애 또는 정신지체 등 정신적 결함(이하 '장애'라 한다)으로 인하여 장기간에 걸쳐 일상생활 또는 사회생활에 상당한 제약을 받는 자로서 대통령령으로 정하는 기준에 해당하는 자를 말한다.

2) 심신장애아의 일반적 분류

신체장애아	시각장애아 청각장애아 지체부자유아 병약 · 허약아 언어장애아
정신장애아	정신지체아 정서장애아
중도 · 중복장애아	

〈표 11-1〉 (발달)장애로 간주되는 상태

자폐증	시각장애
뇌성마비	언어 및 청각장애
간질	만성적 질병
학습장애	척수손상
정신지체	뇌졸중
복합 신체장애	유전성 질환 : 상 염색체 우성 상 염색체 열성
언어장애	염색체 질환
정서불안	환경
정형외과적 손상	

3) 장애로 이어지는 질환 또는 상황

장애로 이어지는 질환들에 대해서는 가능한 질병 자체를 예방하는 것이 무엇보다 중요하고 이미 앓은 아동은 후유증을 최대한 예방하도록 한다. 선천적 이상인 경우 조기 발견하도록 하며, 조기 치료에 의해 장애가 남지 않도록 예방하고, 장애의 정도를 가볍게 하도록 노력한다.

(1) 선천적 장애

① 선천성 풍진 증후군

성인에게는 가벼운 감기증상으로 증상이 발현되지만 산모가 임신 초기 3개월 이내에 풍진 바이러스를 앓게 되는 경우 태반을 통해 전달되어 태아의 심각한 기형을 초래하게 된다. 그러므로 임신 전 풍진 예방접종이 필요하다.

RH 혈액형 : 토끼에 붉은털원숭이(rhesus monkey)의 혈액을 주사하면, 토끼의 혈액 속에 붉은털 원숭이의 적혈구를 응집시키는 항체(응집소)가 생긴다. 이때 붉은털원숭이의 맨 앞 알파벳 Rh를 사용하여 Rh혈액형이라고 부른다.

② RH 혈액형 부적합증

RH−인 산모가 RH+인 태아를 임신하면 태아 적혈구의 RH항원이 분만 중에 태반의 찢어진 틈을 통해 모체의 혈액에 들어가 RH−인 산모에게 RH항체가 만들어진다. 이 결과 다음 임신 시 모체에 생긴 RH항체가 태반을 통해 태아에게 넘어가 태아의 적혈구가 파괴되어 심한 경우 태아에게 심한 부종이 나타나 사산되거나 심한 빈혈, 심부전, 중증 황달, 정신지체가 발생하게 된다.

(2) 후천적 장애

사고의 결과로 장애가 발생하지 않도록 노력하고, 예방하는 것이 필요하다. 보건사회연구원조사(2000)에 따르면, 전체 인구의 3.09%가 장애인에 해당되며 그 중 97%가 재가장애인으로 재가장애인의 89.4%가 후천적 원인에 의해 장애가 발생하였다.

- 사고 예방
- 질병 예방

2. 장애아의 특징과 간호

1) 지체부자유아

지체부자유아란 일상생활이나 학교생활을 보내는 데 있어 핸디캡이 되는 운동기능 장애를 가진 아동을 말한다.

상지, 하지 또는 체간의 기능에 장애가 있으며, 운동의 제한성은 일시적인지 영구적인지의 상태에 따라 혹은 결손의 정도에 따라 다양하다.

(1) 원인

- 뇌성마비 – 주요 원인
- 척추질환
- 근원성 질환(진행성 근위축증 등)
- 골계통 질환(선천성 골형성부전증 등)
- 대사성 질환(구루병 등)
- 소아마비, 분만마비 등
- 사지의 기형 · 변형
- 골관절 질환
- 그 외 사고 등

뇌성마비(CP : Cerebral Palsy)

① 개요

뇌성마비는 태내에서 신생아기에 걸쳐 발생하는 대뇌의 비진행성 병변에 의한 영속적인 질환이다. 증세는 뇌의 손상으로 일차적으로 운동계의 마비, 약화 및 협동 운동 부전 등의 기능장애가 주로 온다. 감각계, 지능 및 정서 등 여러 가지 중추신경기능의 기질적 이상이 수반되며, 이외에 경련발작, 정신지체, 청력장애, 언어장애, 신체발달장애 등이 동반될 수 있다.

② 뇌성마비의 원인

출산 전 요인	유전적 요인	거의 없음	
	임신 중 요인	방사선	임신 초기, 약 3개월 안에 방사선에 노출되었을 때 태아에게 뇌장애를 입힐 위험성이 있음
		모체의 감염	임신 초기의 풍진감염 등은 운동계 질환 이외에도 시·청각계 질환 발생의 위험성이 있음
		태아의 무산소증	태반이상, 모체의 산소결핍, 제대이상 등으로 태아가 계속적인 산소결핍 상태가 되면 뇌장애를 일으키기 쉬움
		임신 중의 출혈	정상아 출산과 뇌성마비아 출산을 비교했을 때 출혈병력의 차가 있다는 보고가 많음
		태아의 뇌출혈	태아의 뇌혈관 손상
		그 외	핵황달, 미숙아, 유산병력, 임신 중의 대사이상 등
출생 시의 요인	기계적 요인	지연성 분만	진통시간의 고도한 연장은 뇌장애를 일으키기 쉬움
		기계적 요인	감자 등에 의한 외상성 두부 내 출혈
	신생아가사		신생아가사는 뇌손상의 직접적 요인이 되며, 뇌성마비의 주요한 원인
출산 후의 요인			외상, 감염(뇌염, 뇌막염 등), 중독증, 뇌혈관계의 장애, 뇌의 무산소증, 뇌종양 등

뇌성마비를 의심할 수 있는 증상

- 근긴장도가 높으며, 사지가 굳어 있거나, 힘없이 늘어져 있음
- 사지의 활동이 활발하지 않음
- 목 세우기가 매우 느림
- 앉기, 서기, 걷기를 하지 않음

③ 분류

- 부위별 분류
- 편마비, 양측마비, 사지마비로 나눠지고, 그 외 하반신 마비, 삼지마비, 단마비 등이 있음
- 생리학적 유형에 따른 분류

보육의 포인트

뇌성마비는 만 2세경까지 발현하는 사례가 많으나, 뇌성마비의 증상은 고정화되지 않은 6개월 내(될 수 있다면 4개월 이내)에 조기 발견·조기 치료를 시작하는 것이 중요함

경직형	대뇌피질의 운동영역에 손상이 있으며, 근육에 강한 긴장이 있어 손 펴기와 오므리기를 하는데도 강한 저항이 보인다. 뇌성마비 전체의 약 50~60%를 차지
불수의 운동형	대뇌에 손상을 받아 발생하며, 사지가 흔들려 운동이 부자유함. 20~30%를 차지
강직형	대뇌의 기저부에 손상이 있으며, 근육이 딱딱하고 관절운동에 장애가 있음. 전체의 약 5%를 차지
운동실조형	소뇌의 손상에 의한 것으로, 신체의 평형성이 결여됨. 발생빈도는 가장 낮으며, 전체의 약 1% 정도
혼합형	약 25% 정도

④ 특성

- 지적인 면
- 지능장애를 가질 확률이 매우 높음(약 3/4이 경계선 혹은 그 이하로 IQ가 낮음)
- 지각 · 사고면
  - 지각사고의 통합기능이 곤란
  - 추상능력과 개념형성이 곤란
- 행동면
  - 과민성
  - 과도의 심리적 긴장
  - 고집성
  - 주의분성성
- 활동 과다
  - 언어장애 · 정서장애 · 경련발작 등 수반

(2) 시설간호

지체부자유아시설은 개선 가능한 기능장애에 대해서는 치료를 함으로써 병원 역할을 하고 있는 곳이 많다. 지체부자유아에게 수술, 견인, 석고붕대 등의 정형외과적 치료를 할 경우의 간호는 운동장애 환아의 간호에 준하며, 이때 치료대상 아동은 장애아라고 부르지 않는다.

지체부자유아 중에는 치료를 하여도 기능이 완전히 회복되지 않거나 변형이 완전히 교정되지 않는 경우도 많은데, 장애가 지속되는 경우 아동과 부모가 부정적인 감정을 억제하면서 생활에 효과적으로 적응하도록 돕는 것이 중요하다. 자신의 일을 가능하면 스스로 할 수 있도록 훈련하고 지지하며 격려하고 용기를 북돋아 주도록 한다.

장기간에 걸쳐 요양하는 경우 아동의 발육 정도와 노력에 맞는 교육의 기회가 주어져야 한다. 장애아동에게 학습의욕을 자극하는 환경을 마련해 주고 특수학교의 교사와 밀접한 연락을 취하면서 학습에 도움을 주어 장기 입원에 대비한다.

(3) 가족에 대한 지지

지체부자유아 가족 내의 문제가 때로 더 심각해지는 경우가 있다. 가족은 현실을 거부하다가 점차 불안감, 자기원망, 죄책감 등이 생기며 죄의식에 따른 과잉보호나 자기희생 등의 반응이 나타나므로, 아동이 힘겨운 환경을 견디어 내고 있는 모습을 보다 못해 가족이 도와줘 버리는 경우도 있다.

자연스러운 부모로서의 감정을 가지고 독립적인 활동을 하도록 도와줄 수 있는 현명한 부모가 되도록 간호사는 지지하여야 한다.

특수한 요양시설에서의 치료기간이 끝나면 가족의 곁으로 돌아가므로 가족면회를 장려하고 접촉의 기회를 넓혀주고 가족과의 긴밀한 연락을 취하여 아동의 회복상태를 알려주고, 퇴원한 후의 생활에 대해서도 계획을 세우도록 도와준다.

통원치료를 시행하는 경우에는 그 지역의 시설이나 교육기관에 대한 정보를 입수하여 상황에 맞는 교육의 실시와 문제점 등을 파악하여 도움을 주도록 한다.

2) 정신지체아

(1) 개요

정신지체(mental retardation)란 선천성 혹은 출생 시, 출생 후 초기에 입은 다양한 원인에 의해 지적 능력을 중심으로 한 정신발달이 정지 또는 지체되고, 그 때문에 사회생활상의 적응적 행동, 예컨대 신변생활의 처리, 집단생활에 대한 참여 등의 능력이 확연히 떨어져 있는 상태를 말한다. 장애 정도에 따라 이들 내에서도 많은 다양성이 있지만, 대부분 정신능력의 손상과 학업성취에 지체를 나타낸다. 정신지체아들 대부분은 정신연령이 생활연령보다 낮아 IQ가 평균보다 낮고 적응행동에 결함을 갖는다.

(2) 정의

미국 정신지체협회(AAMR)의 정의를 전통적으로 많이 사용하고 있는데 가장 최근 1992년 개정된 내용을 보면, '정신지체(mental retardation)는 현재 기능에 실질적인 제한성이 있는 것을 지칭한다. 정신지체는 유의하게 평균 이하인 지적 기능과 동시에 그와 연관된 적응적 제한성이 두 가지 혹은 그 이상의 실제 적응기술 영역들, 즉 의사소통, 자기관리, 가정생활, 사회성 기술, 지역사회 활용, 자기지시, 건강과 안전, 기능적 학업교과, 여가, 직업기술의 영역에서 존재하는 것으로 특징지어진다.'

(3) 원인

정신지체의 원인은 전체 정신지체아의 10% 정도만이 밝혀졌을 뿐이고(예 염색체 이상, 외상, 감염, 중독, 뇌질환, 태아기 질병 등) 대다수가 원인불명이다.

다음은 의학적 견지에서 정신지체의 원인을 크게 내인성과 외인성으로 분류한 것이다(표 참고).

〈표 11-2〉 정신지체의 원인

구분	원인
내인성	• 유전 • 대사성 질환(단백질, 당질, 지질, 무기질 등) • 유전자 부조합 또는 염색체 이상(다운 증후군 등)
외인성	• 모체의 약물중독 • 방사선 노출 • 원충, 세균감염 • 중독 등에 의한 선천성 장애 • 분만장애 • 뇌염후유증 • 고열휴유증 • 두부손상

(4) 예후

경도 정신지체아라 하더라도 6~21세 사이 학교생활에 장해를 받으며, 특히 또래집단과 자연스럽게 어울리는 것이나 교사의 지시를 잘 따르는 데 어려움이 있다.

최근 특수교육 및 사회복지가 발달하면서 이들도 나름대로의 잠재력을 가지고 있으며, 교육을 통해 기본적인 생활을 영위할 수 있음을 각성하게 되어 훈련 가능 정신지체, 교육 가능 정신지체 등의 용어를 쓰기도 하고, 더욱 진보된 견해에서는 훈련 가능, 교육 가능조차 이들의 개별 특성을 무시하는 것이라 하여 경도, 중도, 최중도 정신지체라는 용어를 쓰기도 한다.

이들의 예후에 대하여는 여러 가지 연구가 있으나, 경도 · 중도 정신지체의 경우 자연스러운 일상생활이 가능할 정도로 교육할 수 있고 간단한 작업을 지도하여 직업인으로도 성장시킬 수 있다고 하며, 중도 · 최중도의 경우 자조생활에 필요한 기본 능력을 반복훈련하면 어느 정도 (타인의 도움은 필요하겠지만) 사회 속에서 살아갈 수 있다.

〈표 11-3〉
정신지체 정도에 따른 분류

지각장애 정도		IQ 정도	교육적 견지
경 도	일상생활에서 신변처리기능이 가능하며 구체적이고 단순한 일에서부터 추상 · 일반화 사고도 가능. 사회적 자립이 가능한 상태	70~50	교육 가능형
중 도	타인의 도움과 지도를 받으면 신변처리나 일상언어의 이해. 사회참가가 일반적으로 가능하다. 하지만 새로운 장면에의 적응이나 혼자서 일처리하는 판단력이 결여된 상태	50~25	훈련 가능형
최중도	언어이해, 의지나 감정의 교환, 사회적 적응이 곤란하며, 신변처리에 도움이 필요하며, 성인이 되어서도 자립이 곤란한 상태	25 이하	보육형

법적 정의와 분류

우리나라에서 정신지체인을 규정하고 있는 법령은 특수교육진흥법 시행령(1994)과 장애인복지법 시행규칙(1991)이 있으며, 장애인복지법 시행규칙은 장애등급을 6개 등급으로 나누고 있고, 정신지체인을 1, 2, 3등급으로 나누고 있는데 기준을 보면 다음과 같다.

1급	지능지수 34 이하의 자로 일상생활과 사회생활의 적응이 뚜렷하게 곤란하여 일생동안 타인의 보호가 필요한 사람
2급	지능지수 35 이상 49 이하의 사람으로 일상생활의 단순한 행동을 훈련시킬 수 있고 어느 정도의 감독과 도움을 받으면 복잡하지 아니하고 특수기술을 요하지 아니하는 직업을 가질 수 있는 사람
3급	지능지수 50 이상 70 이하의 사람으로 교육을 통한 사회적 · 직업적 재활이 가능한 사람

(5) 특징

① 신체적 특징

• 일반적으로 체격이 작다.

- 활력이 떨어진다.
- 감각기관에 질환이 오기 쉽다.

② 운동 면에서의 특징

- 눈과 손의 적응, 팔다리 동작이 불충분
- 달리기, 도약, 던지기가 잘 안 됨
- 유연성, 평형성을 필요로 하는 운동이 잘 안 됨

③ 인격, 사회적 행동의 특징

- 다동경향, 자폐경향
- 정서장애, 언어장애
- 파괴경향, 고집성 등

다운 증후군

21번 염색체가 1개 많은 염색체 이상으로 기인하는 선천성 장애. 출생빈도는 800~1000명에 1명꼴로 나타나며, 특히 모체가 고령일 때 나타날 가능성이 높다.

① 특징

- 다운증아는 편평한 용모, 코, 눈 등에서 특징적인 얼굴 모양이 나타난다.
- 귀형태의 이상, 지문형태가 이상, 손가락이 짧다.
- 근긴장도가 약하다.
- 선천성심 질환을 동반하는 경우가 많다.
- 정신발달은 지체되나 인격은 온화하며 적절한 지도를 받으면 일상생활의 자립, 집단에의 참가 등이 가능하다.

② 보육포인트

- 전면적으로 수용하고 정서의 안정을 도모한다.
- 생활리듬을 규칙적으로 하며, 건강 · 안전과 신변의 자립을 도모한다.
- 적극적인 체형 만들기 – 신체의 큰 운동을 활발히 하며, 손가락 힘과 정교

함을 기른다.
- 언어능력과 커뮤니케이션능력을 기른다.

3) 시각장애아

시각장애란 안구, 시각신경, 시각중구 등 시각기관에 장애, 결함으로 사물을 보거나 판별하는 것이 불가능 또는 부자유스러워 일상생활에서의 행동과 행동발달에 지장을 미치는 상태를 말한다.

① 분류

시각장애는 맹, 준맹, 약시로 분류된다.

〈표 11-4〉
시각장애의 분류

맹	시각, 광각이 전혀 없음. 교정시력이 0.02(1m 거리에서 손가락 수가 판별 안 됨) 정도
준 맹	교정시력이 0.02~0.04 미만(2m에서 판별불능)
약 시	교정시력이 0.04~0.3

이분척추
출생 때 척추뼈의 뒷부분이 완전히 닫히지 않은 채 태어나는 선천적 결함으로 척추에서 가장 자주 일어나는 선천적 장애

② 병상

- 위태로운 걸음걸이, 장애물에 부딪히기 쉬움
- 목표물에 정확히 손을 뻗기 곤란하며, 공간을 휘젓는 듯한 동작을 함
- 시선이 목표물에 향해 있지 않음
- 사물을 볼 때 이마나 미간을 찌푸려 모음
- 시각적 모방이 안 됨
- 유아기에 중도이면 3~6개월경 이전의 판단 포인트
- 눈 깜빡거림이 거의 없음
- 안구를 움직이지 않음
- 엄마의 시각적인 놀림에 반응을 보이지 않음

4) 청각장애아

청각장애란 선천적 또는 후천적으로 외이, 중이, 내이, 청각기관의 장애로 듣기능력이 불충분하거나 전혀 들리지 않아 일상행동과 행동발달에 지장을 동반하는 것을 말함

〈표 11-5〉
청각장애의 분류

농 아	• 청력이 전혀 없으며, 언어발달에 결함이 있음 • 양귀의 청력손실이 90dB(데시빌) 이상 • 청력손실의 정도가 90dB에서 50dB까지로 말소리가 이해 곤란
난 청	• 청력손실이 90~50dB 이상이며, 보청기를 사용하여 보통 말소리를 이해할 수 있는 정도 • 청력손실이 50dB로 보청기를 사용해도 말하는 소리를 이해하기 힘듦

dB(decibel; 데시벨, 디비) 기준

- 들을 수 있는 최소 준위 : 0
- 나뭇잎의 나부낌 : 10
- 속삭임(1m 거리에서) : 20
- 교통량이 없을 때의 도시 거리 : 30
- 사무실, 교실 : 50
- 보통 대화 (1m 거리에서) : 60
- 락(rock)그룹 : 110
- 귀가 아프기 시작할 때 : 120

① 병상

- 소리, 말소리, 호명에 반응하지 않거나 반응이 느림
- 사람 소리나 이야기에 반응하지 않고 표정에 반응함
- 언어에 의한 이해가 어려움
- 언어발달이 늦거나 발성, 발음에 이상

② 심리적 경향

- 정서가 불안정하기 쉽고, 희노애락의 기복이 일반보다 큼
- 유쾌한 감정의 발달이 느리며, 영유아기의 웃음 등이 적음
- 충동적 행동이 비교적 많음
- 타인과 사물에 대한 불안감, 고독감이 강함
- 자립심이 키워지기 힘들며, 타인에게 의존성이 강함

③ 대응 포인트

- 아동의 정면에서 시선을 바로 맞추고 말함
- 입 모양을 바로 하고, 확실하고 천천히 말함
- 수화나 필기를 이용함

5) 병약아 · 허약아

일반적으로 의학적인 정의가 있다기보다는 질환, 허약한 신체로 인해 장기(6개월 이상)에 걸쳐 의료처치나 생활규제를 필요로 하는 상태를 말한다.

① 증상

- 비만
- 빈번한 두통, 복통
- 피로하기 쉽고, 무기력, 무신경
- 기립성 조절장애
- 과민성 체질
- 발육불량, 영양불량
- 빈혈 등

② 행동 특성

- 정신적으로 불안정
- 사물을 보는 눈이 협소하고 부정적이고 방관적으로 정신적인 에너지가 결핍되어 있고, 퇴행적임
- 신경질적인 경향을 나타내며, 짜증을 쉽게 내며, 감정적으로 과민
- 피로하기 쉽고, 태만감, 두통, 감기, 복통 등을 자주 호소
- 개인적 · 사회적인 적응능력이 떨어짐

③ 대응

- 각각의 증상에 맞추어 적절한 의료를 제공하면서 동시에 일상생활의 충실을 도모한다.
- 과보호를 삼간다.
  (정신적으로도 엄마와만 강하게 결합되어 있는 경우가 많으므로 서서히 다른 사람과의 관계를 넓혀가도록 유도한다)
- 신체를 단련하여 정신력을 강화하고 적응성을 높인다.

6) 중증심신장애아

심한 정신지체 및 지체부자유가 겹쳐 있는 아동을 중증심신장애라 하는데 이런 경우도 가정에서 양육하는 것이 바람직하지만, 중증심신장애아의 간호를 가정에서 할 경우 다른 가족들의 협조와 관심이 필수적이다. 또한 차원 높은 전문적인 치료와 사회의 지원이 요구된다.

아동들의 장애가 심해서 매일 세심하고 지속적인 감독이 필요할 때 일반적으로 공공기관의 수용이 요구되는데, 이것은 가족들이 직면해야 하는 가장 어려운 결정 중의 하나이다. 장애가 심한 아동에 대해서 아주 어릴 때는 가정에서 돌볼 수 있으나 성장함에 따라 문제가 발견되어 공공기관의 수용 여부를 논의하게 된다. 그러나 그 결정에 영향을 주는 시도는 가능한 피하고 현재의 문제에 대한 대안을 마련해 주며 결정 후에는 그 결정을 지지해 준다.

중증심신장애아의 경우는 훈련에 의해서 사회에 복귀할 수 있는 가능성이 적고 사회복귀를 위해 훈련받고 있는 지체부자유아나 정신지체아와는 목표가 다르다는 점을 이해해야 한다.

아주 심한 상태의 아동이라 할지라도 생명은 존엄하며 건강한 아동과 마찬가지로 애정을 필요로 하고, 쾌적한 환경에서 생활할 권리를 가진 인간이라는 점을 잊어서는 안 된다.

그러므로 부모와의 빈번한 접촉기회를 제공해 준다.

3. 장애로 연결되는 질환을 가진 아동의 간호

(1) 장애로 연결되는 질환

의학의 진보로 인해 예전에는 잃었던 많은 생명을 구하게 되었다. 생명을 건지는 일은 중요하지만 치료과정 중 기능의 일부가 소실되는 경우가 발생한다.

장애로 연결되는 질환에는 여러 가지 종류가 있다. 대사 이상이나 염색체 이상 중에는 정신발달지체로 연결되는 질환이 많고, 출생 후의 중추신경계의 손상이나 감염도 정신발달지체로 연결되는 것이 많다.

정형외과적 질환에는 지체장애를 남길 가능성이 있는 질환이 많고, 이외에 지체부자유로 연결되는 질환으로 뇌성마비가 제일 많다. 이분척추는 지체부자유만이 아니라 다른 기능에도 장애를 남기기 쉬운 질환이다. 이비인후과나 안과의 질환 중에는 시각, 청각의 부분적 손실 또는 완전한 상실로 연결되는 질환도 있다.

(2) 장애를 수용하도록 돕는 간호

장애란 사실을 받아들이는 대상자는 만성 질환의 경우와 마찬가지로 어릴 때는 부모이고 연장아인 경우는 본인이다. 기형을 가진 신생아나 영아가 여러 번 생명의 위기를 넘긴 후에 비록 장애가 남는 것이 확실해졌지만 생명이 연장되었을 때는 아동의 생명을 건진 사실만으로도 부모가 진심으로 기뻐할 수 있도록 지지하는 것은 아동의 행복한 장래를 위해서 중요하다.

부모로서는 생명을 구하고 장애를 남기지 않도록 하기 위해 여러 가지 치료가 행해진 후에 신체기능의 일부가 영원히 상실되는 것을 피할 수 없음이 확실해져서 치료를 중단하고 장애아로서 훈련을 시작할 때의 결단은 괴로운 일이다. 부모가 이 사실을 받아들여 장애아를 양육하겠다는 마음을 굳히는 과정을 돕는 것은 중요한 간호이다.

건강한 아동이 사고로 인해 돌연 장애를 가지게 되었을 때 부모의 비탄은 급격하고 또 매우 크다. 사고의 원인이 부모의 부주의에 있다면, 특히 많은 경우에 어머니가 당사자일 경우는 심한 죄책감에 휩싸인다. 이러한 어머니의 생각이 과보호로 나타나서 아동의 자립을 방해하는 일이 없도록 하고 현명한 어머니의 역할을 하도록 돕는 것도 중요한 간호이다.

유아기 후기부터 학령기에 있는 아동은 장애 사실을 본인이 받아들여야만 하는 경우도 있다. 이 시기에 이 슬픔의 과정을 거치면서 스스로 일어서는 과정을 지켜보며 괴로움을 받아들이는 과정을 돕는 것도 중요한 역할이다.

(3) 장애아의 간호

여러 가지 과정을 거쳐 장애아로 불리게 된 아동에게 현재의 상태는 치료의 대상이 아니라 교육과 훈련을 실시하고 자립을 할 수 있도록 돕는 것이다.

질환에서 장애아로의 전환이 아동과 부모에게 있어서 매우 힘든 과정이므로 이를 극복하도록 돕는 것이 제일 중요하다.

부록

한국소아발육표지(2007년 대한소아과학회 발표)

남아				연 령	여 아			
체중(kg)	신장(cm)	체질량지수(kg/m²)	머리둘레(cm)		체중(kg)	신장(cm)	체질량지수(kg/m²)	머리둘레(cm)
3.41	50.12		34.70	출생시	3.29	49.35		34.05
5.68	57.70		38.30	1~2개월	5.37	56.65		37.52
6.45	60.90		39.85	2~3개월	6.08	59.76		39.02
7.04	63.47		41.05	3~4개월	6.64	62.28		40.18
7.54	65.65		42.02	4~5개월	7.10	64.42		41.12
7.97	67.56		42.83	5~6개월	7.51	66.31		41.90
8.36	69.27		43.51	6~7개월	7.88	68.01		42.57
8.71	70.83		44.11	7~8개월	8.21	69.56		43.15
9.04	72.26		44.63	8~9개월	8.52	70.99		43.66
9.34	73.60		45.09	9~10개월	8.81	72.33		44.12
9.63	74.85		45.51	10~11개월	9.09	73.58		44.53
9.90	76.03		45.88	11~12개월	9.35	74.76		44.89
10.41	78.22		46.53	12~15개월	9.84	76.96		45.54
11.10	81.15		47.32	15~18개월	10.51	79.91		46.32
11.74	83.77		47.94	18~21개월	11.13	82.55		46.95
12.33	86.15		48.45	21~14개월	11.70	84.97		47.46
13.14	89.38	16.71	49.06	2~2.5세	12.50	88.21	16.34	48.08
14.04	93.13	16.29	49.66	2.5~3세	13.42	91.93	16.01	48.71
14.92	96.70	15.97	50.10	3~3.5세	14.32	95.56	15.76	49.18
15.91	100.30	15.75	50.43	3.5~4세	15.28	99.20	15.59	49.54
16.97	103.80	15.63	50.68	4~4.5세	16.30	102.73	15.47	49.82
18.07	107.20	15.59	50.86	4.5~5세	17.35	106.14	15.43	50.04
19.22	110.47	15.63	51.00	5~5.5세	18.44	109.40	15.44	50.21
20.39	113.62	15.72	51.10	5.5~6세	19.57	112.51	15.50	50.34
21.60	116.64	15.87	51.17	6~6.5세	20.73	115.47	15.61	50.44
22.85	119.54	16.06	51.21	6.5~7세	21.95	118.31	15.75	50.51
24.84	123.71	16.41		7~8세	23.92	122.39	16.04	
27.81	129.05	16.97		8~9세	26.93	127.76	16.51	
31.32	134.21	17.58		9~10세	30.52	133.49	17.06	
35.50	139.43	18.22		10~11세	34.69	139.90	17.65	
40.30	145.26	18.86		11~12세	39.24	146.71	18.27	
45.48	151.81	19.45		12~13세	43.79	152.67	18.88	
50.66	159.03	20.00		13~14세	47.84	156.60	19.45	
55.42	165.48	20.49		14~15세	50.93	158.52	19.97	
59.40	169.69	20.90		15~16세	52.82	159.42	20.42	
62.41	171.81	21.26		16~17세	53.64	159.98	20.77	
64.46	172.80	21.55		17~18세	53.87	160.42	21.01	
65.76	173.35	21.81		18~19세	54.12	160.74	21.13	

참고문헌

강경희 · 국지연 · 김연주(2002). 피부과학. 서울 : 청구문화사.

국립교육과정평가원(1996). 유치원 교육평가연구 – 유아발달수준검사 –. 서울 : 국립교육과정평가원 초등학교학력평가실.

김계숙 · 송영아(2013). 인간성장발달과 건강. 서울 : 신광출판사.

김금순 저(2007). 건강사정. 서울 : 서울대학교출판부.

김나영 · 이경열 · 정욱호 · 홍계옥(2005). 영유아 발달. 경기 : 양서원.

김미예 외(2010). 최신 아동건강 간호학 총론. 서울 : 수문사.

김소야자 저(2004). 청소년의 성장발달과 간호. 서울 : 수문사.

김영숙 외(1996). 임상응급의학. 서울 : 수문사.

김영혜 외(2003). 아동간호학. 서울 : 현문사.

김영호(2002). 아토피성 피부염 다스리기. 서울 : 서림문화사.

김희숙 외(2003). 아동간호학Ⅰ. 서울 : 군자출판사.

구정아 외(2012). 소아청소년을 위한 아동건강간호학. 서울 : 퍼시픽북스.

니와 유키에(2001). 아토피성 피부염 – 올바른 지식과 치료법. 서울 : 지식산업사.

대한소아과학회(2000). 백신 Q&A.

대한소아과학회(2012). 예방접종지침서.

대한피부과학회 교과서편찬위원회(2001). 피부과학.

박성연(1996). 인간발달 Ⅰ. 서울 : 교육과학사.

박인숙(2009). 선천성 심장병. 서울 : 고려의학.

서울의대내과학교실(2003). 내과학 ⅠⅡ. 서울 : 고려의학.

안성구 · 이승천(1999). 핵심피부과학. 서울 : 고려의학.

안효섭 외(2012). 홍창의 소아과학. 서울 : 미래엔.

유효순(1998). 아동발달. 서울 : 창지사.

윤여규(2000). 최신응급의학. 서울 : 의학문화사.
의학교육연수원(1997). 가정의학. 서울 : 서울대학교출판부.
이달석(1997). 교육심리학. 서울 : 학지사.
이덕용 외(1996). 소아정형외과요람. 서울 : 최신의학.
이성진(1997). 교육심리학서설. 서울 : 교육과학사.
이은해(1999). 아동발달의 평가와 측정. 서울 : 교문사.
이화자 외(1994). 아동간호학. 서울 : 정담출판사.
정옥분(2002, 2005). 아동발달의 이해. 서울 : 학지사.
조결자 외(1999). 아동간호학. 서울 : 현문사.
조결자 외(2000, 2003). 아동간호학 I. 서울 : 현문사.
조결자(2000). 가족중심의 아동간호학. 서울 : 현문사.
조복희(2000). 아동발달. 서울 : 교육과학사.
최보가 편역(1996). 아동발달형. 서울 : 형설출판사.
최연순 외(1994). 모성간호학. 서울 : 수문사.
한국아동학회(2002). 아동발달 백서(2001). 한솔교육문화연구원 (주)한솔교육.
해리슨내과학편찬위원회(1997). 내과학(1,2). 서울 : 정담출판사.
홍경자 외(2003). 아동간호학. 서울 : 수문사.
홍창의(2003). 소아과학. 서울 : 고려의학.
홍창의(2008). 소아과학. 서울 : 대한교과서(주).

Anita. E. Woolfolk, 김아영 외 공역(1997). 교육심리학. 서울 : 학문사.
Donna L.(1993). Wong Pediatric Nursing Mosby.

찾아보기

저자약력

조윤득
부산대학교 대학원(사회복지학 박사)
일본상지대학교 사회복지학 박사과정 수료
中心莊데이케어센터 사회복지사(일본) 재직
현재 경남정보대학교 사회복지과 부교수

김미영
부산대학교 간호대학원(간호학 박사)
현재 경남정보대학교 간호학과 조교수

강은희
부산대학교 간호대학원(간호학 박사)
현재 경남정보대학교 간호학과 조교수

아동간호학[제2판]

| 공저자 | 조윤득 · 김미영 · 강은희

| 1판 1쇄 | 발행 2007년 3월 12일
| 1판 5쇄 | 발행 2011년 8월 30일
| 2판 1쇄 | 발행 2015년 8월 31일
| 2판 2쇄 | 발행 2021년 3월 20일

| 발행인 | 김동훈
| 발행처 | **공동체**

| 주소 | 410-817 경기도 고양시 일산동구 호수로 358-39 동문타워 I 905호
| 전화 | 031)920-8305(대표)
| 팩스 | 031)920-8308
| e-mail | compub@naver.com
| 출판등록 | 2005년 10월 6일
| 등록번호 | 제396-2005-6호

| ISBN | 978-89-6352-801-4
정가 19,000원